ஒரு வலிப்பு நோயாளியின் சுயசரிதை

எல்லா நோய்க்கும் மருந்துண்டு - வியர்வை

தி ஜாக்

என் பெற்றோருக்கு

என் மனைவிக்கு

சித்தர்களுக்கும் ஞானிகளுக்கும்

யோகா ஆசிரியர்களுக்கு

இயற்கை உணவு நிபுணர்களுக்கு

எனக்கு மருத்துவம் பார்த்த எல்லா வலிப்பு நோய் மற்றும் மனநல மருத்துவர்களுக்கும்

குடல்வால் அறுவைச் சிகிச்சை நிபுணருக்கு

மலக்குடல் அறுவைச் சிகிச்சை நிபுணருக்கு

மயக்க மருந்து நிபுணர்களுக்கு

அறுவைச் சிகிச்சைகளின் போது உடனிருந்த மற்ற மருத்துவர்கள் மற்றும்

உதவியாளர்களுக்கு

செவிலியர்களுக்கு

நோஷன் ப்ரெஸ் பிரசுரத்தாருக்கு

மற்றும் சமூக ஊடகங்களுக்கு.

பொருளடக்கம்

கன்னம் துடிப்பு.

பொருளடக்கம்

பொருளடக்கம்

முன்னுரை

அகர முதல எழுத்தெல்லாம் ஆதி
பகவன் முதற்றே உலகு. - குறள் 1

மு.வரதராசனார் உரை:
எழுத்துக்கள் எல்லாம் அகரத்தை அடிப்படையாக கொண்டிருக்கின்றன.
அதுபோல உலகம் கடவுளை அடிப்படையாக கொண்டிருக்கிறது.

உங்கள் கவனத்திற்கு : இந்தப் புத்தகத்தை சுவாரஸ்யத்திற்காக எழுத-
வில்லை படிப்பவர்களின் உள்ளம் உறுதிப்பெற்று என்னைப்போல் தைரியமாக
நோய்களை எதிர்த்துப் போராடி வெற்றிப்பெற வேண்டும் என்ற நோக்கத்தில்
எழுதப்பட்டது ஆதலால் சுவாரஸ்யம் இருக்காது.

எனக்கிருக்கும் நோய்களின் எண்ணிக்கை நாளுக்கு நாள் கூடிக் கொண்டே
இருந்ததால் எல்லாவற்றையும் நினைவில் வைத்துக் கொண்டு மருத்துவர்க-
ளிடம் கூறும்போது சிலவற்றைக் கூறாமல் விட்டுட்டு வீட்டிற்கு வந்து விடு-
வேன், வந்த பிறகு ஐயையோ இந்த நோய் இருப்பதைப் பற்றிக் கூறி
இருந்தால் ஒருவேளை மருத்துவர் இதைவிட சிறந்த மருந்தைப் பரிந்துரைத்-
திருக்கலாம் அல்லது ஒரு மருந்தை கூட்டியோ அல்லது இப்போது கொடுத்-
துள்ள மருந்தின் அளவைக் குறைத்தோ கொடுத்திருக்கலாம் என்று பல்-
வேறு சந்தேகங்கள் தோன்றும், இப்படிப் பலமுறைத் தோன்றியதால் நான்
ஒரு வெள்ளைத் தாளில் எனக்கிருக்கும் நோய்களின் எண்ணிக்கையை எழு-
திக்கொண்டு செல்ல ஆரம்பித்தேன், அதனால் எனக்குப் பலன் கிடைத்தது.

ஒவ்வொரு முறையும் புதிய வெள்ளைத்தாளில் எழுதிக் கொண்டுச் செல்-
வேன் காரணம் சென்ற முறை நான் மருந்து எடுத்துக் கொண்டப் பிறகு தற்-
போது எப்படி உள்ளது என்பதை மேலே குறிப்பிட்டு எழுதுவதால் தான். நான்
இப்படி அடிக்கடி எழுதிக் கொண்டிருந்தபோது நோய்களின் எண்ணிக்கை
மிகவும் அதிகமாக இருக்கவே என்னைப் போல் யாராவது இத்தனை நோய்-
களால் பாதிப்பு அடைந்திருப்பார்களா என்ற சந்தேகமும் ஆச்சரியமும் ஏற்-
பட்டது எனக்கு.

எனக்கு குழந்தைப் பருவத்திலிருந்தே ஏதாவதுப் பிரச்சினை இருந்துக்
கொண்டே இருக்கும், எங்கள் குடும்பச் சூழ்நிலை காரணமாகவும், என் பெற்-
றோருக்கு விழிப்புணர்வு இல்லாததாலும் எல்லாக் குழந்தைகளுக்கும் இருக்-

கும் பிரச்சினைகள் தானே போகப்போக எல்லாம் சரியாகிவிடும் என்று விட்-
டுவிட்டார்கள்.
"முளையில் கிள்ளாதது முற்றினால் கோடாலி கொண்டு வெட்ட வேண்டும் -
பழமொழி.
இந்தப் பழமொழி தான் என் நினைவுக்கு வந்தது நான் இந்த முன்னுரை எழுத
தொடங்கிய போது. இந்தப் பழமொழிக்கு நானே உதாரணம் .

படுக்கையில் சிறுநீர் கழிப்பது மற்றும் குழந்தைப் பருவத்திலேயே மூல
நோயும் வாயுத்தொல்லையும் ஆரம்பித்துவிட்டன. அவை தான் என் எல்லா
நோய்களுக்கும் அடிப்படைக்காரணம். வீட்டில் குழம்பு அல்லது ரசம் தாளிக்-
கும்போது எனக்கு வாந்தி வருவது போல் இருக்கும் அதை வீட்டில் பல
முறை கூறி இருக்கிறேன்.

அதை எல்லாம் கேட்கவோ புரிந்து கொள்ளவோ என் பெற்றோரால்
இயலவில்லை.
அதனால் நோய்கள் என் உடலைத் தத்து எடுத்துக்கொண்டன, சிலநோய்க-
ளில் இருந்து நான் எப்படி மீண்டேன். சில நோய்களில் இருந்து என்னால்
மீள முடியாமல் மாத்திரைகளின் துணைக்கொண்டு எப்படிப் போராடுகிறேன்
என்பதை எல்லாம் விவரமாக எழுதி இருக்கிறேன்.

இப்புத்தகத்தைப் படித்த பிறகு எவ்விதமான நோயாக இருந்தாலும் நீங்கள்
தைரியமாக எதிர்கொள்வீர்கள் என்று நான் உறுதியாக நம்புகிறேன். இத்-
தனை நோய்களுடன் நான் போராடினாலும் என்னைப் பார்க்கிற எவருக்கும்
நான் நோயாளியாக தோன்ற மாட்டேன். உடற்பயிற்சியும், உணவுக்கட்டுப்பா-
டும் மன உறுதியும் இருந்தால் எமனையும் கூட ஏமாற்றலாம் நீண்டகாலம்.

நோயற்றவர்களுக்கு இப்புத்தகம் எவ்வாறு உதவிகரமாக இருக்கும் என்று
கேட்டால் இப்புத்தகத்தைப் படித்த பிறகு ஒன்று நீங்கள் இனிமேல் எந்தவிதக்
காரணத்தையும் தேடாமல் உடற் பயிற்சி செய்ய ஆரம்பித்து விடுவீர்கள்.
அல்லது நோய் தாக்கும் வரை காத்திருந்து திரும்பவும் இப்புத்தகத்தைத் தேடி
தூசு தட்டி படிக்க ஆரம்பித்து உடற்பயிற்சி செய்ய ஆரம்பிப்பீர்கள். அல்-
லது இப்புத்தகத்தை வாங்கி உங்களுக்குத் தெரிந்த நோயாளிகளுக்குப் பரிசாக
அளிப்பீர்கள், நான் இவ்வளவு உறுதியாகக் கூறுவதற்குக் காரணம் எல்லோ-
ருக்கும் வயாதாகியேத்தீரும் அல்லவா? தொடர்ந்து உடற்பயிற்சி செய்பவர்-
களை நோய்கள் அண்டாது.

என் தாத்தாவுக்கு இன்ன வியாதி இருந்தது, அதனால் என் தந்தைக்கும்/
தாய்க்கும் கூட வந்தது எனக்கும் வரும் என்று நோயை வரவேற்கக் காத்-

திருக்காதீர்கள், மருத்துவ உலகம் அப்படிக்கூறுவதை மறுப்பதற்கில்லை, நாம் முயன்றால் அதைப் பொய்யாக்க இயலும் அல்லவா? அவர்களுக்கெல்லாம் இருந்தது அந்த நோய்கள் என்னை அண்டவிடாமல் செய்கிறேன் பார் என்று இன்றே மரபியல் நோய்களுக்குச் சவால் விட்டு வியர்வை சிந்த உடற்பயிற்சி செய்து அந்த நோய்கள் உங்களை நெருங்காமல் பார்த்துக் கொள்ள நீங்கள் உறுதிப்பூண்டால், உங்களால் முடியும்.

காலையில் இருந்து இரவு வரை உட்கார்ந்து கொண்டே வேலை செய்யும் இளம் வயதினர் பிடித்த உணவுகளைப் பிடித்த அளவு நன்றாகச் சுவைத்து சாப்பிடுங்கள், பிடித்தத்தை சாப்பிடாமல் இருப்பது மனதுக்கும் உடலுக்கும் நல்லது அல்ல. ஒரே ஒரு மணி நேர உடற்பயிற்சியால் நோய் நொடி இன்றி மிகவும் ஆரோக்கியமாக வாழலாம், இளமைத் தோற்றமும் தொடர்ந்து இருக்-கும்.

இப்புத்தகத்தை எழுதியதன் முக்கிய நோக்கம் இத்தனை நோய்களுடன் போராடி சில நோய்களை மருந்துகளின்றி எப்படி வென்றேன், சில நோய்-களை மருந்துகளின் துணையோடு எப்படி வென்றேன், சில நோய்களை மருந்துகளின் துணையாலும் வெல்ல முடியாது ஆனால் கட்டுப்படுத்த (manage) முடியும் என்று விவரமாக எழுதினால் எல்லோரும் பயன் பெறு-வார்கள் என்ற நோக்கம் தான் காரணம்.

இப்புத்தகத்தைப் படித்து முடித்த உடனேயே எல்லோரும் தங்களுக்குப் பிடித்தமான அல்லது இயன்ற உடற்பயிற்சிகளை செய்ய ஆரம்பித்து நீண்ட ஆயுளோடும் ஆரோக்கியத்தோடும் வாழ விரும்புகிறேன். நாளை நாளை என்று நாட்களை தள்ளிப் போடாமல் உடனே உடற்பயிற்சி செய்ய ஆரம்-பித்து உணவுக் கட்டுப்பாட்டையும் கடைப்பிடித்தால் நூறாண்டுக்கும் மேல் ஆரோக்கியமாக வாழ்வீர்கள் நிச்சயம்.

நோயற்ற வாழ்வே குறைவற்ற செல்வம்
எப்பொருள் யார்யார்வாய்க் கேட்பினும் அப்பொருள்
மெய்ப்பொருள் காண்ப தறிவு. – குறள் 423
கலைஞர் மு.கருணாநிதி உரை:
எந்தவொரு பொருள்குறித்து எவர் எதைச் சொன்னாலும்,
அதை அப்படியே நம்பி ஏற்றுக் கொள்ளாமல்
உண்மை எது என்பதை ஆராய்ந்து தெளிவதுதான் அறிவுடைமையாகும்.
எழுத்துப்பிழைகள், வார்த்தைப்பிழைகள் மற்றும் வாக்கியப்பிழைகள் ஏரா-ளமாக இருக்கும் மன்னிக்கவும். ?

நன்றி

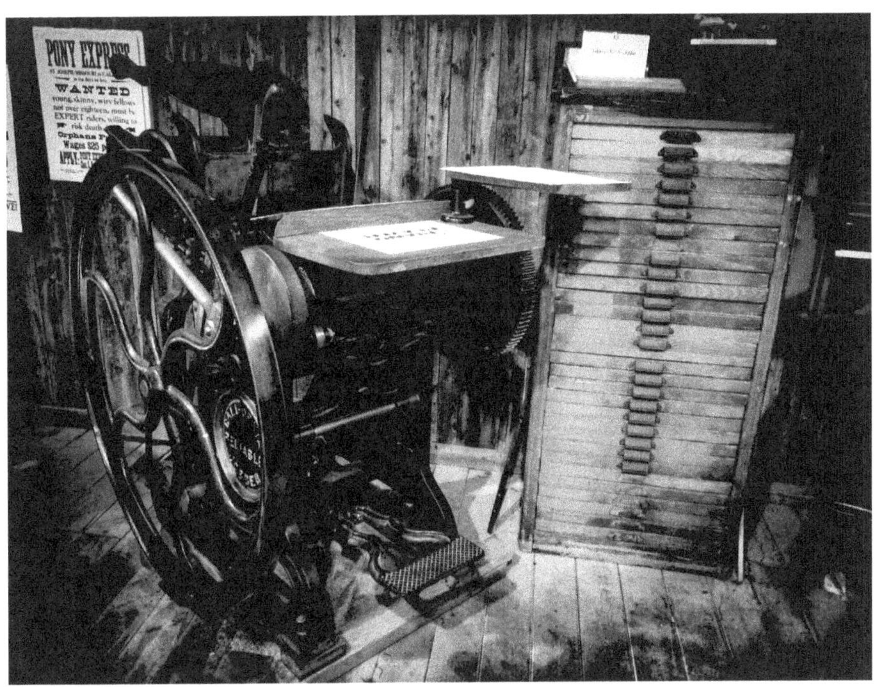

மறைந்த அச்சக முதலாளிக்கு நன்றி, ஒரே ஒரு வார்த்தைத் தவறாகப் பேசி இருந்தால் வேலையை விட்டுவிட்டிருப்பேன். என் சித்தி, அவருடைய மகள், மகன் மற்றும் என் தம்பிகளுக்கு. எங்களிடம் வேலைப்பார்த்த எல்லா தொழிலாளர்களுக்கும். எங்களுக்கு ஆர்டர்கள் கொடுத்த எல்லோருக்கும்.

முகவுரை

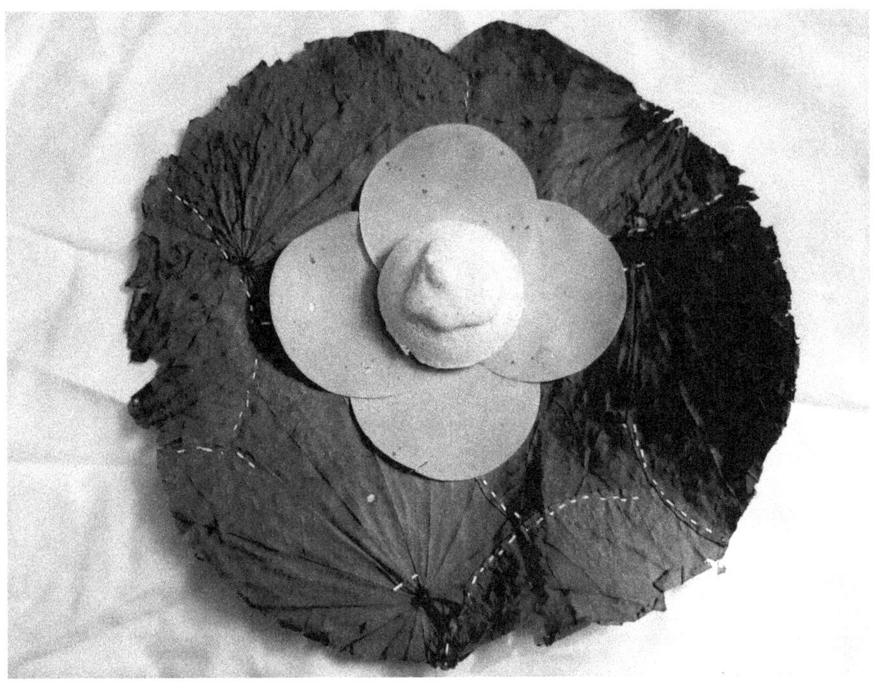

Enter Caption

எல்லா நோய்களுக்கும் மருந்துண்டு - வியர்வை

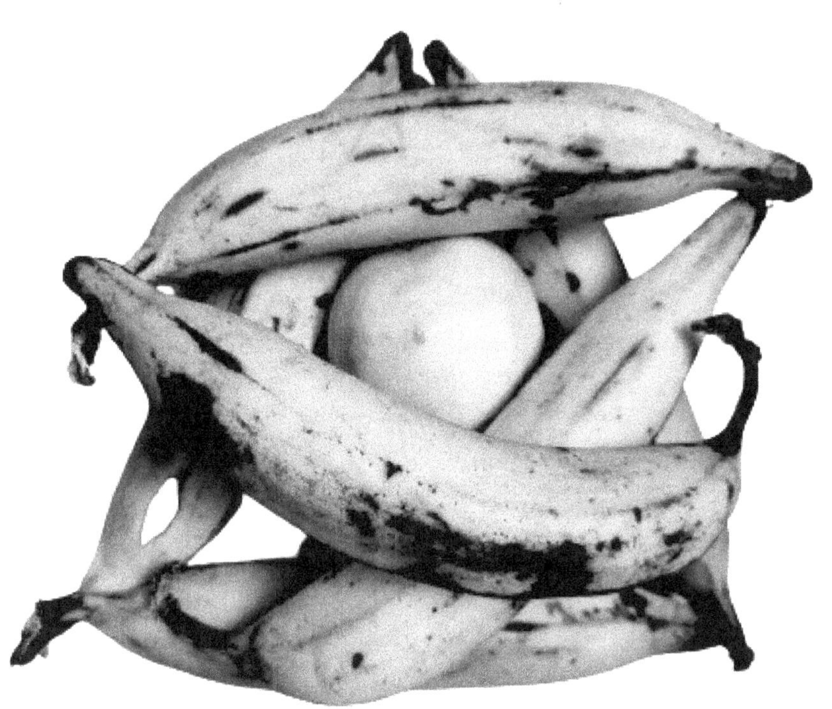

இயற்கை

யோகா

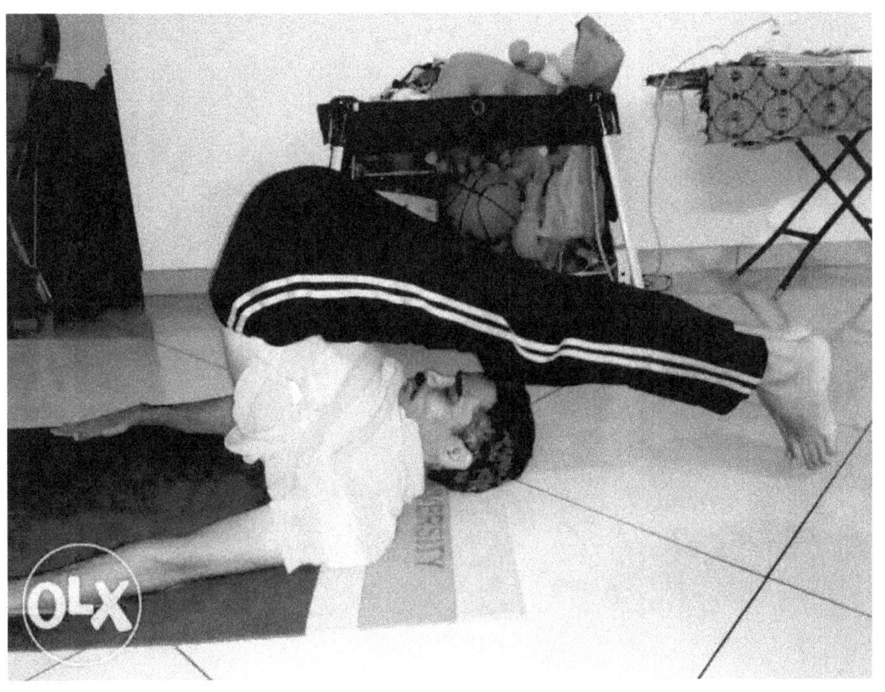

உடல் மற்றும் மன உறுதிக்கு யோகா அல்லது ஏதாவது உடற்பயிற்சி

சுவாசனம்

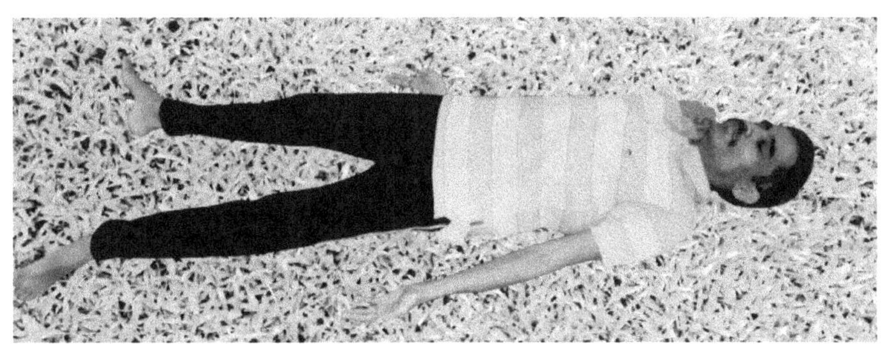

அமைதி

தியானம்

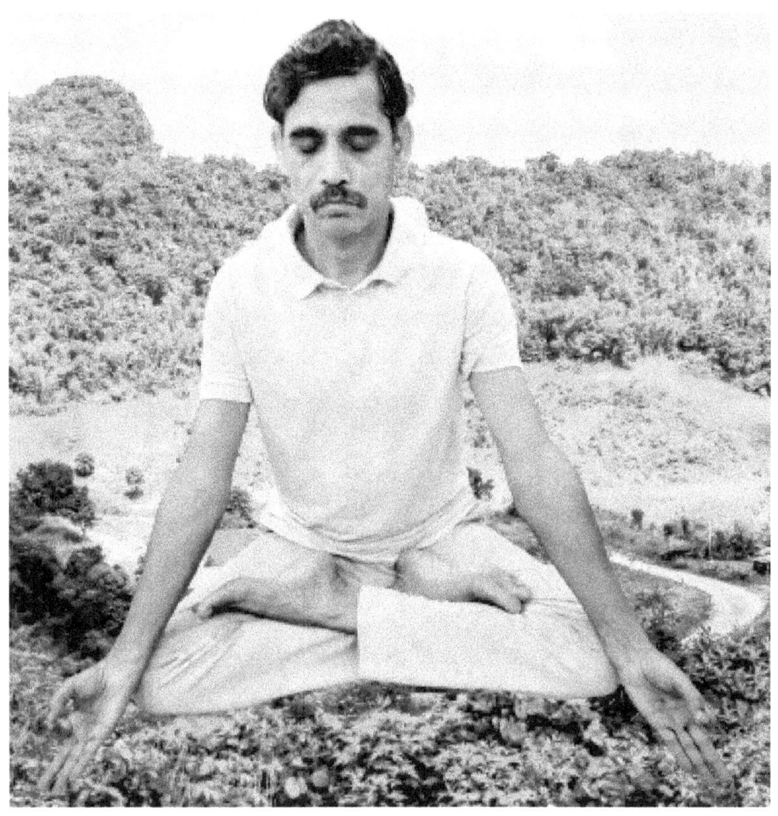

அமைதி மற்றும் மகிழ்ச்சி

1

என் குடும்பம்

❦

இல்வாழ்வான் என்பான் இயல்புடைய மூவர்க்கும்
நல்லாற்றின் நின்ற துணை. - குறள் 41
திருக்குறளார் வீ. முனிசாமி உரை:
இல்லறத்தோடு கூடி வாழ்பவன் என்று சொல்லப்படுபவன்
இயல்பாகவே தன்னைச் சார்ந்திருக்கும் பெற்றோர்,
மனைவி, மக்கள் ஆகிய மூன்று திறத்தார்க்கும்
நல்லொழுக்க நெறியில் நின்ற சிறந்த துணையாக இருப்பவனாவான்.

என் குடும்பத்தைப் பற்றியும் அதன் உறுப்பினர்களை பற்றியும் தெரிந்துகொண்டால் தான் நீங்கள் ஓரளவுக்கு என் நோய்களின் மூலக்காரணத்தை அறிந்துகொள்ள முடியும்.

என் தாத்தா பாட்டிக்கு இரு குழந்தைகள் மூத்தவர் என் தந்தை இளையவர் என் அத்தை. என் தாத்தாவிற்கு தன் 45-வயது வரை குழந்தை இல்லாததினால் சொந்த பந்-தங்கள் இனிமேலா உனக்கு குழந்தைப் பிறக்கப் போகிறது, எங்களுக்கு குழந்தைகள் இருக்-கின்றன உன் நிலத்தை எங்களுக்குக் கொடுத்துவிடு என்று மிகக் குறைந்த விலைக்கு தங்-கள் பெயருக்கு எழுதிக்கொண்டதாக என் தாயார் அடிக்கடி கூறி ஆதங்கப்படுவார், ஆனால் இதைப் பற்றி ஒருநாளும் என் தந்தை யாரிடமும் பேசியதில்லை. ஊரில் உள்ள ஏழை மக்-களுக்கு நிறைய உதவி புரிந்ததாகவும் நிறையப்பேருக்குத் திருமணம் செய்துவைத்ததாகவும் கூறுவார். ஊரில் பிள்ளையார் கோவில் கட்டி இருக்கிறார், அதை இன்றுவரை நான் பார்க்-கவில்லை. இரண்டு நாட்களுக்கு முன் என் மகளிடம் சொல்லிக்கொண்டிருந்தேன் ஊருக்குப் போனால் என் தாத்தா கட்டிய கோவிலைப் போய் பார்க்க வேண்டும் என்று. எங்கள் ஊரில் ஈஸ்வரன் கோவில் உள்ளது அது 2000 வருடப் பழமையானது என்று எங்களுக்குத் தெரி-யயவில்லை. அது இப்போது அறநிலையத்துறையின் கீழ் கொண்டுவரப்பட்டுள்ளதாம்.

என் தாத்தாவின் 45-வது வயதில் என் தந்தைப் பிறந்ததால் சொத்துக்கள் எதுவும் கிடைக்கவில்லை. 5-வது வரை படிக்கவைத்துவிட்டார் தாத்தா அதுதான் என் தந்தைக்குக் மிகப் பெரிய சொத்து.

எட்டாவது வரைப் படித்திருந்தால் ஆசிரியர் வேலை கிடைத்திருக்கும், வெளியூருக்குச் சென்று படிக்க வேண்டும், என் தந்தையின் அத்தை வீட்டில் இருந்து படிக்க தாத்தா ஏற்பாடு

செய்திருக்கிறார். இரண்டு நாட்கள் சோறு போட்ட அத்தை நீ ஊருக்குப் போடா உன்னால் இங்குப் படிக்க இயலாது என்று அனுப்பிவிட்டிருக்கிறார். சொந்தமாக நிலம் இல்லாததால் யாராவது அழைத்தால் நிலத்தை உழுது கொடுக்கும் வேலை செய்திருப்பார் என்று நினைக்-கிறேன்.

என் தந்தைக்குத் தான் 8-வது வரைப் படித்து ஆசிரியர் ஆகமுடியவில்லையே என்ற கவலையை விட தன்னோடு படித்த பங்காளி ஒருவன் ஆசிரியர் ஆகி கைநிறைய சம்பளம் வாங்கி கடைசியில் ஓய்வூதியமும் மாதாமாதம் ரூ.20,000/- வாங்குகிறானே என்ற ஆதங்-கம் தான் அதிகமாக இருந்தது.

பக்கத்து கிராமத்தைச் சேர்ந்த உறவுக்காரப் பெண்ணான என் தாயாரை திருமணம் செய்து வைத்திருக்கிறார்கள். என் தாயாரோடு உடன் பிறந்தவர்கள் நான்கு பெண்கள். திரு-மணம் முடிந்த பிறகு என் தந்தைக்கு வேலை ஏதும் இல்லாததால் வெளியூருக்கு சென்று வேலை தேடி பிறகு உன்னை அழைத்துச் செல்கிறேன் என்று கூறிவிட்டு கிளம்பிவிட்டார். ஒரு துணிக்கடையில் விற்பனையாளராக வேலை கிடைத்த பிறகு வீடு பிடித்துவிட்டு என் தாயாரை அழைத்துவந்து விட்டார்.

நாங்கள் இருந்தது 5 குடித்தன வீடு, சுமார் 25 பேர் இருப்பார்கள், எங்கள் வீட்டிலேயே 10 பேர், எல்லோருக்கும் ஒரே கழிப்பிடம் மற்றும் குளியலறை. நல்ல வேளையாக எங்கள் வீட்டு சமையல் அறையிலேயே குளிப்பதற்கு வசதியாக ஒரு திறந்த குளியல் அமைப்பு இருந்தது அதனால் தப்பித்தோம், ஆனால் கழிப்பறை பெரும்பாலும் காலியாக இருக்காது, அதனால் சிறுவர்கள் எல்லோரும் திறந்தவெளியில் தான் போகவேண்டும்.

என் தாயின் உடன்பிறந்த தங்கைக்கும் என் தந்தையின் சித்தப்பா ஒருவரின் மகனுக்கும் திருமணம் நடந்திருக்கிறது, அவர்களும் என் பெற்றோரும் அருகருகே குடி இருந்திருக்கி-றார்கள்.

எங்கள் கிராமத்தில் ஒவ்வொரு வீட்டாரையும் ஒவ்வொரு பெயர் வைத்து அழைப்பார்கள் எங்கள் தந்தை வீட்டிற்கு வண்டிக்காரர் வீடு, மேலண்டை வீடு என்பது என் தாயார் வீட்டுப் பெயர். என் தந்தையின் சித்தப்பா வீட்டுப் பெயர் நஞ்சமூடு (நஞ்சு = விஷம்).

என் பெற்றோருக்கு 9 பிள்ளைகள் 7 ஆண்கள் 2 பெண்கள் (வண்டிக்காரமூடு)

என் சித்தி சித்தப்பாவுக்கு 10 பிள்ளைகள் 8 ஆண்கள் 2 பெண்கள் (நஞ்சமூடு), கணக்குப்படி 9 பிரசவம் தான் இரண்டு சகோதரிகளுக்கும், ஆனால் என் சித்திக்கு ஒரு பிரசவத்தில் இரட்டைக் குழந்தைகள் பிறந்துவிட்டனர். இல்லை என்றால் 9/9 தான்.

என் தந்தை ஒரு துணிக்கடையில் விற்பனையாளராக இருந்துக்கொண்டே கணக்கு எழு-துபவராகவும் இருந்திருக்கிறார், முத்து முத்தான கையெழுத்து, ஒன்பதுப் பிள்ளைகளையும் தன் சக்திக்கு மீறி செலவு செய்து படிக்கவைத்தார் ஆனால் விழலுக்கு இறைத்த நீரானது அவரின் உழைப்பு.

ஒரு கட்டத்தில் என் தந்தை வேலைக்குச் செல்வதை விட்டு விட்டு தானே சுயமாக வியாபாரம் செய்ய ஆரம்பித்தார். சைக்கிளில் துணிமணிகளை மூட்டையாகக் கட்டி அக்-கம்பக்க கிராமங்களில் விற்றுவருவார். அதிலும் அவர் எதிர்பார்த்த வருமானம் கிடைக்க-வில்லை.

இட்டிலி வியாபாரம் :

என் தந்தையாரின் வருமானம் போதாதால் என் தாயார் வீட்டிலேயே இட்டிலி விற்பார், இட்டிலி வியாபாரத்தில் ஒரு லாபம், இட்டிலி விற்கவில்லை என்றாலும் கவலை இல்லை, எல்லோருக்கும் காலை உணவுக்கு அதுவே தான் எப்போதும், பலநாட்கள் நான் என் சகோ-தரர்களுடன் இட்டிலி விற்க கடைத்தெருவிற்கு சென்று இருக்கிறேன். அப்போது என் வயது 6 இருக்கலாம்.

அப்பளம் தேய்த்தல் :

ஒரு கடைக்காரர் அப்பள மாவை எங்களிடம் எடைப் போட்டுக் கொடுப்பார் நாங்கள் மாவை அப்பளமாக தேய்த்துக் கொடுப்போம், மாவு மிகவும் சுவையாக இருக்கும், ஆளுக்கு கொஞ்சம் எடுத்துச் சாப்பிடுவோம், எடை குறைந்துவிடும், தேய்த்துக் கொடுக்கும் அப்ப-ளத்தை எடைபோட்டுப் பார்ப்பார் குறைவாக இருக்கும், அதற்கு உண்டான காசைப் பிடித்-துக் கொள்வார்.

சாப்பாட்டு இலை தைத்தல் :

மந்தார இலை வாங்கிவந்து சாப்பாட்டு இலைகளாக தைத்துக் கொடுப்போம். ஒரு கிலோ இலை வாங்கினால் 100 இலைகள் தைக்கலாம். வருமானம் ரூ. 1/- கிடைக்கும். அப்போது ஒரு கிலோ அரிசி 75 பைசா 84 பைசா (பதினாலனா). தைத்த சாப்பாட்டு இலையை நாம் உதிரி இலையை வாங்கிய கடையிலேயே விற்கலாம் ஆனால் விலை குறைவாக கேட்பார்கள், அதனால் என்னை மளிகை கடைகளில் விற்க அனுப்புவார்கள், வீட்டைச் சுற்றிய சுமார் இரண்டு மூன்று கிமீ விட்டத்தில் உள்ள கடைகளுக்குச் சென்று விற்று வரு-வேன் விற்காவிட்டால் இலையை வாங்கிய கடையிலேயே விற்றுவிட்டு வருவேன். விடு-முறை நாட்களில் 7 - 8 கிமீ தூரம் சென்று விற்று வருவேன். துளியும் விருப்பமில்லாமல் செய்தவை இவைகள்.

வீட்டு வாசற்படியில் இருந்து ஒரு 20 அடி தூரத்தில் பொது தண்ணீர் குழாய் இருந்தது அதில் தண்ணீர் பிடித்துக் கொண்டுபோய் வீட்டில் நின்றிருக்கும் என் சகோதரியிடம் கொடுக்கவேண்டும் நான். காலியாக இருக்கும் குடத்தை தூக்கிக்கொண்டு வந்து குழாயில் நிரம்பிக்கொண்டிருக்கும் குடத்தை எடுத்துக் கொண்டு ஓட வேண்டும், நான்கைந்து படிக்கட்-டுக்கள் ஏறவேண்டும், சந்தோஷமாகவே செய்தேன். என் சகோதரி வீட்டை விட்டு வெளி-யில் கால் வைக்க அனுமதி கிடையாது என் பெற்றோரிடமிருந்து குறிப்பாக என் தாயார்.

மறுநாளைக்கு தேவையான இட்டிலி அரிசி, உளுந்து, சட்டினிக்குப் பொட்டுக்கடலை, சாப்பாட்டுக்கு அரிசி, பருப்பு, மிளகு, சீரகம், எல்லாவற்றையும் வாங்கி வரவேண்டும், பிறகு ஊறவைத்து உலர்ந்த அரிசியை மாவு அரைக்கும் மெஷினுக்கு சென்று அரைத்து வரவேண்டும். யாராவது அரிசி போட்டபிறகு தான் நான் போடவேண்டும் மெஷினில், கேழ்-வரகு அல்லது கோதுமை போட்ட பிறகு நாம் அரிசி போட்டு அரைத்தால் இட்டிலி சரியாக வராது கலரும் மாறி இருக்கும்.

பலநாட்கள் வீட்டிலேயே உரலில் நான் ஆட்டி இருக்கிறேன். இப்போது நினைத்துப் பார்க்கிறேன் என் சகோதரி உரலைக் தழுவியது எப்படி என்று, கழுவிய இடத்தை விட்டு வெளியேயும் மாவு சென்றுவிடும் சுத்தம் என்றால் என்னவென்று தெரியாமல் சாப்பிட்டு உயிர் வாழ்ந்திருக்கிறோம்,

என் தாயார் இல்லாமல் என் தந்தையால் குடும்பத்தை நடத்தி இருக்க முடியாது. என் தாயாரிடம் யாராவது வாரச் சீட்டு மாதச் சீட்டு சேருகிறாயா என்று கேட்பவர்களிடமெல்லாம் சேர்ந்துவிடுவார். முதல் அல்லது இரண்டாவது சீட்டை எவ்வளவு ஏலம் போனாலும் எடுத்துவிடுவார். சீட்டுப் பணம் கட்டவில்லை என்றால் சீட்டுப் பிடிப்பவர்கள் வீட்டிற்கு வந்து சத்தம் போடுவார்கள், எனக்கோ அவமானமாக இருக்கும்.

சில காலங்களுக்குப் பிறகு படிப்பறிவே இல்லாத என் தாயாரே சீட்டுப் பிடிக்க ஆரம்பித்துவிட்டார், என்ன செய்தும் கடன் வாங்குவதும் திரும்பிச் செலுத்த இயலாமல் கொடுத்தவர்கள் எங்களை அவமானப்படுத்துவதும் தொடர்ந்துகொண்டே இருந்தது நான் அச்சகம் ஆரம்பிக்கும்வரை. அச்சகம் ஆரம்பித்ததே என் தாயார் கடன்வாங்கிக் கொடுத்தப் பணத்தைக்க்கொண்டுதான்.

நாங்கள் எட்டுப் பேரும் பார்க்காத மூத்த சகோதரர் 2 வயதிலேயே இறந்துவிட்டிருக்கிறார்.

இரண்டாவது மூத்த சகோதரன் தான் எங்கள் வீட்டைப்பிடித்த சனி. இப்படியும் ஒருவன் இருப்பானா கேட்கும் அளவுக்கு மிகப் பெரிய குடிகாரன். சூதாடுவது குடிப்பது இதைத் தவிர வேறு எதுவும் தெரியாது. மிகப் பெரிய சுயநலவாதி, பெற்று வளர்த்து படிக்கவைத்து மரியாதைக்குரிய வேலை வாங்கிக்கொடுத்தப் பெற்றோரை ஒருநாளும் மகிழ்ச்சியாக இருக்க வைத்ததில்லை. உடன்பிறந்தவர்கள் தேவை என்ன என்று ஒருநாளும் கவலைப் பட்டதில்லை. குடித்துவிட்டு வருவதால் எங்களுக்கு வெளியில் தலை காட்ட மிகவும் அசிங்கமாக இருக்கும், குடித்துவிட்டு இரவெல்லாம் கத்திக்கொண்டிருப்பது என்னுடைய தூக்கத்தை கலைத்துவிடும். நான் மிகவும் கூச்ச சுபாவம் கொண்டவன்.

இப்படிப்பட்டவனுக்கு திருமணம் செய்து ஒரு பெண்ணின் வாழ்க்கையை கெடுத்தார்கள் என் பெற்றோர்.

என் பெற்றோருக்கு அடுத்து மிகவும் பாத்தித்தது எனக்கும் என் மூத்த சகோதரிக்கும் தான், மற்றவர்கள் சிறியவர்களாக இருந்ததால் அவர்களுக்கு ஒன்றும் புரியவில்லை. மனதளவில் மிகவும் பாதிக்கப்பட்டேன் இப்படிப்பட்ட என் குடும்பச் சூழ்நிலை காரணமாக.

அடுத்தது என் மூத்த சகோதரி, 8-வது வரைப் படிப்பு, புஷ்பவதியான பிறகு படிப்புக்குத் தடை. திருமணமாகும் வரை வெளியுலகம் தெரியாது. வீட்டில் எல்லா வேலைகளையும் அவர் பார்த்துக் கொள்ள வெளியில் செய்யவேண்டிய வேலைகளை நான் செய்துவந்தேன்.

அடுத்தது ஒரு சகோதரன், இவன் 5-வது வரை படிப்பு, தேர்வுக்குச் செல்லவே இல்லை, ஊர் சுற்றத் தொடங்கிவிட்டான். மூத்த சகோதரனுக்கு சற்றும் குறைவில்லை இவன். அவன் வீட்டிற்குள்ளேயே இருந்து கெடுத்தான் இவன் வீட்டை விட்டு வெளியேறி கெடுத்தான்.

அடுத்தவன் என்னை விட 2 வயது மூத்தவன். எல்லோரிடமும் நல்லவன் என்று பெயர் எடுத்தவன், ஒரு நாள் பள்ளியிலிருந்து வரும்போதே கால் வலி என்றுச் சொல்லிக்கொண்டே வந்தான், கால் வலிக்கு என்ன வைத்தியம் பார்ப்பது? அவனுடைய கால்வலி தொடர்ந்ததால் மருத்துவமனைக்கு அழைத்துச் சென்றார்கள் உள்நோயாளியாக சேர்க்கச் சொன்னார்கள், சேர்த்தார்கள், இரண்டுநாளில் மரணமடைந்துவிட்டான். இன்றுவரை காரணம் தெரியவில்லை.

அன்று அவன் மரணத்தின்போது அழ ஆரம்பித்த என் தாயார் பல வருடங்கள் அழு-துக்கொண்டே இருந்தார். காலையில் இட்டலி தயார் செய்ய 5 மணிக்கெல்லாம் எழுவார், எழும்போதே பாட்டுப்பாடி அழ ஆரம்பித்துவிடுவார், நான் மூத்திரக் குட்டையில் ஊரிக் கொண்டிருப்பதால் என் தாயாரின் அழுகுரல் என்னை எழுப்பிவிடும் அந்த அழுகுரல் என்-னைச் சோகத்தில் ஆழ்த்தும், அது சோகமா பயமா என்று புரியவில்லை அப்போது.

என் அண்ணன் மறையும்போது அவன் வயது 10 எனக்கு 8, அவன் இருந்தவரை வீட்டு வேலைகளை அவன் தான் செய்துவந்தான், அவன் மறைவுக்குப் பிறகு எல்லா வேலைகளையும் நான் செய்ய வேண்டியது ஆகிவிட்டது. ஒரு நாள் அவனோடு இட்டலி விற்க சென்றபோது என் பள்ளித்தோழன் வீட்டில் அவன் வீடு என்று தெரியாமலேயே இட்-டலி விற்க வேண்டிய நிலை ஏற்பட்டது, அவன் என்னைப் பார்த்துவிட்டான், எனக்கு மிக-வும் வருத்தம் தந்த நிகழ்வு.

அதற்கு அடுத்தவர்கள் மூன்றுபேர், ஒரு தங்கை, இரண்டு சகோதரர்கள், இந்த சகோ-தரர்கள் தான் என்னோடு அச்சகத்தில் இருந்தவர்கள்.

என்னைப் பள்ளியில் சேர்க்க என் சகோதரர்கள் படித்தப் பள்ளியிலேயே நேர்முகத் தேர்-வுக்கு அழைத்துச் சென்றார் என் தந்தை நேர்முகத் தேர்வு என்பது ஒரு கையால் மறுபக்கம் இருக்கும் காதைத் தொடுவது, தொட்டுவிட்டேன், தேர்வு நடத்திய ஆசிரியைக்கு என்ன தோன்றியதோ தெரியவில்லை திடீரென்று உங்கள் எல்லாப் பிள்ளைகளுக்கும் இந்தப் பள்ளி-தானா, வேறு பள்ளிக்கூடமே கிடையாதா, வேறு எங்காவது சேர்த்துக் கொள்ளுங்கள் என்று முகத்தில் அடிக்காதக் குறையாகக் கூறி அனுப்பிவிட்டார். அவர் தான் என் வாழ்வில் ஒளி ஏற்றியவர்.

வேறொரு பள்ளியில் என்னைச் சேர்த்தார் என் தந்தை , நான் ஏழாவது வரை அந்தப் பள்ளியில் படித்தேன்,

1 முதல் 10-ஆம் வகுப்பு வரை ஒரு நாளும் நான் விரும்பி பள்ளிக்குச் சென்றதே கிடையாது. வீட்டில் திட்டுவார்களே/அடிப்பார்களே என்ற ஒரே காரணத்துக்காகத் தான் நான் பள்ளிக்கூடம் சென்றேன். ஒரு சிறுவன் பள்ளிக்குச் செல்லமாட்டேன் என்று கூறினால் அதற்கு மிக முக்கியக் காரணம் வீட்டுப்பாடம் கொடுப்பது அதை செய்யாமல் சென்று அடி-வாங்குவது தான்.

ஆசிரியைகள் எதற்கெடுத்தாலும் பிரம்பால் அடிப்பது, ஸ்கேலால் (அளவு கோல்) கைக-ளின் பின்புறம் நரம்புகளின் மேல் கொஞ்சமும் ஈவு இரக்கம் இல்லாமல் அடிப்பது, ஒரு மிகச் சிறந்த ஆசிரியை இருந்தார் அவர் இரண்டு ஸ்கேல்கள் கொண்டு அடிப்பார்.

அதிகமாக அடித்தது திருமணம் ஆகாத ஆசிரியைகள் தான், நன்றாக அடி விழவேண்-டும் என்று ஸ்கேலை லாவகமாக பிடித்துக் கொண்டு அடிப்பது, அதுவும் குளிர்காலத்தில் நரம்புகளின் மேல் அடி வாங்குவது கொடுமை. திருமணமாகி குழந்தைகள் இருந்த ஆசிரி-யைகள் அவ்வளவாக அடிக்க மாட்டார்கள்

எனக்கு கோலிக்குண்டு விளையாடுவது, பம்பரம் விடுவது மற்றும் சைக்கிள் ஓட்டுவது என்றால் உயிர். வீட்டுப் பாடம் செய்ய மாட்டேன், படிக்கும் சூழ்நிலை வீட்டில் கிடையாது, ஏதாவது பிரச்சினை தொடர்ந்து இருந்துக் கொண்டே இருக்கும். 3.30 மணிக்குப் பள்ளி விட்டவுடன் வீட்டிற்கு வந்து புத்தகப் பையை தூக்கி வீசிவிட்டு விளையாடச் செல்வேன்,

சிறிது நேரம் தான் விளையாடி இருப்பேன் அதற்குள் என் தாயார் குரல் கொடுப்பார், குரல் வந்தவுடன் தெரிந்துவிடும் மாவு அரைக்க மில்லுக்கு அனுப்பத் தான் என்று.

போகும்போதே சொல்லுவார் நீ அரிசி போடுவதற்கு முன் வேறு யாராவது அரிசி போட்டு இருந்தால் மட்டும் போடு , கோதுமை அரைத்து இருந்தால் போடக்கூடாது என்று, கோதுமை அல்லது கேழ்வரகு அரைத்து இருந்தால் வேறு யாராவது ஏமாந்து அரிசி போடும்வரை காத்திருந்து போடவேண்டும், சில நேரங்களில் அந்த மில் காரரிடம் திட்டு வாங்க வேண்டும். காயாத அரிசியை மெஷினில் போட்டு விட்டால் பாதியில் மெஷின் நின்று விடும் அப்போதும் மில் காரரிடம் திட்டு வாங்க வேண்டும், நின்று போன மெஷினை சரி செய்ய 10 நிமிடம் ஆகும். என்னுடைய நண்பர்கள் எல்லாம் விளையாடிக் கொண்டு இருக்கும்போது நான் இந்த மாதிரி வீட்டு வேலைகளைச் செய்ய வேண்டும், அதனால் என்னால் விளையாட முடியாமல் போகும்போது மிகவும் வருத்தமாக இருக்கும்.

ஓடிப்போன அண்ணன் எப்படியோ என் தந்தையோடு வந்து ஒட்டிக்கொண்டான் அவனை நம்பி சைக்கிள் ஒன்றை வாங்கி இருவரும் சேர்ந்து வியாபாரத்திற்குச் சென்று வந்துகொண்டிருந்தார்கள், நான் 10-வது முடிக்கவும் அவன் சைக்கிளை யாருக்கோ வந்த-விலைக்கு விற்றுவிட்டு ஓடிவிடவும் சரியாக இருந்தது.

என் தந்தை ஓடிப்போனவனுக்கு பதிலாக என்னை அழைத்துக்கொண்டார். நானும் இரண்டு வருடம் ஒருத்துளியும் விருப்பமில்லாமல் சென்றுவந்துகொண்டிருந்தேன். வியாபா-ரமே நடப்பதில்லை சைக்கிளையும் மூட்டையையும் தெரிந்தவர்கள் வீட்டில் வைத்துவிட்டு பஸ் பிடித்து வீடு வந்து சேர்வதற்குள் இரவு 8 - 9 மணி ஆகிவிடும் மறுநாள் காலை மறுபடியும் பஸ் பிடித்துப் போக வேண்டும் எனக்கு வெறுப்பாகிவிட்டது. நல்ல வருமானம் கிடைத்தலாவது செய்யலாம். ஒருநாள் முடிவெடுத்துவிட்டேன் இனிமேல் வியாபாரத்திற்குச் செல்லக்கூடாது என்று,

என் தந்தையைத் தனியாக விட்டுவிட்டதற்காக மிகவும் வருத்துப்பட்டேன். மாலை நேரத்தில் PUC படிப்பில் சேர்ந்துவிட்டேன், காலையில் தட்டச்சும் (Typing) சுருக்கெழுத்-தும் (Shorthand) கற்கத் தொடங்கினேன். பகலில் என்ன செய்வது என்று யோசித்து என் வேறொரு சித்தியின் மகன் வேலை செய்யும் அச்சகத்தில் வேலை கற்றுக்கொள்ள சேர்ந்-தேன்.

வீட்டிலே இருந்த ஒருவனுக்கு எதைப் பற்றியும் கவலை இல்லை வேலைக்குச் செல்வது, சூதாடுவது, குடிப்பது, இரவில் தூங்குவதற்கும் எங்களின் நிம்மதியைக் கெடுப்பதற்கும் மட்டும் வீட்டிற்கு வருவான் என் மூத்த அண்ணன், இளைய அண்ணன் எப்போதாவது கையில் காசே இல்லாதபோது எதையாவது திருடிக்கொண்டு போவதற்கு மட்டும் வருவான்.

அச்சகம் தொடங்கினேன் தம்பிகள் வந்தார்கள் எங்கள் வாழ்வில் மாற்றம் ஏற்பட்டது.

எழுபிறப்பும் தீயவை தீண்டா பழிபிறங்காப்

பண்புடை மக்கட் பெறின். - குறள் 62

மு.வரதராசனார் உரை:

பழி இல்லாத நல்ல பண்பு உடைய மக்களைப்பெற்றால்

ஒருவனுக்கு ஏழு பிறவியிலும் தீவினைப் பயனாகிய துன்பங்கள் சென்று சேரா.

2

என் நோய்களின் தொடக்கம் முதல் இன்றுவரை.

உற்றவன் தீர்ப்பான் மருந்துழைச் செல்வானென்று
அப்பால்நாற் கூற்றே மருந்து – குறள் 950

மு.வரதராசனார் உரை:

நோயுற்றவன், நோய் தீர்க்கும் மருத்துவன், மருந்து,
மருந்தை அருகிலிருந்து கொடுப்பவன் என்று மருத்துவ முறை
அந்த நான்குவகைப் பாகுபாடு உடையது.

1. எலும்பும் தோலுமாகப் பிறந்தேன் (Born just with bones and skin)

2. இடது கைப்பழக்கத்தை வலது கைப்பழக்கமாக மாற்றியது .(Left handed to right handed)

3. படுக்கையில் சிறுநீர் கழிப்பது. (Bedwetting)

4. குழந்தைப் பருவத்தில் மூலநோய். (tender age piles)

5. சிறுவனாக வாயுத்தொல்லை. (Gas trouble in childhood)

6. விபத்து (உச்சந்தலையில் விழுந்த இரும்புக் கம்பி - Steel Rod fell on the head)

7. வாலிப வயதில் வாயுத்தொல்லை. (Gas Trouble)

8. அச்சுக் கோர்க்கும் (ஈயம்) எழுத்துகளினால் ஏற்பட்ட உடல் இளைப்பு. (Lead Poisoning)

9. முதல் வலிப்பு நோய் தாக்குதல்.1982. (Epileptic Attack)

10. சிறுகுடல் புண் (Deodenal Ulcer)

11. குடல்வால் அறுவைச் சிகிச்சை (Appendix Operation)

12. மலத்துவாரப் பிளவு (Fissure)

13. முப்பது ஆண்டு தூக்கமின்மை. (Insomnia)

14. கழுத்து வலி. (Spondylitis)

15. தலைச்சுற்றல் (Vertigo)

16. காதில் இரைச்சல் (Bee humming sound from the brain or ears?)

17. இதயத்துக்கு மெதுவாகச் செல்லும் இரத்தம்/படபடப்பு. (Slow flow of blood to the heart).

18. கடுமையான மலச்சிக்கல் (Constipation)

19. மங்கலானப் பார்வை.(Blurred vision)

20. நடப்பதில் தடுமாற்றம். (Walking difficulty)

21. நரம்புச் சுற்றல் (Vericose veins)

22. புரோட்ஸ்டேட் சுரப்பிகள் வீக்கம் (Mild swelling in the prostate gland)

23. விதைப்பை வீக்கம் (Swelling of testicle)

24. சிக்கலான பௌத்திரம் (Complex fistula)

25. சி.இ.எ. 5.03

26. பித்தப்பை கற்கள் 17மிமீ (Multiple gallstones)

27. பதட்டம் / பயம் (Anxiety)

28. தசை பலவீனம் (Muscle weakness)

29. இடது கண் மற்றும் இடதுத் தாடை துடிப்பு. (twitching of left eye and left side chin)

30. ஞாபகமறதி (Memory loss)

31. தொலைகாட்சி பார்ப்பதில் பிரச்சினை. (difficulty in watching tv)

32. சத்தம் ஒவ்வாமை (Noise Allergy)

33. காற்று வீசினால் தள்ளாட்டம் (strong wind & losing balance)

34. கல்லீரல் வீக்கம் (Fatty Liver)

இடுக்கண் வருங்கால் நகுக அதனை
அடுத்தூர்வது அஃதொப்ப தில். - குறள் 621

சாலமன் பாப்பையா உரை:

நாம் அறியாமலே நமக்கு ஒரு துன்பம் வந்தால் அப்போது மனம் தளராமல் மனத்துள் மகிழ்க;

அந்தத் துன்பத்தைத் தோற்கடிக்க அம்மகிழ்ச்சியைப் போல் ஆற்றல் மிக்கது வேறொன்றும் இல்லை.

3

எலும்பும் தோலுமாகப் பிறந்தேன் (*Born with bones and skin*)

குணநலம் சான்றோர் நலனே பிறநலம்
எந்நலத்து உள்ளதூஉம் அன்று. - குறள் 982

மு. வரதராசனார் உரை :
சான்றோரின் நலம் என்று கூறப்படுவது அவறுடைய பண்புகளின் நலமே,
மற்ற நலம் வேறு எந்த நலத்திலும் சேர்ந்துள்ளதும் அன்று.

எடை குறைவாகப் பிறப்பது இயல்பானது தான் என்று எல்லோருக்கும் தெரிந்தது தான், எனக்கு அதுவே எல்லா நோய்களுக்குமான மூலக்காரணமாக ஆகிவிட்டது.

02.10.1962 அன்று இரவு கடுமையான மழையாம். என் தாயாருக்கு பிரசவ வலி ஏற்-பட்டது, முன் இரவிலா பின் இரவிலா அல்லது விடிவதற்கு முன்பா தெரியாது. என் எதிரில் பலமுறை என் பிறப்பைப் பற்றி என் தாயார் பேசி இருக்கிறார். நமக்குத்தான் ஒருவர் உயி-ருடன் இருக்கும்வரை அவரிடம் அக்கறையோடும் அன்போடும் பேசுவதற்கு நேரம் இருப்ப-தில்லையே, எனக்கு நிறைய வாய்ப்பு இருந்தது, நிறையப் பேசி இருக்கிறேன். ஆனால் சில-மாதங்களுக்கு முன்புவரை எனக்குத் தெரியாது நான் மருத்துவமனை வாசலிலேயே காலை 7.30 மணிக்குப் பிறந்துவிட்டேன் என்று என் மூத்த சகோதரி கூறும்வரை. என் பெற்றோர் இதைப் பற்றி என்னிடம் எதுவும் சொன்னதில்லை.

அத்தனைப் பேர் வீட்டில் இருந்தும் யாருக்கும் தங்களுடைய பிறந்த நாளே தெரியாது என்னைத் தவிர, காரணம் அன்று காந்தி பிறந்த தினம், அதுவே என் பெற்றோருக்கு மிகவும் மகிழ்ச்சியைக் கொடுத்தது, எப்படியாவது எனக்கு புது துணி தைத்துக் கொடுத்து விடுவார் என் தந்தை, என் தாயாரும் என் மூத்த சகோதரியும் சேர்ந்து கேசரி செய்துக் கொடுப்பார்கள்.

இன்று போல் அன்று வசதி இல்லாததால் என் தந்தை அந்த மழையில் குடையைப் பிடித்துக்கொண்டே மருத்துவமனைக்கு அருகில் இருந்த டாக்ஸி ஸ்டாண்டுக்கு நடந்து போய் டாக்ஸி பிடித்துவந்து என் தாயாரை மருத்துவமனைக்கு அழைத்துச் சென்று இருக்கிறார்.

மிகவும் மெலிந்தும் குழந்தைப் பிழைக்குமா என்கிற சந்தேகத்தில் இரு நாட்கள் அடை-காக்கும் (incubator) கருவியில் வைத்துக் காப்பாற்றினார்களாம் மருத்துவர்கள். என்னு-டைய மெலிந்த உடலை யாரும் பார்த்துவிடக்கூடாது என்று வெளியே செல்லும்போது வெட்-கப்பட்டுக்கொண்டு புடவையில் நன்றாகச் சுற்றி யாரும் பார்க்காதவண்ணம் தூக்கிக்கொண்டு செல்வாராம் என் தாயார், இதைப் பலமுறை என்னிடம் சொல்லி இருக்கின்றார்.

என் உடன் பிறந்தோர் 8 பேர், ஒருவரும் என்னைப்போல் மெலிந்த உடல் அமைப்-போடும் நோய்வாய்ப்பட்டும் இல்லை. நானும் கூட 20-வது வயதில் வலிப்பு நோய் தாக்கும் வரை எந்த மருந்தோ மாத்திரையோ எடுத்ததில்லை. அம்மை நோய் தாக்கியதால் முகத்தில் லேசான வடுக்கள் உள்ளன, பொன்னுக்கு வீங்கி (புட்டாலம்மை - இந்த வார்த்தையை என் தாயார் உபயோகப்படுத்துவார்) வந்து கன்னம் வீங்கி விடும், வேப்பிலை அரைத்து கன்னத்தில் பூசி பள்ளிக்கு அனுப்பிவிடுவார்கள் ஓரிரு நாட்களில் சரியாகிவிடும்.

என் பள்ளிப்பருவத்து புகைப்படத்தில் பார்த்தபோது ஒரு சராசரி சிறுவனாகத்தான் தோன்றுகின்றேன். விளையாட்டுக்களில் மிக மிக ஆர்வம் கொண்டவனாகவே வளர்ந்தேன். எனக்குப் பிடிக்காத அல்லது விளையாடாத விளையாட்டே இல்லை என்றும் கூட சொல்-லலாம். நண்பர்களிடம் நன்றாகப் பழகி வந்தேன். ஆனால் சட்டென்று கோபம் வந்துவிடும்.

படிப்பை விட விளையாட்டில் மிகவும் ஆர்வம் உடையவனாகவே இருந்தேன். கோலிக்-குண்டு, பம்பரம், பந்து, பச்சைக் குதிரை விளையாட்டு, கைப்பந்து , தீப்பெட்டி லேபிள்கள் மற்றும் சிகரட் அட்டைகளை வைத்து எதிராளியிடம் சீட்டு விளையாட்டு போல் ஆடுவது, பட்டம் விட மிகவும் ஆசை ஏனோ எனக்கு அது கைவரவில்லை ஆனால் வால் ஒட்டிய பட்டத்தை மேலே பறக்க விட்டு வெற்றி பெற்று இருக்கிறேன்.

வீட்டில் படிக்கின்ற சூழ்நிலை சரியாக அமையவில்லை. வீட்டுப்பாடம் செய்யமாட்டேன். அதனால் கை நரம்புகளின்மேல் ஸ்கேல் கொண்டு அடிப்பார்கள். மற்றொரு ஆசிரியை இரண்டு ஸ்கேல் கொண்டு அடிப்பார். ஏற்கனவே குளிரில் நடுங்கிக்கொண்டு இருப்பேன் இதில் அடி வேறு. எப்படியோ படித்து தேர்ச்சி பெற்றுவிடுவேன். வீட்டில் சூழ்நிலை சரியாக அமைந்திருந்தால் யாராவது சொல்லிக்கொடுத்திருந்தால் நல்ல உச்சத்தைத் தொட்டு இருப்-பேன். எல்லாவற்றையும் விட குழந்தைப் பருவத்தில் நல்ல ஊட்டச் சத்து மிகவும் முக்கியம். அது எனக்கு மட்டுமல்ல என் உடன் பிறந்தவர்கள் யாருக்குமே கிடைக்கவில்லை. ஆனா-லும் எல்லோரும் ஆரோக்கியமாகவே இருந்தார்கள்.

எண்ணென்ப ஏனை எழுத்தென்ப இவ்விரண்டும்
கண்ணென்ப வாழும் உயிர்க்கு. - குறள் 392
    மு. வரதராசனார் உரை :
எண் என்று சொல்லப்படுவன எழுத்து என்று சொல்லப்படுவன
ஆகிய இரு வகைக் கலைகளையும் வாழும் மக்களுக்குக் கண்கள் என்று கூறுவர்.

4

இடதுகைப் பழக்கம்

பெறுமவற்றுள் யாமறிவது இல்லை அறிவறிந்த
மக்கட்பேறு அல்ல பிற. - குறள் 61

சாலமன் பாப்பையா விளக்கம்:

அறியவேண்டுவனவற்றை அறியும் அறிவு படைத்த பிள்ளைச் செல்வத்தைத் தவிர மற்ற-
வற்றை ஒருவன் பெறும் நன்மையாக நான் எண்ணுவதில்லை.

நானே மறந்துப்போன ஒரு விஷயம் நீண்ட இடைவெளிக்குப் பிறகு நினைவுப்படுத்திப்
பார்க்கிறேன்.

எனக்கு சிறுவயதில் இடதுகைப் பழக்கம் இருந்தது அதை வீட்டில் யாரும் கண்டுகொள்-
ளவில்லை. நானும் உண்பது மற்றும் எல்லா வேலைகளுக்கும் இடது கையையே உபயோ-
கப்படுத்திக்கொண்டு மகிழ்ச்சியாகத்தான் இருந்தேன்.

என் தாயாரின் சித்தப்பா மகன் ஒருவர் இருந்தார் அவர் எப்போதோ ஊருக்கு வந்திருக்-
குபோது நான் இடது கையால் சாப்பிட்டதைப் பார்த்துவிட்டு ஐயய்யோ எனக்கா இவன்
இடது கையில் சாப்பிடுகிறான் அவனை மிரட்டி வலது கையில் சாப்பிடச் சொல்லுங்கள்
என்று கூறி இருக்கிறார், எனக்குத் தெரியாது பிற்காலத்தில் என் தாயார் இந்த விவரத்தைக்
கூறினார்.

சில சமயங்களில் என் தாயார் புறுகையன் (புறங்கை? புறுகை- பொருள் விளங்க-
வில்லை) என்று என்னை அன்பாக அழைப்பார். என் மாமா அப்படிச் சொல்லிவிட்டுச்
சென்றபிறகு வீட்டில் எல்லோரும் கேலியும் கிண்டலும் செய்தார்கள் (மெல்லிய நினைவு)
ஆனாலும் நான் இடது கையில் தான் சாப்பிட்ட நினைவு, பிறகு எல்லோரும் மிரட்டி
மிரட்டி என்னை வளைக்கைப் பழக்கத்திற்கு மாற்றிவிட்டார்கள். என் பெற்றோர் என்னை
மிரட்டவில்லை என் மூத்த சகோதரனும் மூத்த சகோதரியும் தான்.

எல்லோருக்கும் பயந்துகொண்டு இடது கையில் சாப்பிடுவதை நிறுத்திவிட்டு வலது
கையில் சாப்பிட ஆரம்பித்துவிட்டேன். எழுதுவதும் வலது கையில் தான். ஆனால் சில
விளையாட்டுக்களை வலது கையிலும் சில விளையாட்டுக்களை இடது கையிலும் விளையா-
டினேன், அதற்குள் சில பழக்கங்கள் இடது கையில் ஏற்பட்டுவிட்டு இருந்தது

நல்லவேளையாக நான் பள்ளியில் சேருவதற்கு முன்பே இது நடந்துவிட்டு இருக்கிறது. அப்படியே விட்டுவிட்டு இருந்தால் நானே வலது கையில் சாப்பிட ஆரம்பித்து இருப்பேன். அப்போது தெரிந்திருக்கும் நான் முழுதுவதுமாக இடது கைப்பழக்கம் உள்ளவனா இல்லையா என்று. குழந்தைகளை அவர்கள் போக்கில் விடவேண்டும்

குழப்பமாக இருந்தால் தகுந்த அனுபவமுள்ள மருத்துவர்களின் ஆலோசனையைப் பெற-வேண்டும். மருத்துவர்கள் இந்த மாதிரி சிறுவர்களை எப்படி/என்ன செய்யலாம் என்பதை தங்கள் அனுபவத்தின் மூலமாகவும், தாங்கள் கற்றதின் மூலமாகவும் அல்லது ஆராய்ச்சிக் கட்டுரைகளை பார்த்தும் நமக்கு அறிவுரை வழங்குவார்கள்.

சாப்பிடுவதும் எழுதுவதும் வலது கையில் ஆனால் என் விருப்ப விளையாட்டான கோலிக்குண்டு விளையாடுவது இடது கையில். எல்லோரும் நினைவிருக்கும் காசை சுண்டி விட்டு உடனே எதிரில் இருக்கும் ஆள் கண் இமைக்கும் நேரத்திற்குள் காசை உள்ளங்-கையால் மறைத்து பூவா தலையை என்று விளையாடுவது. இதை என்னால் இன்றும் கூட வலது கையால் செய்ய இயலாது இடது கையால் தான் முடியும். பெரும்பாலான சமயங்க-ளில் எனக்கு எது வேண்டுமோ பூ என்றால் பூ தலை என்றால் தலை விழ வைப்பேன். இது வலது கையால் இயலாதது.

சட்டென்று கோபப்படும்போது இடது கையால் தான் யாரையாவது அறைவேன். பந்து விளையாடும் பொது இடது மற்றும் வலது கை என்று மாற்றி மாற்றி விளையாடுவேன். ஏழு கற்களை அடுக்கிவைத்து பந்தால் (Lagori) அடிப்பது, கிரிக்கெட்டில் பந்து வீசுவது வலது கை. பம்பரக் கயிறை வலது கையால் தான் சுற்ற முடியும், இப்படி நிறையக் குழப்பங்கள்.

இடது கையோ வலது கையோ எந்தப் பழக்கமாக இருந்தால் என்ன அதனால் உயர்வும் இல்லை தாழ்வும் இல்லை. குழந்தைகளை அவர்கள் போக்கில் வளரவிடவேண்டும்.

ஒழுக்கம் விழுப்பந் தரலான் ஒழுக்கம்
உயிரினும் ஓம்பப் படும். - குறள் 131
மு. வரதராசனார் உரை :
ஒழுக்கமே எல்லார்க்கும் மேன்மையைத் தருவதாக இருப்பதால்,
அந்த ஒழுக்கமே உயிரை விடச் சிறந்ததாகப் போற்றப்படும்.

5

படுக்கையில் சிறுநீர் கழித்தல் *(Bedwetting)*

தூங்குக தூங்கிச் செயற்பால தூங்கற்க

தூங்காது செய்யும் வினை. - குறள் 672

மு. வரதராசனார் உரை :

காலந்தாழ்த்தி செய்யத் தக்கவற்றைக் காலந்தாழ்ந்தே செய்ய வேண்டும், காலந்தாழ்த்தாமல் விரைந்து செய்யவேண்டிய செயல்களைச் செய்ய காலந்தாழ்த்தக் கூடாது.

இப்போது நமக்குக் கடுமையான வயிற்று வலி என்றால் நாம் என்ன செய்வோம்? ஒரு விநாடியாவது யோசிப்போம் ஏன் இப்போது தலைவலி வந்தது என்று, பிறகு தலைவலி போகிறதா என்று சற்று நேரம் பாப்போம் போகவில்லை என்றால் காபியோ/டியோ/சுக்கு காபியோ எதையாவது குடித்துப் பழகியவர்கள் ஏதாவது ஒன்றைக் குடித்துப் பார்ப்பார்கள், நம்மில் பலரும் அப்படியே செய்வோம். பலர் தலைவலி என்றவுடன் வீட்டில் தயாராக வைத்திருக்கும் மாத்திரையைப் போட்டு சரிப்படுத்திக் கொள்வார்கள். விவரம் தெரிந்தவர்கள் மாத்திரையைப் போடாமல் என்ன காரணத்துக்காக தலைவலி வந்தது என்று ஆராய்ந்து பார்ப்பார்கள். அவர்களால் தாங்க முடிந்தவரை பார்ப்பார்கள். பொதுவாக தலைவலி சிறிது நேரத்தில் போய்விடும்.

நீண்ட நேரம் தலைவலி இருந்தால் மருத்துவரைப் பார்த்து விவரத்தைக் கூறினால் அவர் சோதித்துப் பார்த்துவிட்டு அவருக்குத் தெரிந்ததைச் சொல்லி மருந்தோ மாத்திரையோ கொடுப்பார், இப்படி நடந்தது எல்லாம் ஐம்பது ஆண்டுகளுக்கு முன்பு அதாவது மருந்து கடைகள் வருவதற்கு முன் (மருத்துவரே வண்ண வண்ண மருந்துகளை மருத்துவ உதவி-யாளர் (Compounder) மூலமாக கொடுப்பார். எனக்கு நன்றாக ஞாபகம் இருக்கிறது. அறுபது வயதுக்கு மேற்பட்டவர்களுக்கு ஞாபகம் இருக்கும்.

நன்றாக யோசித்துப் பாருங்கள் ஒரு தலைவலிக்கே இப்படி என்றால் குறிப்பிட்ட வயதுக்-கும் மேல் ஒரு சிறுவன் படுக்கையில் சிறுநீர் கழிக்கிறான் என்றால் பெற்றோர் என்ன செய்-யவேண்டும்? அதற்குத் தான் சொல்வது

1. கல்வி அறிவு வேண்டும் என்பது.

2. விழிப்புணர்வு வேண்டும்.

3. ஒற்றை வருமானம் போதாது.

4. குறைவான குழந்தைகள் பெறவேண்டும்.

5. விசாலமானப் பார்வை வேண்டும்.

6. கொஞ்சம் மருத்துவ அறிவும் வேண்டும்.

7. கொஞ்சம் சட்ட அறிவும் வேண்டும்.

8. எல்லோருக்கும் காப்பீடு வேண்டும்.

9. மருத்துவ காப்பீடு கட்டாயம் வேண்டும்.

10. ஓய்வுக்குப் பிறகான தேவைக்கு சேர்த்துவைக்கவேண்டும்.

இவைகளில் எவையுமே இல்லாத என் அப்பாவிப் பெற்றோர் என்ன செய்வார்கள் நான் படுக்கையில் சிறுநீர் கழித்தால்? ஏன் இவன் மட்டும் மற்ற குழந்தைகள் மாதிரி இல்லாமல் நான்கு வயதுக்கு மேலும் படுக்கையில் சிறுநீர் கழிக்கிறான் என்று யோசிக்க அவர்களுக்குத் தெரியவில்லை.

என் பெற்றோரை ஒருபோதும் குற்றம் கூற விரும்பியதில்லை நான். அப்போது பெரும்-பான்மையானப் பெற்றோர்கள் அப்படித்தான் இருந்தார்கள். என் சகோதரன் பள்ளியில் இருந்து வரும்போது கால்வலி என்று வந்தவன் மருத்துவமனையில் அனுமதிக்கப்பட்டு இரண்டே நாட்களில் இறந்துவிட்டான், எங்களுக்கு காரணம் தெரியவில்லை, மருத்துவர்க-ளும் விளக்கமளிக்கவில்லை.

இப்படிப்பட்ட நிலையில் வளர்ந்துவிட்ட ஒரு சிறுவன் படுக்கையில் சிறுநீர் கழிப்பதும் அது ஏற்படுத்தும் பின்விளைவுகளையும் பற்றி என் பெற்றோர் அறிந்திருக்க வாய்ப்பில்லை. அவர்களின் அறியாமையின் பலனைத்தான் இப்போது அனுபவித்துக் கொண்டிருக்கிறேன்.

இப்போதெல்லாம் ஒரே தும்மலுக்கு மருத்துவர்களிடம் குழந்தைகளைத் தூக்கிக்கொண்டு ஓடுகிறார்கள் அதுவும் தவறே, பொறுத்துப் பார்த்து முடிவெடுக்க வேண்டும்.

அறிவற்றங் காக்குங் கருவி செறுவார்க்கும்
உள்ளழிக்க லாகா அரண். - குறள் 421

மணக்குடவர் உரை:

ஒருவனுக்குக் குற்றமறைக்குங் கருவியாவது அறிவு: பகைவராலும் உட்புகுந்து அழிக்கலாகா அரணும் அதுதானே. இது தனக்குள்ள குற்றத்தை மறைக்கு மென்றும் பிறரால் வருந்தீமை-யைக் காக்குமென்றும் அறிவினாலாம் பயன் கூறிற்று.

6

குழந்தைப்பருவத்தில் மூலநோய் (*Piles in childhood*)

அமிழ்தினும் ஆற்ற இனிதேதம் மக்கள்

சிறுகை அளாவிய கூழ். - குறள் 64

கலைஞர் மு.கருணாநிதி உரை:

சிறந்த பொருளை அமிழ்தம் எனக் குறிப்பிட்டாலுங்கூடத்
தம்முடைய குழந்தைகளின் பிஞ்சுக்கரத்தால் அளாவப்பட்ட கூழ்
அந்த அமிழ்தத்தைவிடச் சுவையானதாகிவிடுகிறது.

குழந்தைப் பருவத்தில் எனக்கு எந்த வயதில் மூலநோய் ஏற்பட்டது என்று மட்டும் எனக்கு நினைவில் இல்லை. 4 லிருந்து 5 அல்லது 6 வயதுக்குள் இருக்கலாம் என்பது என் யூகம்.

நாங்கள் 5 குடித்தன வீட்டில் இருந்ததால் ஒருவருக்கு ஒருவர் உதவிக்கு உபயோகமாக இருந்தது. ஒரு நாள் மலத்துவாரத்தில் இருந்து சதைப்பகுதி வெளியே தொங்க ஆரம்பித்து- விட்டது எனக்கு. வலியால் நான் அழுதேனா அல்லது புதியதாக வெளியே ஏதோ ஒன்று தொங்குகிறது என்று பயந்தேனா எனக்குத் தெரியவில்லை.

என் தாயார் பக்கத்து வீட்டில் இருப்பவர்களிடம் இதைப்பற்றி சொல்லி இருக்கவேண்டும் அவர்கள் வீட்டில் இருந்து இரண்டு பாட்டிமார்கள் வந்தார்கள் ஒருவர் எனக்கு பச்சை வண்- ணத்தில் ஒரு உருண்டை சாதம் கொடுத்துச் சாப்பிடச் சொன்னார்கள், எனக்கோ குமட்டிக்- கொண்டு வந்தது மட்டும் லேசாக நினைவில் நிழலாடுகிறது. அதைச் சாப்பிட்டேனா இல்- லையா என்பது நினைவில் இல்லை.

இரண்டு வெவ்வேறு சம்பவங்களை இங்கு ஒன்றாக முடிச்சுப் போடுகிறேனா என்றும் எனக்குத் தெரியவில்லை. மூலநோய்க்கு அந்தப் பச்சைவண்ண சாதம் கொடுத்தார்களா அல்லது சற்றேக்குறைய அதே வயதில் வந்த அம்மை நோய்க்கா என்று தெரியவில்லை

குழப்பமாக இருக்கிறது. மற்றொருப் பாட்டித் தன் உள்ளங்கையில் விளக்கெண்ணையோ அல்லது வேறு ஏதாவது எண்ணெயோ ஊற்றி வெளியேத் தொங்கிக்கொண்டு இருந்த சதை-யின் மேல் பூசிவிட்டு தன் உள்ளங்கைகளால் லேசாகத் தட்டித் தட்டி உள்ளே தள்ளினார். உள்ளே சென்றுவிட்டது வெளியே தொங்கிக்கொண்டிருந்த சதைப்பகுதி.

அதன்பிறகு மூலநோய் இருந்த அறிகுறி எனக்கு சுத்தமாக இல்லவே இல்லை. 45 வயதிருக்கலாம் அப்போது தான் மலத்துவார்ப் பிளவு (Fissure) ஏற்பட்டது, மலச்சிக்கலி-னால் நாம் கொடுக்கும் அழுத்தத்தினால் வருவது அது.

வரலாறு திரும்புதல்.

முன் எப்போதோ நம் வாழ்வில் நடந்த சம்பவம் திரும்பவும் நடக்கும் என்பதைத்தான் வரலாறு திரும்புதல் என்றேன். குழந்தைப் பருவத்தில் ஏற்பட்ட மூலநோய் பிறகு ஆசன-வாய்ப் பிளவாக உருவாகி பின்னர் பவுத்திரமாக மாறி வந்திருக்கிறது.

இவ்வளவு மட்டும் தான் ஞாபகம் இருக்கிறது அறுபதை தொட்டுவிட்ட இந்த வயதில். ஒருவேளை வலிப்புநோய்க்கு மாத்திரைகளை எடுக்காமல் இருந்திருந்தால் இன்னும் தெளி-வாக ஞாபகம் இருந்திருக்கலாம் என்று தோன்றுகிறது. என் வயதை ஒத்தவர்கள் தங்களின் 4 வயது குழந்தைப் பருவத்தில் ஏற்பட்ட சம்பவங்களை ஞாபகத்தில் இருந்தால் எனக்குத் தெரிவிக்கவும்.

செய்யாமல் செய்த உதவிக்கு வையகமும்
வானகமும் ஆற்றல் அரிது. - குறள் 101
சாலமன் பாப்பையா விளக்கம்:
ஒருவருக்கு ஒரு நன்மையும் நாம் செய்யாத போதும்,
அவர் நமக்கு உதவினால், அதற்குக் கைம்மாறாக
மண்ணுலகையும் விண்ணுலகயும் கொடுத்தாலும் சமம் ஆகாது.

7

சிறுவயதில் வாயுத்தொல்லை (*Gas Trouble*)

மிகினும் குறையினும் நோய்செய்யும் நூலோர்
வளிமுதலா எண்ணிய மூன்று. - குறள் 941

சாலமன் பாப்பையா உரை :

மருத்துவ நூலோர் சொல்லும் வாதம், பித்தம், சிலேட்டுமம் என்னும் மூன்றும்
ஒருவனின் உணவாலும், செயலாலும் அவற்றுக்கு ஒத்து இல்லாது.
மிகுந்தோ, குறைந்தோ இருந்தால் நோய் உண்டாகும்.

திருவள்ளுவர் எனக்காகவே எழுதியது போல் இருக்கிறது மேலே உள்ள குறள்
சமச்சீர் உணவு மிகவும் முக்கியம் எல்லாப் பருவத்தினருக்கும். குழந்தைப் பருவமானாலும்,
இளம் பருவமானாலும் முதுமையிலும் சரி. குழந்தைப் பருவத்தில் நாம் உண்ணும் உணவே
நம் உடல் அமைப்பைத் தீர்மானம் செய்யும் என்பது என் எண்ணம். ஆனால் என்
உடன் பிறந்தோரும் நான் சாப்பிட்ட உணவைத்தான் சாப்பிட்டார்கள். அவர்கள் எல்லோரும்
ஆரோக்கியமாகவே இருந்தார்கள் தவறான பழக்கங்களுக்கு ஆட்படும் வரை. சகோதரிகள்
இருவரும் ஆரோக்கியமாகவே இருந்தார்கள்.

எடை குறைந்துப் பிறந்த எனக்கு சதைப் பிடிக்கவேயில்லை இன்றுவரை. மற்ற எல்-
லோருக்கும் அவ்வப்போது சதை கூடும் குறையும். என் உயரம் 5.6" நான் 65 கிலோவுக்கு
மேல் என் எடையைப் பார்த்தே இல்லை. (65 கிலோ என்பதுக்கூட செவிலியர் தவறுத-
லாக ஐம்பத்தைந்தை அறுபத்தைந்தாக எழுதி இருக்கலாம் என்றே தோன்றுகிறது.)

நான் என் உடன்பிறந்தவர்களிடம் இருந்து சற்று வித்தியாசப் பட்டேன் சில விஷயங்க-
ளில். என் தாயார் இட்டிலி வியாபாரம் செய்ததால் பெரும்பாலும் காலை உணவு எல்லோ-
ருக்கும் இட்டிலி சட்னி தான். சில நாட்களில் மதியமும் இட்டிலி சட்னி தான். சிறுவய-
திலிருந்தே எனக்குச் செரிமான அமைப்பு பலவீனமானதாக இருந்திருக்கக் கூடும் அல்லது

என் உடன்பிறந்தவர்களிடம் இல்லாத சில ஆரோக்கியமற்றவற்றைத் தின்னும் பழக்கத்தினால் ஏற்பட்டிருக்கக் கூடும். அப்படி என்னப்பழக்கம் என்று கீழே பாப்போம்.

வாயுத் தொல்லையை நான் உணர்ந்த தருணம் எப்போது என்றால் நானும் ஒரு நண்பனும் கோலிக்குண்டு விளையாடிக்கொண்டு இருக்கும்போது தான். அது தான் ஞாபகத்தில் இருக்கிறது. கீழே காற்றுப் பிரியும்போது சத்தம் வந்தது அவன் என்னைக் கேலியாகப் பார்த்தான், எனக்கு அசிங்கமாக இருந்தது அதற்கு ஒரு யோசனை செய்தேன், அவனின் கேலிப்பார்வையிலிருந்து விடுபட திரும்பத்திரும்ப காற்றுப் பிரியவைத்து சத்தம் வரவைத்தேன். அப்போதுதான் நான் வெளியிட்டது வேறு எதோ சத்தம் என்று அவன் நினைத்துக் கொள்வான் என்பது என் நினைப்பு. அதில் நான் வெற்றிப் பெற்றேன் அடுத்தடுத்து நான் இப்படிச் செய்தபோது அவனின் கேலிப்பார்வையிலிருந்து விடுபட்டேன். எனக்குப் பயம் அவன் வேறு நண்பர்களிடம் சொல்லிவிடக்கூடாதே என்று. ஏனென்றால் எல்லோரும் சேர்ந்து எனக்கு ஏதாவது பட்டப்பெயர் வைத்துவிட்டால் என்ன செய்வது என்று.

என் வாயுத்தொல்லைக்கு இதெல்லாம் தான் காரணம்.

1. தின்பண்டம் வாங்கிச் சாப்பிட என் தாயார் கொடுக்கும் 5 காசுக்கு நான் கருப்பு வெல்ல உருண்டை வாங்கிச் சாப்பிடுவேன். கோலிகுண்டை விட சற்றுப் பெரிதாக இருக்கும். 5 காசுக்கு எப்படியும் 6 அல்லது 7 உருண்டை கிடைக்கும் நிறைய வாங்கிச் சாப்பிடுவேன். இது ஒரு காரணமாக இருக்கலாம்.

2. பள்ளிக்கூடத்தின் அருகில் வெள்ளரிக்காய் / விளாங்காய் / மாங்காய் தொட்டுக்கொள்ள உப்பும் மிளகாய்ப்பொடியும் கலந்து கொடுப்பார்கள் இதையும் சாப்பிடுவேன். விளாம்பழத்தில் வெல்லம் கலந்து சாப்பிடுவது.

3. வீட்டில் யாருக்கும் தெரியாமல் கொஞ்சம் புளி, கொஞ்சம் உப்பு, கொஞ்சம் மிளகாய்ப்பொடி இவை மூன்றையும் நன்றாகப் பிசைந்து ஒரு குச்சியில் செருகி சப்பிச் சப்பிச் சாப்பிடுவேன்

4. நான் மட்டும் சோற்றுக்கும் சட்னி போட்டுப் பிணைந்து சாப்பிடுவேன் எனக்கு அது பிடிக்கும் . எனக்குப் பிடிக்காத சாம்பாரோ அல்லது குழம்போ செய்திருந்தால் அவற்றை விட சட்னியே மேல் என்று நான் சாப்பிட்டுவிடுவேன். உயர்நிலைப்பள்ளியில் சேர்ந்தபிறகுக் கூட இப்படி நிறைய முறை சாப்பிட்டு இருக்கிறேன். மதியச் சாப்பாட்டிற்கு பள்ளியில் இருந்து சுமார் ஒன்றரைக் கிலோமீட்டர் நடந்துவந்து சாப்பிட்டுவிட்டு சென்றதால் வாயுத்தொல்லையின் பாதிப்பு தெரியவில்லை.

மேலே குறிப்பிட்ட எல்லாமே வாயுத்தொல்லைக்கு வழிவகுக்கக் கூடியவைகள் தான். வாயுப் பிரச்சினை என்றால் என்ன என்று அறியாத வயதில் சாப்பிட்டவைகள் அவை எல்லாம். எங்கள் வீட்டில் வைக்கும் குழம்பில் புளியும் காரமும் சற்றுத் தூக்கலாகவே இருக்கும். செம்மண் மிளகாய் என்று ஒன்று அதை வாங்கி தூளாக்கி உபயோகிப்பார்கள், இவை எல்லாம் என் உடல் நலனுக்கு கேடு விளைவித்தவைகள்.

என் தாத்தா ஒருவர் சொல்லுவார், காட்டில் கொல்வதுப் புலி வீட்டில் கொல்வதுப் புளி என்று.

கொல்லா நலத்தது நோன்மை பிறர்தீமை
சொல்லா நலத்தது சால்பு. - குறள் 984

சிவயோகி சிவக்குமார் உரை :

அழிக்காமல் நலமுடன் வாழவைப்பதே நோன்பு. அடுத்தவரின் தீயச் செயல்களை சொல்-லாமல் நல்லனவற்றை எடுத்துக் கொள்வதே சால்பு.

• 19 •

8

உச்சந்தலையில் விழுந்த இரும்புக்கம்பி.

ஊறொரால் உற்றபின் ஒல்காமை இவ்விரண்டின்
ஆறென்பர் ஆய்ந்தவர் கோள். - குறள் 662
மு. வரதராசனார் உரை :

இடையூறு வருவதற்கு முன்பே நீக்குதல், வந்த பின் தளராமை ஆகிய இந்த இரண்டினது வழியே வினைத்திட்பம் பற்றி ஆராய்ந்தவரின் கொள்கையாம்.

நோயல்ல, முதல் விபத்து.

எங்கள் ஐந்து குடித்தன வீட்டில் எங்கள் வீட்டிற்கு மட்டும் இரண்டு பக்கம் வாசற்படி. ஒரு சமையலறை மற்றும் ஒரு பெரிய அறை. சமயலறைக்கு உள்ளேயே குளியலறை. வெளியே ஒரு திண்ணை. திண்ணையில் இருவர் தாராளமாகப் படுக்கலாம்.இதற்குள்ளே தான் எங்கள் பத்துப் பேருக்கும் எல்லாமும். மற்ற நான்கு வீடுகளும் எங்கள் வீட்டைவிட சிறியவை. இந்தப் பெரிய வீட்டை வாடகைக்கு பிடித்தது தான் என் தந்தையார் எங்களுக்கு எல்லாம் சேர்த்த பெரிய சொத்து, இரண்டு பக்கமும் செல்லலாம் வரலாம் என்கிற வசதி.

எங்கள் வீட்டுப் பக்கத்தில் ராமர் கோவில். முன் பக்கத்தில் இருந்தும் எங்கள் வீட்டுச் சுவர்மேல் ஏறி ராமர் கோயில் மொட்டை மாடி மீது ஏறலாம் வாசல்வழியாகவும் ஏறலாம். எங்கள் தாயார் வாசல் வழியாக மாங்காய் வற்றல், கஞ்சி வற்றல் ஊற்றுவதற்கு ஏறுவார், அதுதான் அவருக்குப் பாதுகாப்பானது. நாங்கள் எல்லோரும் இரண்டு பக்கமும் ஏறுவோம் இறங்குவோம். நாங்கள் ஏறுவது இரண்டு காரணங்களுக்காக ஒன்று பட்டம் பறக்கவிட மற்-றொன்று கோவிலில் இருக்கும் மரத்திலிருந்து கொய்யா பறிக்க. என் அண்ணன்கள் அடிக்-கடி ஏறி பட்டம் விடும்போது நானும் நூலைச் சுற்றுவதற்கு ஏறுவேன்.

ஒரு நாள் என் சின்ன அண்ணன் மேலே ஏறி கீழே யாரோ நின்றிருந்தவர்களிடம் பேசிக்கொண்டு இருந்திருக்கிறான், எனக்கு வீட்டுக் கூரையின் மீது உட்கார்ந்துகொண்டு இருப்பது யார் என்று தெரியாது, யார் யாரோடு பேசுகிறார்கள் என்றுத் தெரிந்துகொள்ளும் ஆர்வத்தால் வீட்டில் இருந்து தெருப்பக்கம் கீழே வந்து மேலே பார்க்கவும் மேலே இருந்து ஒரு அடி நீளமுள்ள இரும்புக்கம்பி என் உச்சந்தலையில் செங்குத்தாக விழவும் சரியாக

இருந்தது. இரத்தம் ஊற்றுகிறது நானோ வலியில் துடித்து அழுகிறேன், என் மூத்த சகோ-தரி மற்றும் என் தாயார் எல்லோரும் உள்ளே அழைத்துக்கொண்டு போய் காபித் தூளோ மஞ்சளோ எடுத்துவந்து இரத்தம் வரும் இடத்தில் வைத்து அழுத்திப் பிடித்தார்கள். சிறிது நேரத்தில் இரத்தம் வருவது நின்றது.

இன்று அதைப் போல் ஒரு குழந்தைக்கு நிகழ்ந்தால் என்ன நடக்கும்? குழந்தை அழு-கிறதோ இல்லையோ பெற்றோரே அழுது அந்த இடத்தையே போர்க்களம் போல் மாற்றி மருத்துவரிடம் அழைத்துச் சென்று மருத்துவர் வேண்டாம் என்றாலும் கூட தையல் போட்-டுவிடலாமே என்று மருத்துவரையும் குழப்பிவிடுவார்கள்.

எங்கு அடிபட்டாலும் மருத்துவரிடம் அழைத்துச் சென்று காட்டுவதில் தவறு இல்லை முக்கியமாக தலையில் அடிபட்டால் கட்டாயம் மருத்துவரிடம் அழைத்துப் போகத்தான் வேண்டும் மூளையில் அடிபட்டிருக்கிறதா என்று சோதித்துப் பார்க்க.

அன்று விழிப்புணர்வும் இல்லை பணமும் இல்லை, மருத்துவர்களும் (Clinics) இல்லை. எல்லாமே அரசு மருத்துவமனைகளில் தான். எவ்வளவு மாற்றம் 50 ஆண்டுகளில்.

அகழ்வாரைத் தாங்கும் நிலம்போலத் தம்மை
இகழ்வார்ப் பொறுத்தல் தலை. - குறள் 151

திருக்குறளார் வீ. முனிசாமி உரை:

தன்னைத் தோண்டுபவர்களையும் கீழே வீழாமல்
தாங்கிக்கொண்டிருக்கும் நிலத்தினைப் போலத் தம்மை
இகழ்பவர்களையும் பொறுத்துக் கொள்ளுதல் தலையான அறமாகும்.

9

வாலிப வயதில் வாயுத்தொல்லை மற்றும் மலச்சிக்கல்.

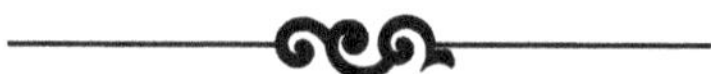

அற்றால் அறவறிந்து உண்க அஃதுடம்பு

பெற்றான் நெடிதுய்க்கும் ஆறு. - குறள் 943

சாலமன் பாப்பையா விளக்கம்:

முன்பு உண்டது சீரணமாகிவிட்டது தெரிந்தால், அடுத்து உண்பதைத் தேவையான அளவு அறிந்து உண்க; அப்படி அளவாக உண்பதே இந்த உடம்பைப் பெற்றவன் அதை நெடுங்-காலம் கொண்டு செல்லும் வழி.

நான் முன்பே கூறியுள்ளேன் சிறுவயதில் எனக்கு ஏற்பட்ட வாயுத்தொல்லையைப்பற்றி. வாயுத்தொல்லைக்கு என்னை மிகவும் பிடித்துப்போய்விட்டது போல் உள்ளது என்னோடு நீக்-கமற நிறைந்துவிட்டது. இப்போது நான் என் வாலிப வயதில் எப்படி என் வாயுத்தொல்லை முற்றியது ஏன் என்று கூற விரும்புகிறேன்.

விளையாடும் பருவம் கடந்து, படிப்பும் முடிந்து என் தந்தையோடு வியாபாரத்திற்கு சைக்கிள் மிதித்ததால் அப்போது வாயுத் தொல்லை பாதிப்பு தெரியவில்லை. வியாபாரத்-திற்குச் செல்வதை நிறுத்திவிட்டு வேலைக்குச் சென்று ஈயத்தினால் ஆன அச்சு எழுத்துக்-களைத் தொட ஆரம்பித்த சிலநாட்களிலேயே வலி அதிகமாகத் தொடங்கியது. வயிற்றுவலி தாங்கமுடியாமல் கை விரல்களால் வயிற்றை உள்ளே அழுத்துவேன். கைகளை எவ்வள-எவுதான் சுத்தம் செய்தாலும் ஒருநாள் இல்லாவிட்டாலும் ஒருநாள் நான் கை கழுவாமல் போண்டா பஜ்ஜியை சாப்பிட்டுவிடுவேன். மாலை 6 மணிக்குமேல் வேலை செய்தால் முத-லாளி டீ வாங்க காசு கொடுப்பார் நான் போண்டா பஜ்ஜி வாங்கிச் சாப்பிடுவேன், மற்ற வேலையாட்களும் இப்படித்தான்.

நான் சாப்பிட்ட எல்லாமே பொதுவாக எல்லோரும் சாப்பிடக்கூடியது தான் அனால் என் உடல் அவற்றை ஏற்க மறுத்தது. ஒரு முறை நான் இப்படி வயிற்றை அழுத்திப் பிடித்துக்கொண்டிருப்பதைப் பார்த்த என் முதலாளி ஏன் வயிற்றை அழுத்திக்கொண்டிருக்கிறாய் என்று கேட்டார் நான் விவரத்தைக் கூறியதும் வாயுத் தொல்லைக்கு ஒரே மருந்து நிறையத்தண்ணீர் அருந்தி சிறுநீர் கழிப்பது தான் என்றார். அன்று முதல் இயன்றவரைத் தண்ணீர் குடிக்க ஆரம்பித்தேன் இன்றுவரைத் தொடர்கிறது. தண்ணீருக்கு அப்படி ஒரு மருத்துவ குணம் இருக்கிறதா என்று கேட்பீர்களேயானால் இல்லை என்று தான் கூறுவேன். பொதுவாக உடலுக்கு தேவையான அளவு தண்ணீர் யாரும் அருந்துவதில்லை, அருந்தினால் ஒருவித குளிர்ச்சி ஏற்படுகிறது வயிற்றிற்கு அதை மறுப்பதற்கில்லை. தண்ணீரினால் வாயுத்தொல்லையோ மலச்சிக்கலோ தீர்க்க முடியாது. உணவு முறை மாற்றத்தைத் தவிர.

ஆபத்பாந்தவனான ஆங்கில மருத்துவத்தால் கண்டிப்பாகச் சரி செய்ய இயலாது. வாயுத்துத்தொல்லைக்கு மருத்துவர்கள் கொடுக்கும் ஒரு திரவத்தினால் உடனே நிவாரணம் கிடைக்குக்கும் ஆனால் நிரந்தரத் தீர்வு கிடைக்காது. ஆரம்ப கட்ட வாயுத்தொல்லைக்கு அந்தத் திரவத்தினால் நிரந்தரத் தீர்வு கிடைக்கும் ஆனால் என்னைப்போன்று பலவருடங்களாக அவதிப்படுபவர்கள் உணவுமுறை மாற்றம் மற்றும் பாரம்பரிய மருத்துவமுறைகளினால் தீர்வாக அமையும்.

ஒரு முறை பத்திரிகை விளம்பரத்தைப் பார்த்து ஒரு சித்த மருத்துவரிடம் மலச்சிக்கலுக்கு தொலைப்பேசி மூலமாக மருந்து வாங்கி சாப்பிட்டேன் அது மலம் இளக்கி. பாதி தேக்கரண்டி தான் சாப்பிடச் சொன்னார் அப்படியே செய்தேன். சாப்பிட்டுவிட்டு வேலைக்குச் செல்வேன் ஒன்று அல்லது இரண்டு மணிநேரத்திற்குள் வயிற்றைக் கலக்கும் உடனே கழித்தாகவேண்டிய சூழ்நிலை வேலை செய்யும் இடம் வீடும் கடையும் ஒன்றாக இருந்தது. வேலை செய்பவர்களுக்கு கழிப்பறைக் கிடையாது பொது கழிப்பறையில் தான் கழிக்கவேணும் அதில் ஒரு சிக்கல் அங்கே மலம் கழிக்க இடம் இல்லை. உணவு இடைவேளை வரை அடக்கிக்கொண்டிருந்தேன் வீடு தொலைவில் இருந்தது வெளியே வந்தவுடன் அக்கம்பக்கத்தில் இருந்தவர்களிடம் விசாரித்து பணம் கொடுத்து மலம் கழிக்கும் இடத்தைத் தேடித்தேடி அலைந்து ஒரு இடத்திற்கு சென்றேன் மிகவும் அசுத்தமான இடம். அந்த அவசர நேரத்தில் அது கிடைத்ததே பெரியவிஷயம். இப்படி மருந்து எடுத்த ஒரு வாரத்திற்குள் சுற்றுவட்டாரத்தில் இருக்கும் எல்லா மலம் கழிக்கும் இடங்களையும் தெரிந்துக்கொண்டேன். இப்படியே ஒரு நாளைக்கு எப்படியும் நான்கைந்துமுறை நடந்தது. ஒரு வாரத்திற்குள் மருந்து எடுப்பதை நிறுத்திவிட்டேன்.

சிறுகுடலில் புண் இருப்பதுத் தெரியாமல் எந்த வைத்தியம் பார்த்தால் தான் என்ன எப்படித் தீர்வு கிடைத்துவிடும். ஒரு பிரச்சினைக்கு ஆங்கில மருத்துவத்தில் 15 நாட்களுக்குள் தீர்வு கிடைக்கவில்லை என்றால் எத்தனை மருத்துவரை மாற்றி மாற்றி மருந்து எடுத்தாலும் மருந்தின் பெயர்தான் மாறி இருக்குமே தவிர நோய்க்கு தீர்வு கிடைக்காது. அப்போது நாம் உண்மையிலேயே படித்துப் பட்டம் பெற்ற பாரம்பரிய மருத்துவரிடம் செல்வது தான் சரி.

எச்சரிக்கை : மருத்துவரை நேரில் சந்திக்காமல் நம் நோயைப் பற்றிய விவரம் கூறாமல் அஞ்சல் / கூரியர் மூலமாக மருந்து வாங்கிச் சாப்பிட்டால் இப்படித்தான் நடக்கும்.

இழத்தொறூஉம் காதலிக்கும் சூதேபோல் துன்பம்
உழத்தொறூஉம் காதற்று உயிர். - குறள் 940

சாலமன் பாப்பையா விளக்கம்:

துன்பத்தை அனுபவிக்கும் போதெல்லாம் இந்த உடம்பின் மேல் உயிருக்குக் காதல் பெரு-
குவது போல, சூதாடிப் பொருளை இழந்து துன்பப்படும் போதெல்லாம் சூதாட்டத்தின் மேல்
ஆசை பெருகும்.

10

அச்சகத்து வேலை, எடை இழப்பு.

பேதைமை என்பதொன்று யாதெனின் ஏதங்கொண்டு
ஊதியம் போக விடல். - குறள் 831

சாலமன் பாப்பையா உரை:

அறியாமை என்பது என்ன என்றால்,

அது ஒருவன் தனக்குத் தீமை தருவதை ஏற்றுக் கொண்டு,

இலாபத்தை விட்டு விடுவதே ஆம்.

எனக்கு அச்சக வேலை என்றால் என்ன? எப்படி அச்சடிக்கிறார்கள்? என்பது எதுவும் எனக்குத் தெரியாது. என் தந்தையோடு வியாபாரத்திற்குச் செல்லமாட்டேன் என்று சொல்-லிவிட்டு வியாபாரத்திற்குச் செல்வதை நிறுத்தியப் பிறகு காலையில் தட்டச்சும், சுருக்-கெழுத்தும் கற்கத் தொடங்கினேன் பகலில் சுருக்கெழுத்து பயிற்சிச் செய்ய ஆரம்பித்தேன். மாலையில் PUC (+2) முதலாமாண்டு சேர்ந்தேன்.

பகலில் நான் சுருக்கெழுத்துப் பயிற்சி செய்துக்கொண்டிருந்தேன், நேரத்திற்கு உணவு கிடைத்து விடுவதால் வீட்டின் கஷ்டத்தை உணராதவனாக இருந்தேன். அதனால் என் தாயார் என்னைத் தவறாக ஒரு வார்த்தைச் சொல்லிவிட்டார் அதன் காரணமாக மறுநாள் வெகுதூரம் சென்று எந்த தொழிற்சாலையிலாவது அல்லது அலுவலகத்திலாவது வேலைக்கு ஆட்கள் தேவை என்ற பலகை தொங்குகிறதா என்று பார்த்தேன். எங்கும் இல்லை. அடுத்து வேறு எங்கும் வேலை தேடவில்லை சிலநாட்களுக்குப் பிறகு என் தாயாரிடம் சித்தி (போட்-டாப்போட்டி சித்தி அல்ல) மகன் ஒருவன் அச்சகத்தில் வேலை செய்கிறானே அவனின் முதலாளியிடம் சென்று சித்தியைக் கேட்கச் சொல் ஏதாவது வேலை இருக்கிறதா என்-றேன். என் சித்தி அந்த அச்சக முதலாளியின் மனைவியிடம் கேட்க அவரின் மனைவி முதலாளியிடம் கேட்டு அவர் வரச்சொன்னதாக சொன்னார்கள் நான் மறுநாளே சென்று வேலையில் சேர்ந்துவிட்டேன். ஒரு மாதமோ அதற்கு மேலோ சம்பளம் கொடுக்கவில்லை (அது வேலை கிடைத்தால் போதும் என்ற காலம். கணினி வந்தபிறகு வேலைக்காரர்கள் கிடைக்கமாட்டார்களா என்கிற நிலைமை வந்துவிட்டது) பிறகு வாரம் ரூ. 20/- கொடுத்-

தார் நான் இரண்டாவது வருடத்தில் கடைசியாக வேலையை விடும்போது வாரம் ரூ.95/- கொடுத்தார்.

பத்தொன்பது அல்லது 20 வயதில் நான் அச்சகத்தில் வேலைக்குச் சேர்ந்திருப்பேன், அச்சகத்தில் எனக்கு அசச்சுக்கோர்க்கும் வேலை. எழுத்துக்கள் எல்லாம் ஈயத்தில் ஆனவை, ஆரமபத்தில் வேலை மிகவும் பிடித்திருந்தது. முதலில் புத்தக பைண்டிங் பிரிவில் இருந்தேன் கை கறுப்பாகாது. பைண்டிங்கில் வேலை குறைவாக இருந்ததால் முதலாளி என்னை அச்சுக் கோர்க்கும் வேலையை கற்கச் சொன்னார். எனக்கு மிகவும் சந்தோஷமாக இருந்தது அது சற்று நுணுக்கமான வேலை. ஆனால் போகப்போக அது பிடிக்கவில்லை காரணம் குளித்து கைகளை மிகவும் சுத்தமாக வைத்துக்கொண்டு வந்து அச்சுக் கோர்க்- கத் தொடங்கிய ஐந்தாவது நிமிடம் கையெல்லாம் கறுப்பாகிவிடும். வேறு வழி என் தலை எழுத்து அதுதான் என்று முடிவாகி இருந்தது.

இந்த அச்சுக் கோர்க்கும் வேலை செய்தவர்கள் பெரும்பாலும் இளைத்தே காணப்பட்- டார்கள். விதிவிலக்குகள் இருக்கலாம். காரணம் ஈய நச்சாக (Lead poisoning) இருக்கும் என்று நான் நினைக்கிறேன். நான் பார்த்தவர்கள் பெரும்பாலானவர்கள் மிகவும் இளைத்து நோஞ்சான்கள் போல் காட்சி அளித்தார்கள். என் நிலைமையும் அதே தான். குறைந்தபட்- சம் 15 ஆண்டுகள் நான் அந்த வேலை (சொந்தமாக அச்சகம் ஆரம்பித்தப்பிறகும் சேர்த்து) செய்து இருக்கலாம். எந்த மருத்துவரும் என்னை நீ என்ன வேலை செய்கிறாய் என்று கேட்டதும் இல்லை நானும் சொன்னது இல்லை. இப்போது எனக்கு வைத்தியம் பார்க்கும் நரம்பியல் நிபுணர் மட்டும் கேட்டார் என்னை ஞாபகம் வைத்துக் கொள்வதற்காக தான் ஏதும் ஆராய்ச்சிக்காக அல்ல.

முதலிலேயே என்னுடைய எடை குறைவு, அச்சகத் தொழிலுக்கு வந்தப்பிறகு முதல் கோணல் முற்றிலும் கோணல் என்பது போல் ஆகிவிட்டது என் உடல்நிலை. உடல் எடை சற்றும் கூடவில்லை. என் நோய்களின் எண்ணிக்கையைப் பாருங்கள் உங்களுக்குத் தெரி- யும்.

பீலிபெய் சாகாடும் அச்சிறும் அப்பண்டஞ்
சால மிகுத்துப் பெயின். - குறள் 475

மு. வரதராசனார் உரை :
மயிலிறகு ஏற்றிய வண்டியே ஆனாலும் ,
அந்த பண்டமும் (அளவோடு ஏற்றாமல்)
அளவு கடந்து மிகுதியாக ஏற்றினால் அச்சு முறியும்.

11

1982-இல் முதல் வலிப்புநோய்த் தாக்குதல். (*Epilepsy - Fits*)

இதனை இதனால் இவன்முடிக்கும் என்றாய்ந்து
அதனை அவன்கண் விடல். - குறள் 517

கலைஞர் மு.கருணாநிதி உரை:

ஒரு காரியத்தை ஒருவர் எப்படி செய்து முடிப்பார் என்பதை ஆராய்ந்து பார்த்து,
அதற்குப் பிறகு அந்தக் காரியத்தை அவரிடம் ஒப்படைக்க வேண்டும்.

1982ஆம் வருடம், அச்சகத்தில் வேலைக்குச் சேர்ந்து ஒரு வருடம் ஆகி இருக்கலாம்.
ஒருநாள் மதிய உணவுக்காக வீட்டிற்கு வந்தேன், வீட்டில் தயிர் சாதம் இருந்தது சாப்பிட்டு-
விட்டு கை கழுவ எழுந்தேன், தண்ணீர் காயவைக்கும் பாய்லர் குழாயைத் திறந்தேன் பிறகு
நடந்தது எதுவும் எனக்குத் தெரியாது 2 அல்லது 3 மணி நேரத்திற்குப் பிறகு மருத்து-
வமனையில்தான் கண் திறந்துப் பார்த்தேன். பிறகுதான் தெரிந்தது எனக்கு வலிப்பு நோய்
(கால்+கை=காக்காய் வலிப்பு) வந்தது என்று.

எனக்கு வலிப்பு வந்து மயக்கமடைந்த உடனே என் தாயார் நான் இறந்துவிட்டதாக
நினைத்து ஒப்பாரிவைத்து அழ ஆரம்பித்துவிட்டார்களாம். என் தாயாரின் அழுகைச் சத்-
தத்தைக் கேட்ட அக்கம்பக்கத்து வீட்டில் இருப்பவர்கள் எல்லாம் ஓடி வந்திருக்கின்றனர்
அவர்களில் யாரோ ஒருவர் ஆட்டோ பிடித்துவந்து என்னைத் தூக்கிபோட்டு அரசு மருத்-
துவமனைக்கு அனுப்பிவைத்திருக்கிறார்கள். அங்கு எனக்கு வலிப்பு நோய்க்கான முதலுதவி
சிகிச்சை அளித்து என்னை காப்பாற்றினார்கள்.

வலிப்புவந்தபோது வாயில் நுரைத்தள்ளி கைகால்கள் வெட்டி வெட்டி இழுத்ததால் இடது
கைக்கும் கழுத்துப்பகுதிக்கும் இடையில் எதோ பாதிப்பு ஏற்பட்டு பலவருடங்கள் படுத்து
எழும்போது இடதுபக்கம் திரும்பி எழுவது மிகவும் கடினமாக இருந்தது. இடதுபக்கமாக
திரும்பிபடுக்கவே இல்லை பலவருடங்கள். இடதுக்கையை தலைக்கு வைத்துப் படுக்க பயந்து

ஒரு பக்கமாகவே பல வருடங்கள் படுத்திருந்தேன். தயிர் சாதம் சாப்பிட்டவுடன் வலிப்பு வந்ததால் தயிர் சாப்பிட்டால் மறுபடியும் வலிப்பு வந்துவிடுமோ என்ற பயத்தில் பலவருடங்கள் தயிர் சோறு சாப்பிடவே இல்லை, எவ்வளவு குழப்பங்கள் பாருங்கள்.

முதலுதவி அளித்த அரசு மருத்துவர்கள் என்னை நரம்பியல் மருத்துவமனைக்குச் சென்று மேல்சிகிச்சை எடுத்துக்கொள்ளுமாறு அறிவுறுத்தினார்கள். (போகாமல் இருந்தி-ருந்தால் நன்றாக இருந்திருக்கும் என்று இப்போது நினைக்கிறேன் காரணம் என் சித்தியின் மகள் ஒருத்திக்கு வலிப்பு வந்து சில வருடங்கள் மருந்து எடுத்துவிட்டு மருத்துவர் ஆலோ-சனை இன்றி நிறுத்திவிட்டாள் அவளுக்கு வலிப்பு வரவே இல்லை மறுபடியும்).

நேராக வளர்ந்த மரம்தான் முதலில் வெட்டப்படும் என்பதற்கு நான் உதாரணம். அரசு மருத்துவர்கள் கூறியவாறே நான் நரம்பியல் மருத்துவமனைக்குச் சென்றேன் அங்கு திருவிழா போன்ற பெருங்கூட்டம், என்னைப்போன்ற நோயாளிகளை அழைத்துக் கொண்டு உற்றார் உறவினர் வந்திருந்தனர். டோக்கன் கொடுத்து உட்காரவைத்துவிடுவார்கள். எப்போது நம் எண் வருமென்றுத் தெரியாது. காலையில் சென்றால் 2 மணி அல்லது 3 மணிகூட ஆகும் நாம் எவ்வளவு சீக்கிரம் அங்கு இருக்கிறோம் என்பதைப்பொறுத்தது அது.

பெரிய மருத்துவர்கள் அங்கு இருப்பார்கள் அனால் முதுநிலைப் (Post graduate students) படிக்கும் மருத்துவர்கள் தான் நம்மைச் சோதித்து கேள்விகள் கேட்டு விவ-ரங்களை எழுதி பெரிய மருத்துவர்களிடம் (SeniorDoctors/Professors) கொடுப்பார்கள் அவர்கள் மாத்திரைகளை எழுதி மருத்துவ மாணவர்களிடம் கொடுத்து நோயாளிகளிடம் அதைக்கொடுத்து எப்படி எடுக்கவேண்டும் மறுபடியும் எப்போது வரவேண்டும் என்ற விவ-ரங்களை கூறி அனுப்புவார்கள். முதல்முறை பெரிய மருத்துவர்களும் நம்மைச் சோதித்து அல்லது நோய் பற்றிய விவரங்களை கேட்பார்கள். அடுத்தடுத்து நம்முடைய பழைய பதிவு-களைப் பார்த்து மருத்துவ மாணவர்களே அடுத்து என்ன செய்யவேண்டும் என்று சொல்லி அனுப்புவார்கள். அங்கு வரும் கூட்டத்தைச் சோதித்துப் பார்க்கும் அளவுக்குப் பெரிய மருத்-துவர்கள் எண்ணிக்கை போதாது. அதே நேரம் மருத்துவ மாணவர்களின் எண்ணிக்கை மிக-வும் அதிகமாகவே இருந்தது.

முதல்முறை நான் சென்றபோது 5 வருடம் மருந்து தொடர்ந்து எடுக்கவேண்டும் எக்கா-ரணத்தைக் கொண்டும் இடையில் நிறுத்தக் கூடாது என்றார்கள். 5 வருடம் கழித்து நிறுத்-தலாம் என்றார்கள். நானும் ஒழுங்காக 5 வருடம் மாத்திரைகளை எடுத்துவிட்டு 5 வருடம் எடுத்தால் போதும் என்று மருத்துவர்கள் கூறினார்களே என்று மாத்திரை எடுப்பதை நிறுத்-திவிட்டேன்.

ஒரு பத்து நாள் ஆகி இருக்கும் அதே மாதிரி மதிய நேரம் வீட்டில் இருந்தபோது அதே மாதிரி வலிப்புநோய் தாக்கியது. இரண்டாவது தாக்கியதும் மதியம் சாப்பிட்டப்பிறகுதான். இரண்டாவது தாக்குதல் எப்படி நடந்தது யார் யார் இருந்தார்கள் என்ற விவரம் எதுவும் ஞாபகம் இல்லை. இப்போது என்னை நேராக நரம்பியல் மருத்துவமனைக்கே அழைத்துச் சென்றார்கள்,

மருத்துவமனை சுமார் 10 கிமீ. தூரம் இருக்கும் ஆட்டோவில் அங்கு பொய் சேர்வதற்-குள் கண் விழித்துவிட்டேன் கைகால்கள் வெலவெலத்துப் போய் இருந்தன ஆட்டோவில் இருந்து இறங்குவதற்கு அடுத்தவர் உதவித் தேவைப்பட்டது இறங்கிய உடனே வாந்தி எடுக்-

கவேண்டும் போல் தோன்றியது.

அரை மயக்கத்திலேயே வாந்தி எடுக்கவேண்டும் என்றேன், நான் நின்ற இடத்திலேயே வாந்தி எடுக்கச் சொன்னார்கள் அந்த இடம் தூய்மையாக இருந்தது நோயாளிகள் எல்லோரும் நடமாடும் இடம் ஆதலால் மறைவான பகுதியைத் தேடி வாந்தி எடுத்தேன் அதன் பிறகுதான் ஓரளவுக்குத் தெளிவு வந்தது. பக்கத்தில் என் அண்ணி இருந்தார். இரண்டாவது தாக்குதலின் பொது எனக்குத் திருமணம் ஆகிவிட்டிருந்தது (எனக்கு வலிப்புநோய் இருப்பது அவர்கள் வீட்டில் உள்ளவர்களுக்குத் தெரியும், உறவினர்கள்) என் மனைவி என்னோடு ஆட்டோவில் வந்தாளா இல்லையா என்று ஞாபகம் இல்லை. என் அண்ணி மட்டும் வந்திருக்க வாய்ப்பில்லை.

மருத்துவ மாணவர்கள் என்னை மீண்டும் 5 வருடம் மாத்திரை எடுக்கச் சொன்னார்கள். மறுபடியும் 3-வது முறையும் நடந்தது. வீடு மாறி இருந்தோம் வீட்டின் முற்றத்தில் சம்பவம் நடந்தது, எவ்வளவு நேரம் மயக்கத்தில் இருந்தேன் என்று நினைவில்லை. கண் விழித்தபோது எதிரில் என் தாயார் அழுத்துக்கொண்டிருந்தார், பக்கத்தில் என் மனைவி அழுத்துக்கொண்டிருந்தாள். கண்ணுக்கு எதிரே என் தாயார், அவரைக்காட்டி யார் அது என்றேன் உடனே என் மனைவி அம்மாங்க என்றாள் அம்மாவா என்றேன்,

அவர்கள் அழுவது எனக்குப் பயத்தை உண்டாக்கியது அவர்களை வெளியே போகச் சொல் என்று எதோ சைகை செய்தேன் எல்லோரும் என் தாயாரை அங்கிருந்து விலகிப் போகச் சொன்னார்கள். எனக்கும் எல்லோருக்கும் என் தாயார் அழுவதை பார்த்து பயந்து மறுபடியும் வலிப்பு வந்துவிட்டால் என்ன செய்வது என்று.

4-வது முறை வலிப்பு வந்தது என்று நான் நினைக்கிறேன் ஆனால் எப்போது எங்கு நடந்தது என்னால் உறுதியாகச் சொல்ல இயலவில்லை. துளியும் ஞாபகம் இல்லை. ஞாபகத்திறன் குறைவு வயதின் காரணமாகவும் அல்லது மாத்திரைகளின் பக்கவிளைவாகவும் இருக்கலாம், மாத்திரை எடுக்கத் தொடங்கி 40 ஆண்டுகள் ஆகி விட்டன.

வலிப்பு வருவதைப் போன்ற நிலை, உடனே மாத்திரை எடுத்து வலிப்பு வராமல் தடுத்துவிட்டேன் பலமுறை, ஒருமுறை ஒரு குறிப்பிட்ட பழத்தை இரவு உணவாக சற்று அதிகமாக எடுத்தபோது உடல் குளிர்ச்சி அடைந்ததைப் போல் தோன்றியது கண்விழித்து கண்மூடுவதற்குள் வலிப்பு வந்துவிட்டதைப் போல் தோன்றியது உடனே என் மகனை சத்தம் போட்டு அழைக்கிறேன் அவன் வருவதற்குள் நானே ஓடிப்போய் மாத்திரையை எடுத்து வாயில் போட்டுத் தண்ணீர் ஊற்றுகிறேன் சற்று நேரத்தில் நிலைமை கட்டுக்குள் வந்தது.

வயிற்று புண்ணுக்கு சுயமாக இயற்கை வைத்தியம் மற்றும் ஹோமியோபதி மருத்துவம் பார்த்தேன். ஹோமியோபதி மருத்துவர் படித்துப் பட்டம் பெற்ற மருத்துவர் அல்ல, ஒரு தொழிற்சாலையில் வேலைப்பார்த்துக் கொண்டே எப்படியோ ஹோமியோபதி மருத்துவம் கற்றுக் கொண்டு தொழிற்சாலையில் இருந்து ஓய்வு பெற்றப் பிறகு மருத்துவம் பார்த்து வந்தார்.

அவரிடம் என்னைப்பற்றிய முழு விவரங்களை கூறி இருந்தேன். அவரிடம் வயிற்று புண்ணுக்கு மருந்து எடுத்த சில மாதங்களுக்குப் பிறகு உங்கள் மருத்துவத்தில் வலிப்புநோய்க்கு மருந்து இருந்தால் கொடுக்கவும் என்றேன் அவரும் கொடுக்கத் தொடங்கினார் ஒரு சில மாதங்கள் கழித்து ஆங்கில மருந்தை நிறுத்தச் சொல்லிவிட்டு ஹோமியோபதியைத்

தொடரச் சொல்லி எப்போதாவது வலிப்பு வருவது மாதிரி அறிகுறிகள் ஏற்பட்டால் உடனே ஆங்கில மருந்தை எடுத்துக் கொள்ளச் சொன்னார்.

10 லிருந்து 15 நாட்கள் வரை ஆங்கில மருந்து எடுக்காமல் இருந்துவந்தேன் எதுவும் நடக்கவில்லை. வலிப்பு வருவதற்கு ஒரு சில வினாடிகளுக்கு முன் எனக்கு ஒரு அறிகுறி தோன்றும் அன்றும் தோன்றியது உடனே நான் ஆங்கில மருந்தை எடுக்காமல் ஹோமி-யோபதி மருத்துவருக்கு போன் செய்து என்ன செய்யலாம் என்று கேட்டேன் ஆங்கில மருந்தை எடுத்துக் கொள்ளச் சொன்னார். எனக்கோ இத்தனை நாட்கள் மருந்து இல்லா-மல் இருந்தோம் இன்னும் சிலநாட்கள் முயற்சி செய்துப் பார்க்கலாம் என்றுத் தோன்றியது ஆனால் முதன்முதலில் ஏற்பட்ட சம்பவங்கள் ஞாபகத்திற்கு வந்து பயமுறுத்தியது அதனால் ஆங்கில மருந்தை எடுத்துக்கொண்டேன். இன்றுவரைத் தொடர்கிறது.

நடுவில் ஒரிரு முறை மருந்தை எடுக்க மறந்துவிட்டிருக்கிறேன், மாத்திரைகளின் எண்-ணிக்கையைப் பார்ப்பேன் உடனே புரிந்துவிடும் முதல்நாள் காலையிலோ இரவோ எடுக்க-வில்லை என்று. இத்தனை வருடங்களில் 4 அல்லது 5 முறை தான் எடுக்காமல் இருந்-திருப்பேன். இப்போதெல்லாம் ஒருநாள் கூட மருந்து எடுக்காமல் இருக்க முடியவில்லை உடனே மூளையில் இருந்து சமிக்ஞை வந்து விடுகிறது மாத்திரை எடுக்கவில்லை என்று.

இப்போதெல்லாம் கணக்கும் வைத்துக் கொள்ள இயலுவதில்லை. சென்ற (ஆகஸ்ட் 2022 முதல் வாரம்) வாரத்தில் ஒருநாள் மாத்திரை எடுத்தேனா இல்லையா என்றுக் குழம்பி விட்டேன் எடுத்தமாதிரியே இருந்தது. ஆனாலும் சிக்கலைத் தவிர்க்க மற்றொரு மாத்தி-ரையை எடுத்துக் கொண்டேன்.

விவரம் அறியாத வயதில் இந்த வியாதியை சுலபமாக தீர்த்துவிடலாம். வயது ஆக ஆக பயம் அதிகமாகிறது, இதற்கு முன் ஏற்பட்ட தாக்குதல்கள் எல்லாம் ஞாபகத்திற்கு வந்துவிடுகின்றன. அதனால் மருந்தை நிறுத்துவது சற்றுக் கடினம் தான் எனக்கு. எனக்கு முதல் வலிப்பு வந்ததே கூட விவரம் தெரிந்த இளைஞனாக இருந்தபோது தான்.

என் இரண்டு குழந்தைகளுக்கும் கூட வலிப்பு வந்தது. அவர்கள் குழந்தைகளாக இருந்-தபோது காய்ச்சல் 103 டிகிரியை தொட்டவுடன் வந்தது. முதலில் என் மகளுக்கு 3 வயதிருக்கும்போது வந்தது. அதே மாதிரி தான் என் மகனுக்கும் வந்தது. என் மகளுக்கு வந்தபோது எந்த மருத்துவரும் நரம்பியல் மருத்துவமனைக்கு அழைத்துச் செல்லச் சொல்ல-வில்லை.

ஆனால் மகனுக்கு வந்தபோது ஒரு குழந்தைகள் நல மருத்துவர் அவனுக்கு வைத்தியம் பார்த்துவிட்டு நரம்பியல் மருத்துவமனைக்கு அழைத்துச் செல்லப் பரிந்துரைச் செய்தார். நானும் மறுநாள் அழைத்துச் செல்லத் தயாராக இருந்தபோது என் மூத்த அண்ணன் (குடி-காரர்) வேண்டாம் அங்கு சென்றால் 5 வருடத்துக்கு மருந்து எழுதி கொடுத்துவிடுவார்கள் அவன் மாத்திரைப் போடத் தொடங்கினால் எப்போதும் சோர்ந்த மாதிரியே இருப்பான் எல்லா குழந்தைகளையும் போல் ஓடி விளையாடமாட்டான் மற்றொரு முறை இதே மாதிரி வலிப்பு வந்தால் பார்க்கலாம் என்றார். அவரால் என் மகன் தப்பினான். இன்று என் மகனுக்கு 30 வயது ஆகிறது.

என் மனதில் ஒரு குற்ற உணர்வு இருந்துக்கொண்டே இருக்கிறது என் குழந்தைகள் இருவரையும் ICSC பாடத்திட்டம் கொண்ட பள்ளியில் சேர்த்துவிட்டேன். என் மகள் தானா-

கவே படித்து 50% க்கு மேல் மதிப்பெண்கள் எடுத்துவிடுவாள்,

என் மகன் பள்ளியின் கரும்பலகையில் ஆசிரியை எழுதுவதைக் கூட சரியாக எழுதிக்கொண்டு வரமாட்டான். எதை எப்படிச் சொல்லிகொடுப்பது என்று புரியாமல் குழம்பிவிடுவேன். குழந்தைகள் என்னிடம் நிறைய அடி வாங்கி இருக்கிறார்கள். நான் எடுக்கும் மாத்திரைகளின் பின்விளைவுகள் என் மகனைப் பாதித்ததா என்றுத் தெரியவில்லை.

பாவம் அவனுக்கு ஏற்ற பள்ளியில் சேர்க்காமல் என் விருப்பத்துக்கு ஏற்றப் பள்ளியில் சேர்த்துவிட்டு சரியாகப் படிக்கவில்லை என்று அவனை அடித்து உதைத்திருக்கிறேன் பலமுறை. பலமுறை அல்ல ஒவ்வொரு தேர்வுக்கு முன்பும், சொல்லிக்கொடுக்க அவர்கள் எழுதியதைத் தேடினால் என் மகனின் நோட்டுப் புத்தகங்களில் பக்கங்கள் காலியாக இருக்கும். இரு குழந்தைகளையும் போட்டு அடிப்பேன் சரியாக வீட்டுப்பாடம் செய்யாமல் இருந்தால்.

என் மனைவிக்கு ஆங்கிலம் தெரியாது, பிள்ளைகளுக்கோ எல்லாமே உயர் ஆங்கில பாடத்திட்டம் தான். என் மனைவியை நீ சொல்லிக்கொடுக்கவேண்டாம் உனக்கு ஆங்கிலம் தெரியாது மாலை 6 மணிக்கு அவர்களோடு உட்கார்ந்து கொள் அவர்கள் விளையாடாமல் படிக்கட்டும் என்று, அதை அவள் செய்யாதபோது அவளையும் அடிப்பேன். என் மகன் எல்லாவற்றிலும் மிகவும் நிதானம், வேகமாக எதையும் செய்யமாட்டான். என் மனைவியும் மிகவும் நிதானம் தான். அவளுடைய குணம் அவனுக்கா அல்லது நான் எடுத்த மாத்திரைகளின் பின்விளைவா என்று எனக்குப் புரியாமலே இருவரும் வளர்ந்து திருமணமும் நடந்துவிட்டது அவர்களுக்கு.

கடைசியாக எனக்கு வலிப்பு வருவதார்கான எல்லா அறிகுறிகளையும் உண்டாக்கியது ஒரு சில மாத்திரைகளை நான் எடுத்தபோது. எனக்கு மலச்சிக்கல் அதிகமாக இருக்கவே இரையகக் குடலியவியல் (Gastroenterologist) மருத்துவரைப் பார்க்கப் போனேன் அவர் எழுதிக்கொடுத்த மாத்திரைகள் தான் எனக்கு வலிப்பு வரும் அளவுக்கு சென்றது நல்லவேளையாக உடனே வலிப்புநோய் மாத்திரையைப் போட்டு வலிப்பு வருவதைத் தவிர்த்தேன்.

மறுநாள் அந்த மருத்துவரிடம் சென்று கூறியதற்கு நான் கொடுத்த மாத்திரைகள் பார்க்கின்ஸன் நோயாளிகளுக்குத்தான் பாதிப்பை ஏற்படுத்தும் என்று ஆங்கிலத்தில் கூறினார், நான் அன்றிருந்த நிலையில் எதுவும் புரியவில்லை. அவர் கொடுத்த மாத்திரைகள் உடனே நிறுத்திவிட்டேன். தசைகள் பலவீனமாக இருப்பதால் அந்த மருந்துகளை எனக்கு எழுதிக் கொடுத்தார். அவர் எழுதிக் கொடுத்த மாத்திரைகளை வாழ்நாள் முழுக்க எடுக்க வேண்டும் என்றார், ஆனால் ஒரு வாரத்திலேயே அது தன் வேலையைக் காட்டியது.

அதன் பிறகுதான் தசைகள் பலவீனம் என்றால் என்ன என்று ஆராய்ச்சிச் செய்தேன். நாம் இத்தனை வருடங்களாகச் சாப்பிட்ட உணவுகளை அதே அளவு இப்போதும் சாப்பிடக் கூடாது என்று முடிவெடுத்து உணவுமுறையை உடனே மாற்றினேன். இப்போது 4 ஆண்டுகளாக எனக்கான நிரந்தர உணவை நிர்ணயம் செய்தேன். எல்லாப்பிரச்சினைகளும் தீர்ந்துவிட்டதா என்றால் இல்லை என்றே கூறுவேன் ஆனால் தைரியமாக இருக்கிறேன் வேறு பிரச்சினைகள் வந்தாலும் சந்திப்பதற்கு.

வலிப்பு வரும்போல் இருந்தது உடனே மாத்திரைப் போட்டேன் வலிப்பு வரவில்லை என்று சொன்னால் எந்த நரம்பியல் நிபுணரும் ஏற்றுக் கொள்ள மாட்டார்கள் என்று

நினைக்கிறேன். வலிப்பு வரவேண்டி இருந்தால் கண்டிப்பாக வந்தே தீரும் என்று அவர்கள் சொல்லக்கூடும். எனக்கு ஏற்பட்டவை அனைத்தும் 99% சதம் வந்துவிட்டதாகவே நான் உணர்கிறேன்.

இன்றுபோல் அன்று தனியார் மருத்துவர்கள் இருந்திருந்தால் இத்தனை ஆண்டுகள் நான் மாத்திரை எடுத்து இருக்கவேண்டி இருந்திருக்காது. இன்று பல நல்ல மருந்து மாத்-திரைகள் வந்துவிட்டன. அப்போதெல்லாம் 5 வருடம் மருந்து எடுத்துவிட்டு பிறகு மருத்-துவரைச் சந்தித்தால் அவர்கள் நம்மிடம் எப்படி மாத்திரையை நிறுத்தவேண்டும் எடுத்துச் சொல்லி வழி நடத்துவார்கள். இப்போது வலிப்பு வந்தவர்கள் வெறும் இரண்டு வருடம் மாத்திரை எடுத்தல் போதுமானது. மருத்துவம் மிகவும் வேகமாக வளர்ந்து வருகிறது.

மற்றொரு விஷயம், அரசு நரம்பியல் மருத்துவமனைக்கு நாம் 3 மாதத்திற்கு ஒருமுறை செல்லவேண்டும். ஒவ்வொரு முறையும் வெவ்வேறு மருத்துவ மாணவர்கள் இருப்பார்கள். நாம் சென்றமுறை யாரைச் சந்தித்தோம் என்று நமக்குத் தெரியாது, புதிய மருத்துவ மாணவர் நம் பழைய பதிவுகளைப் பார்த்துவிட்டு பெரிய மருத்துவரைக் கலந்தாலோசித்துவிட்டு அதே மாத்திரையை தொடரச் சொல்லுவார். நமக்குத் தோன்றும் நாம் வராமலே அந்த மருந்துக-ளைத் தொடர்ந்து இருக்கலாம் என்று. காரணம் ஒருநாள் முழுக்க காத்திருப்பது தான்.

என் வீட்டிற்கும் அச்சகத்திற்கும் அருகில் புதிதாக திறந்திருந்த ஒரு மருத்துவமனையில் ஒரு நரம்பியல் அறுவைச் சிகிச்சை நிபுணர் இருந்தார் அவரிடம் சென்று என் நோயைப் பற்றி விவரங்களைக் கூறினேன் அவர் எனக்கு மருந்து மாத்திரைகள் எழுதிக்கொடுத்தார்.

புதிதாக எனக்கு மருத்துவம் பார்த்த நரம்பியல் அறுவைச் சிகிச்சை நிபுணரிடம் 2 வருடங்களுக்குமேல் வைத்தியம் பார்த்தபிறகு அவரிடம் நோயாளிகள் அதிகமாகத் தொடங்-கினர் அவரோடு அவருக்கு உதவியாக அவருடைய உறவினரோ அல்லது நண்பரோ யார் என்றுத் தெரியவில்லை ஆனால் அவரும் நரம்பியல் மருத்துவம் படித்தவர்தான் இருவரும் சேர்ந்து நோயாளிகளுக்கு வைத்தியம் பார்க்கத் தொடங்கினர்.

ஒரு முறை வழக்கமான சோதனைக்குச் சென்றபோது நரம்பியல் அறுவைச் சிகிச்சை நிபுணர் வேறு நோயாளியிடம் பேசிக்கொண்டிருந்தார் அவருடைய நண்பர் என்னைச் சோதித்துவிட்டு இப்போது எப்படி இருக்கிறது என்று கேட்டார், நான் அடிக்கடி லேசான தலைச் சுற்றல் வருகிறது என்றேன். அவர் என் கழுத்தை லேசாக அசைத்துப் பார்த்துவிட்டு குளிர்காலமாக இருப்பதால் கழுத்து இறுகி தலைசுற்றல் வந்திருக்கலாம் என்றார்.

மேலும் முதன் முதலில் எனக்கு எப்போது வலிப்பு வந்தது பிறகு எத்தனை முறை வந்-தது, கடைசியாக எப்போது வந்தது, கடைசியாக வந்து இத்தனை ஆண்டுகள் ஆன பிற-கும் என் மாத்திரை எடுத்துக் கொண்டிருக்கிறீர்கள் என்று கேட்டார், மாத்திரை எடுப்பதை நிறுத்தினால் வலிப்பு வந்துவிடுகிறது அந்தப் பயத்தினால் தான் தொடர்ந்து எடுத்துவருகி-றேன் என்றேன். அவர் சொல்லி இருக்கலாம் அப்படி உடனே நிறுத்தக் கூடாது கொஞ்சம் கொஞ்சமாக மாத்திரையின் அளவைக் குறைத்து கடைசியில் முழுவதுமாக நிறுத்தவேண்டும் என்று. அப்படி அவர் சொல்லவில்லை. வரட்டும் பிறகுப் பார்க்கலாம், முதலில் நிறுத்திப் பாப்போம் என்றார். அப்போது அவர்கள் இருவரும் சேர்ந்து எப்படி நிறுத்தவேண்டும் என்று விளக்கமாக கூறி இருந்தால் ஒருவேளை நான் அதை முயற்சிசெய்து பார்த்திருக்கலாம்.

ஒரு நாள் நரம்பியல் அறுவைச் சிகிச்சை நிபுணருக்கு என்ன தோன்றியதோ தெரி-யவில்லை என்னை நன்றாகச் சோத்தித்துவிட்டு, தூக்கம் வருவதில்லை, லேசான தலைச் சுற்றல் உள்ளது என்றதற்கு நீங்கள் இதே மருத்துமனையில் உள்ள மனநல வைத்தியரைப் பாருங்கள் என்று அனுப்பிவைத்தார்.

அந்த அனுபவம் வாய்ந்த மனநல மருத்துவர் யோகாவிலும் நிபுணத்துவம் பெற்றவர், நான் 1986-லிருந்து யோகா செய்துவருவதை அறிந்து நான் எந்தெந்த ஆசனங்கள் மற்றும் மூச்சுப் பயிற்சிகள் செய்யவேண்டும் எவையெவை செய்யக்கூடாது என்று சொல்லி அவர் நோயாளிகளுக்கு கொடுப்பதற்காக ஒரு அட்டை தயார் செய்து வைத்திருந்தார் அதில் செய்யவேண்டியவை/செய்யக்கூடாதவை அதில் எனக்கு உண்டானதை டிக் (tick) செய்-துக்கொடுத்தார். அதை இன்றுவரைக் கடைப்பிடித்து வருகிறேன். ஒரு இரண்டு ஆண்டுகள் அவரிடம் ஆலோசனைக்குச் சென்று இருப்பேன். ஒருநாள் அவர் தான் ஐரோப்பாவிற்குச் செல்வதாகவும் தனக்குப் பதில் அதே மருத்துவமனையில் இருந்த மற்றொரு மனநல நிபுணர் பெயரைச் சொல்லி அவரிடம் ஆலோசனைக்கேட்டுக்கொள்ளச் சொன்னார்.

புதிய மனநல மருத்துவரும் புகழ்பெற்ற பல பட்டங்கள் பெற்ற நிபுணர்தான் ஆனால் அவருக்கும் யோகாவுக்கும் தொடர்பு இல்லை. செல்லும்போது எல்லாம் இப்போது எப்படி இருக்கிறது என்று கேட்பார் நாம் என்ன சொல்கிறோமோ அதற்குத் தகுந்தமாதிரி மாத்தி-ரைகளைக் கூட்டி அல்லது குறைத்துக் கொடுப்பார். அவர் அப்படிச் செய்யும்போதெல்லாம் அவரிடம் செல்லாமலே நாமே என் செய்துக்கொள்ளக் கூடாது என்றத் தவறான எண்ணம் தோன்றும். ஆனாலும் அவர் சொல்கிறபடிதான் செய்துவந்தேன்.

தினமும் ஆங்கில நாளேட்டைப் படிக்கும் பழக்கம் உள்ளவன் நான். ஒருநாள் அந்த நாளேட்டில் ஒரு குட்டி (மிகச்சிறிய) விளம்பரம் 2010ல் வந்திருக்கும் என்று நினைக்கிறேன். கால்கை வலிப்பு (Epileptologist) நிபுணர் ஆலோசனை வழங்குவார் தொடர்பு கொள்-ளுங்கள் என்று வந்திருந்தது. கால்கை நிபுணர் இந்த வார்த்தையையே நான் கேட்டதில்லை. எனக்குத் தெரிந்ததெல்லாம் நரம்பியல் நிபுணர் என்ற வார்த்தை தான். மறுநாளே தொடர்பு கொண்டேன், எந்த மருத்துவமனை, எப்போது வரவேண்டும் என்று சொன்னார்கள் சென்-றேன். மருத்துவரைப் பார்த்ததும் மிகவும் நம்பிக்கை வந்தது எனக்கு. மருத்துவமனையோ மிகப் பெரியது அதனால் அவர் போலி மருத்துவர் அல்ல என்று உறுதியானது. இவரும் நரம்பியல் நிபுணர் தான் அனால் அந்தப் படிப்போடு சேர்த்து கால்கை வலிப்பு நோய்க்கான டிப்ளமோ படிப்பும் படித்திருக்கிறார்.

அப்போது தான் அவர் படிப்பு முடித்து வந்திருக்கவேண்டும், எல்லா விவரங்களையும் கேட்டு எழுதிக் கொண்டு மனநல மருத்துவர் கொடுத்த எல்லா மாத்திரைகளையும் உடனே நிறுத்திவிட்டு புதிய மாத்திரைகளை எழுதிக் கொடுத்தார், காலையில் ஒன்றும் இரவு ஒன்-றும் என்று. ஒவ்வொன்றும் 300 mg. இவைகளை தொடர்ந்து எடுக்க வேண்டுமென்-றும் இன்னும் சில மாத்திரைகளை 10 நாட்களுக்கு மற்றும் 1 மாதத்திற்கு என்று எழுதிக் கொடுத்தார். 300 mg மாத்திரைகளை மட்டும் தொடரச் சொன்னார்.

சில வருடங்களுக்குப் பிறகு காலையில் எடுக்கும் 300 mg மட்டும் எடுக்க வேண்டாம் என்று கூறி விட்டு வேறொரு சின்னஞ்சிறிய மாத்திரையை எழுதிக்கொடுத்து எடுக்கச் சொன்னார். இரவிலேயே ஒரு குட்டி மாத்திரையையும் எடுக்கச் சொன்னார் அதையேத்

தொடர்கிறேன். கடுகு சிறுத்தாலும் காரம் குறையாது என்பதைப் போல் தான் அந்தக் குட்டி மாத்திரை.

அன்று நான் பத்திரிகையை வாங்காமலோ அல்லது அந்தக் குட்டி விளம்பரத்தைப் பார்க்காமலோ விட்டிருந்தால் என் நிலைமை என்ன ஆகி இருக்குமோ தெரியவில்லை.

பத்தாண்டுகளுக்குமுன் என் விவரத்தைக் கேட்டவர் ஓரளவுக்கு அப்படியே ஞாபகம் வைத்திருக்கிறார். நரம்பியல் மருத்துவமனை ஒரு அரசு மருத்துவமனை, நோயாளியை அவருடைய பைலை (file) வைத்துக்கொண்டு தான் புதிய மருத்துவ மாணவர்கள் பேசுவார்கள். முதலில் சொன்னதை நாமே மறந்து போய் அடுத்தமுறை மாற்றி சொல்லலாம்.

தனியார் மருத்துவர் அப்படி அல்ல நம்மை பற்றிய விவரங்களை ஓரளவுக்கு ஞாபகம் வைத்திருப்பார். நாம் நம்மைப்பற்றியே தவறான தகவல் கொடுத்தாலும் அவர் புரிந்து கொள்வார் ஏன் தவறான தகவல் தருகிறார் என்று.

நீண்ட நாட்களாக மருந்து மாத்திரைகள் எடுப்பவர்கள் ஞாபக மறதியால் இப்படி தவறான தகவல் தர வாய்ப்பு உள்ளது. அதனால் நான் என்ன செய்கிறேன் என்றால் நான் எந்த நோய்க்கு எந்த மருத்துவரைச் சந்திக்கச் சென்றாலும் எனக்கு என்னென்ன நோய்கள் என்னென்ன மருந்து மாத்திரைகள் எடுத்துக்கொள்கிறேன் எவ்வளவு நாட்களாக எடுத்துக்கொள்கிறேன், எந்த மருந்து மாத்திரைகள் எடுத்தால் எனக்கு ஒவ்வாமை (Allergic) ஏற்படும் என்ற எல்லா விவரத்தையும் சிகப்பு மற்றும் நீல நிறத்தில் எழுதிக்கொண்டுப் போய் கொடுத்துவிடுவேன். அவர்கள் அதைப் படித்துப் பார்த்தால் போதும். பிறகு தற்போது எதற்காக சென்று இருக்கிறேன் (வேறு மருத்துவரைச் சந்தித்தால்) என்று கூறினால் நமக்கு ஏற்புடைய மருந்துகளை அவர் எழுதிக் கொடுப்பார்.

இப்போது எனக்கு வைத்தியம் பார்க்கும் மருத்துவர் என் முகத்தைப் பார்த்தே ஓரளவுக்கு என் ஆரோக்கியத்தைப் புரிந்துகொள்வார்.

முதலில் ஒவ்வொரு குடும்பத்துக்கும் ஒரு குடும்பநல மருத்துவர் இருக்கவேண்டும், பிறகு நல்ல மருத்துவமனை அதில் நல்ல நிபுணர்கள் இருக்கவேண்டும்.

இன்சொலால் ஈரம் அளைஇப் படிறுஇலவாம்
செம்பொருள் கண்டார்வாய்ச் சொல் . – குறள் 91

மு.வரதராசனார் உரை:

ஒருவர் வாயிலிருந்து வரும் சொல் அன்பு கலந்ததாகவும்,
வஞ்சனையற்றதாகவும், வாய்மையுடையதாகவும்
இருப்பின் அதுவே இன்சொல் எனப்படும்.

12

சிறுகுடல் புண் (*Deodenal Ulcer*)

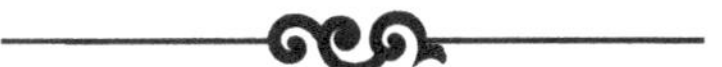

அற்றது அறிந்து கடைப்பிடித்து மாறல்ல
துய்க்க துவரப் பசித்து. - குறள் 944

    மு. வரதராசனார் உரை :

முன் உண்ட உணவு செரித்த தன்மையை அறிந்து
மாறுபாடில்லாத உணவுகளைக் கடைபிடித்து
அவற்றையும் பசித்த பிறகு உண்ண வேண்டும்.

இரண்டு தெருக்களைக் கொண்ட 50 அல்லது 60 குடும்பங்கள் உள்ள குக்கிராமமான எங்கள் கிராமத்தில் என் தாத்தா ஒருவர் இருந்தார் (என் தந்தையின் தாய் மாமா) அவர் வாழ்நாளில் ஒரு வேலையும் பார்த்தது இல்லையாம். வேலைவெட்டி இல்லாததால் வம்பு பேசிக்கொண்டிருப்பார், ராமாயணம் மற்றும் மகாபாரதக் கதாகாலட்சேபம் செய்வாராம் கிரா-மத்தில், சும்மா தான், யாரும் பணம் கொடுக்க மாட்டார்கள். எல்லோரும் ஏழை விவசாயி-கள், 5 கிமீ தூரத்தில் இருக்கும் பெரிய கிராமத்துக்குப் போனால் பிரதான சாலை வரும். அந்த கிராமத்தில் ஒரு விசேஷம் என்னவென்றால் குறைந்த படிப்பறிவுக் கொண்ட கிராமத்-துப் பெரியவர்கள் எல்லோரும் புத்திசாலிகளாக இருந்தார்கள். அந்தக் குக்கிராமத்தில் 2000 வருடப் பழமையான ஈஸ்வரன் கோவில் உள்ளது. எங்கள் மூதாதையரைப் பற்றிய விவரம் எதுவும் யாருக்கும் தெரியாது.

ஏற்கனவே நான் கூறினேனே அந்த குக்கிராமத்துத் தாத்தா கூறுவார் காட்டில் கொல்வ-துப் புலி வீட்டில் கொல்வதுப் புலி என்று. நூற்றுக்கு நூறு உண்மை என்பது என் வாழ்வில் நடந்த சம்பவங்களே சாட்சி.

வெல்லம் சாப்பிடுவது
எளிதில் செரிமானம் (எனக்கு) ஆகாத சட்டினியை அதிகமாக சாப்பிட்டது.
புளி+உப்பு+மிளகாய்த்தூள் மூன்றையும் பிசைந்து உருட்டி குச்சியில் செருகி சப்பிச் சப்பி சாப்பிட்டது.

புளிக்குழம்பை விரும்பி சாம்பார் போல் ஊற்றி சாப்பிட்டது.

விளாம்பழத்தில் மிளகாய்ப்பொடி கலந்துச் சாப்பிட்டது.

சுகாதாரமற்ற (மிக மிக சுகாதாரமற்ற) இடங்களில் கோலிக்குண்டு/பந்து/பம்பரம் விளை-யாடியது, விளையாடிக்கொண்டு இருக்கும்போது தெருவில் விற்கும் பழங்களை/தின்பண்டங்-களை கைகளைக் கழுவாமல் வாங்கிச் சாப்பிடுவது போன்ற செயல்களால் எனக்கு வாயுத்-தொல்லை ஏற்பட்டு பிறகு அது சிறுகுடல் புண்ணாக மாறியது, மிகவும் முற்றிய நிலையில் தான் அதை வயிற்றில் குழாய் விட்டு சோதித்துப் பார்த்த போது (Endoscopy) மூலம் தெரியவந்தது.

ஒரு மருத்துவரிடம் வலி சரியாகவில்லை என்றால் வேறு மருத்துவர் என்று மாற்றி மாற்றி நோயை முற்றவிட்டது, எல்லாம் என் பெற்றோர் மற்றும் என் அறியாமையால் தானே தவிர வேறு என்ன சொல்வது?

எவ்வளவு மருந்து மாத்திரைகளை இந்த வயிறு தாங்கும். மருந்து மாத்திரை எடுத்தால் போதும் சிறுகுடல் புண் ஆறிவிடும் என்று நினைத்து என் உணவுமுறையை மாற்றவில்லை காரணம் எனக்கு இயற்கை மருத்துவம் பற்றிய எந்தப் புரிதலும் கூட அப்போது இல்லை. ஆங்கில மருத்துவர்களைப் பொறுத்தவரை மருந்து கொடுப்பார்கள் சரியாகவில்லை என்றால் வெட்டி எறிந்துவிடுவார்கள். அதுதான் அந்த மருத்துவத்தின் கோட்பாடு, மருத்துவர்களை குறைசொல்வதால் எந்த பிரயோஜனமும் இல்லை.

எந்த ஆங்கில மருத்துவரும் என்னை புளியைக் குறை உப்பைக்குறை இனிப்பைக்குறை என்று எதையும் கூறியதில்லை. ஒரு ஆங்கில மருத்துவரிடம் மட்டும் 2 வருடங்களுக்கு மேல் மாத்திரை வாங்கி சாப்பிட்டு இருப்பேன், அவர் ஒரு நாளும் தண்ணீர் அதிகமாக குடிக்கவேண்டும், பழங்கள் காய்கறிகளை அதிகமாக உணவில் சேர்த்துக் கொள்ள வேண்டும் என்று எதையுமே சொன்னதில்லை.

நான் யோகா கற்கச் சென்றபோது அங்கு இயற்கை மருத்துவர்கள் கூட்டம் நடப்பதாகக் கேள்விப்பட்டு அதில் கலந்துகொண்டபோது தான் எனக்குப் புரிந்தது இயற்கை உணவைக்-கொண்டு நம் நோய்களை நாமே குணப்படுத்திக்கொள்ளலாம் என்று.

அங்கு சில புத்தகங்களையும் வாங்கி வந்தேன் ஆனால் சில பக்கங்களைத் தவிர முழு-மையாகப் படிக்கவில்லை. இந்த விவரம் எல்லாம் தெரிந்தபிறகும் நான் இயற்கை மருத்-துவத்தை உடனே ஆரம்பிக்கவில்லை பல ஆண்டுகள் பல மருத்துவர்களிடம் மருந்து எடுத்து, பலமுறை வாய் வழியாக குழாய்விட்டுப் பார்த்தப்பிறகுதான் இனிமேல் நம் சிறுகுடல் புண்ணை நாமே சரிப்படுத்தலாம் என்று முடிவெடுத்தேன்.

இயற்கை மருத்துவத்தையும் ஹோமியோபதி மருந்தையும் எடுத்து வெற்றி பெற்றேன். வயிற்றுப் புண் இருந்த இடம் மறைந்துவிட்டு இருந்தது, அதை மற்றொரு எண்டோஸ்கோப்பி மூலம் தெரிந்துக்கொண்டேன். ஆனால் புண் இருந்த அடையாளம் இருந்தது. சுமார் ஆறு மாதகாலம், காரம் கிடையாது, புளி கிடையாது, அரை உப்பு தான், மோர் சோறு தான் பிரதான உணவு என்று பத்தியம் இருந்தேன்.

இது நடந்து நீண்ட வருடங்களுக்குப் பிறகு ஒரு சித்த மருத்துவரை வேறு ஒரு நோய்க்கு சந்தித்தபோது அவரிடம் எனக்கு இருந்த சிறுகுடல் புண்ணை இயற்கை வைத்தியம் மற்றும் ஹோமியோபதி மூலம் சரிப்படுத்திக் கொண்டேன் என்று கூறினேன் அதற்கு அவர் உங்கள்

உணவு முறை மற்றும் நீங்கள் எடுத்த மூலிகைகளால் தான் சரியானது என்றார்.

ஆனால் எல்லாவற்றையும் நாமே நம்மை சரிப்படுத்திக்கொள்ள இயலாது. விபத்துக்கள், குழந்தைப் பிறப்பு, மனநோய்கள், வலிப்புநோய் மற்றும் பார்கின்சன் நோய்கள் இவற்றுக்-கெல்லாம் எங்களிடம் மருந்து உண்டு என்று யார் சொன்னாலும் நம்பக்கூடாது, அந்தக் காலத்தில் மருத்துவச்சிகள் தான் மருத்துவம் பார்த்தார்கள் இன்றும் அப்படியே செய்ய முடி-யுமா?

மருத்துவர்களின் அறிவுரை கட்டாயம் தேவை, மருத்துவம் மிகவும் வேகமாக முன்னேறிக் கொண்டிருக்கிறது. சிறப்பான மருத்துவ கண்டுபிடிப்புகள், மருத்துவ உபகரணங்கள் எல்லாம் வந்திருக்கின்றன, வரும் காலங்களில் மேலும் மேலும் மருத்துவம் வளரும் அதையும் உபயோகப்படுத்திக் கொண்டு யோகா இயற்கை மருத்துவமும் செய்துகொண்டால் நோயின்றி வாழலாம்.

மேற்கண்டவற்றை எழுதி 2 மாதங்கள் ஆகிறது இப்போது ஒரு செய்தி வந்திருக்கிறது, கான்பூரில் (IIT Kanpur) செயற்கை இதயம் கண்டுபிடிக்கப்பட்டு இருக்கிறது, இன்னும் இரண்டு வருடங்களில் செயல்பாட்டிற்கு அல்லது சோதனைக்கு வருமென்று சொன்னவர் பிரபல இருதயநோய் நிபுணர் மருத்துவர் தேவி ஷெட்டி. ஆட்கொல்லி நோயான இருதய நோய்க்கு விடை கொடுக்கும் நாள் வெகு விரைவில் எதிர்பார்க்கலாம்.

பருவத்தோடு ஒட்ட ஒழுகல் திருவினைத்
தீராமை ஆர்க்குங் கயிறு. - குறள் 482

கலைஞர் மு.கருணாநிதி உரை:

காலம் உணர்ந்து அதற்கேற்பச் செயல்படுதல், அந்த நற்செயலின் வெற்றியை நழுவவிடாமல் கட்டிப்பிணிக்கும் கயிறாக அமையும்.

13

குடல்வால் அறுவைச் சிகிச்சை (*Appendix Surgery*)

அறிவினால் ஆகுவ துண்டோ பிறிதின்நோய்
தந்நோய்போல் போற்றாக் கடை. - குறள் 315

மணக்குடவர் உரை:

பிறிதோருயிர்க்குஉறும் நோயைத் தனக்கு உறும் நோய்போலக் காவாதவிடத்து, அறிவுடையனாகிய வதனால் ஆகுவதொரு பயன் உண்டாகாது. இஃது அறிவுடையார் செய்யார் என்றது.

எனக்கு இருக்கும் வாயுத்தொல்லை, சிறுகுடல்புண் வலியால் என்னால் எனக்கு வரும் வயிற்றுவலிகளை இனம்காண இயலாது போயிற்று. வாயுத்தொல்லையா, வயிற்றுப்புண்ணின் வலியா அல்லது வேறு ஏதாவது எண்ணெய்ப் பலகாரங்கள் சாப்பிட்டதன் விளைவால் ஏற்பட்ட செரிமானக் கோளாறா என்று ஒன்றும் புரியாது. வாயுத்தொல்லைக்கு என்று இருக்கும் ஒரு திரவத்தை ஒரு மூடி வாயில் ஊற்றிக்கொள்வேன் ஓரளவுக்கு சரியாகும். இப்படியே பலவருடங்கள் ஓடிவிட்டன.

அதே போல் எனக்கு மூளை, காது, மற்றும் மற்றும் கண் பிரச்சினைகளால் எனக்குத் தலைச் சுற்றல் ஏற்பட்டால் என்னால் எதற்காக தலைச் சுற்றுகிறது என்று சொல்லத்தெரியாது இப்போதும் கூட. லேசான தலைச் சுற்றல் அல்லது லேசான மயக்கம் அல்லது தூக்கம் இன்மையால் சோர்வுடன் கூடிய ஒரு மாதிரியான மயக்கமாக இருப்பதைப்போல் தோன்றுவது என்று எதையும் என்னால் விவரமாக மருத்துவர்களிடம் கூற இயலாது.

எங்கள் அச்சகத்திற்கு இரண்டாவது அச்சு இயந்திரம் வாங்கி இருந்தோம் இயந்திரத்தின் பாகங்களை இணைக்க இயந்திரத்தை இயக்கத் தெரிந்த ஒருவரை அழைத்து வந்தோம், சற்று வயதானவர், உடல் வலுவற்றவர், மாலையில் இருந்து இரவுப் பத்துமணிவரை நான் அவருக்கு உதவியாக இருந்தேன். எனக்கு இந்த மாதிரியான வேலைகள் நடக்கும்போது

அதைப் பார்ப்பது பிடிக்கும். இயந்திரத்தை அவர் உயர்த்தச் சொன்னால் உயர்த்துவதும் இறக்கச் சொன்னால் இறக்குவதுமாக இருந்தேன் வயிற்றில் எந்த வலியையும் நான் உணர-வில்லை. இயந்திரத்தை இணைத்துவிட்டு வீட்டிற்கு சென்று உணவருந்திவிட்டு எல்லோரும் படுத்தோம். எனக்கு லேசான வயிற்று வலி ஆரம்பமாகியது, என் மனைவி முதல் பிரச-வத்துக்காக அவளுடையத் தாய் வீட்டிற்குச் சென்றிருந்தாள், என் பெற்றோர் மற்றும் உடன் பிறந்தோர் எல்லோரும் உறங்கிவிட்டனர்.

அன்று நாள் 11-11-1988 இரவு 11.30 இருக்கும் வலி கூடிக்கொண்டே இருந்தது தாங்க முடியவில்லை. எழுந்து உடை அணிந்துக்கொண்டு யாரையும் தொந்தரவு செய்யவேண்டாம் என்று கதவை சத்தம் வராமல் லேசாகத் திறந்து பின் அழுத்தமாக மூடிவிட்டு அரசு மருத்-துவமனைக்குச் சென்றேன். அங்கு அவசரச் சிகிசிச்சைப் பிரிவுக்குச் சென்றால் 10 அல்லது 15 பேர் நின்றிருந்தார்கள். விபத்தில் அடிபட்டவர்களை அழைத்துக் கொண்டு வந்திருந்தார்-கள். மருத்துவர்களால் என்னைக் கவனிக்க நேரமில்லை. அரைமணி நேரத்திற்குப் பிறகு ஒரு பயிற்சி மாணவர் வந்து என்னைச் சோத்தித்துவிட்டு மருந்து மற்றும் மாத்திரைகளை எழுதிக்கொடுத்துவிட்டு வாயுத்தொல்லை தான் மருந்து மாத்திரை எடுத்தாலும் 2 அல்லது 3 மணிநேரம் வலி இருக்கும் பிறகு வலி குறையும் என்றார்.

மருத்துவமனையிலேயே இருந்த மருந்தகத்தில் மருந்து வாங்கிக்கொண்டு வந்து அவற்-றைச் சாப்பிட்டுவிட்டு விட்டுப் படுத்தேன் வலி சற்றும் குறையவில்லை, அதே நிலையில் இருந்தது வலி, நான் மருத்துவமனையில் இருந்துவரும்போது இரவு 1 மணி இருக்கலாம். மருத்துவர் தான் சொல்லி இருக்கிறாரே 2 அல்லது 3 மணிநேரம் வரை வலி இருக்கும் என்று அதனால் நான் வலியைப் பொறுத்துக்கொண்டே படுப்பதும் எழுவதும் வலியால் உடலை வளைப்பதுமாக இருந்தேன். காலையில் தான் எல்லோருக்கும் தெரியும் நான் மருத்-துவமனைக்குச் சென்று வந்த விஷயம்.

12-11-1988 என் தாயார் என்னை அழைத்துக்கொண்டு தனியார் மருத்துவமனைக்குச் சென்றார் அங்கு இருந்த இளம் மருத்துவர் ஒருவர் வயிற்றை நன்றாக அழுத்திப்பார்த்து-விட்டு இது குடல்வால் வலி வாயுத்தொல்லை இல்லை உடனே அறுவைச் சிகிச்சைச் செய்-யவேண்டும் இல்லை என்றால் அது வெடித்து உயிருக்கு ஆபத்து என்றார். அப்போதைக்கு வலி நிவாரணி கொடுத்தார் வலி அப்படியே இருந்தது.

என் தாயாரை அழைத்துக்கொண்டு நான் வீட்டிற்கு வந்துவிட்டேன். வந்து சிறிதுநேரம் வலி குறைகிறதா என்று பார்த்தேன் வலி சற்றும் குறையவில்லை. நாம் அரசு மருத்து-வமனைக்குச் செல்வோம் என்றேன் என் தாயாரோ வேண்டாம் நாம் தனியார் மருத்துவ-மனைக்கே செல்வோம் என்று அழைத்துச் சென்றார். (நான் பிறந்த மற்றும் என் அண்ணன் கால் வலிக்காக அனுமதிக்கப்பட்டு இறந்த அதே மருத்துவமனை தான்).

10.30 மணி இருக்கும் அறுவைச் சிகிச்சை நிபுணர் வந்தார் என்னைச் சோதித்துவிட்டு அறுவைச் சிகிச்சைக்குத் தயார் படுத்துமாறு உதவி மருத்துவர்களிடம் கூறினார். எல்லாம் தயார் ஆகிவிட்டது, எனக்கு உள்ளுரப் பயம் இருந்தாலும் வயிற்று வலியை நினைத்தால் அறுவைச் சிகிகிச்சைக்கு கொடுக்கும் மயக்க மருந்தின் மீது இருந்தப்பயம் குறைவுதான். மணி சுமார் 12 லிருந்து 12.30 இருக்கும் யாரோ என் பெயரைச் சொல்லி அழைத்து மேலே மாட்டி இருக்கும் கடிகாரத்தைக் காட்டி மணி எவ்வளவு பாருங்கள் என்றார் அவ்-

வளவு தான் தெரியும் மயங்கிவிட்டேன். இன்றளவும் புரியாதப் புதிராக இருப்பது எனக்கு என்ன மயக்க மருந்து கொடுத்தார்கள் என்று, ஏனென்றால் எனக்கு ஊசி ஏற்றவில்லை. அதன் பிறகு வார்டில் கொண்டுவந்து போட்டார்கள் 5-வது நாள் மருத்துவமனையை விட்டு வெளியே வந்தேன் வயிற்றுவலி இல்லாமல்.

12-11-1988 அன்று மதியம் 12.48 (12.58? ஞாபகம் இல்லை) மணியளவில் என் மனைவிக்குப் பிரசவம், என் மகள் பிறந்திருக்கிறாள். என் மனைவியை முதலில் ஒரு தனி-யார் மருத்துவமனைக்குத்தான் அழைத்துச் சென்றிருக்கிறார்கள், அங்கு எவ்வளவோ முயற்-சிச் செய்தும் வலி ஏற்படவில்லை மற்றும் வேறு எதோ மருத்துவக்காரணங்களைக் கூறி நீங்கள் அரசு மருத்துவமனைக்கு அழைத்துச் செல்லுங்கள் இங்கு முடியாது என்று சொல்லி அனுப்பி வைத்திருக்கிறார்கள்.

அங்கே என் மனைவி ஒரு நாள் முழுக்கப் போராடி இருக்கிறாள் அதேபோல் நான் இங்கே வயிற்றுவலிக்காக போராடி இருக்கிறேன். எனக்கு இங்கு அறுவைச் சிகிச்சை அங்கே அவளுக்கு நீண்ட போராட்டத்திற்குப் பிறகு என் மகள் பிறந்திருக்கிறாள். தற்செய-லாக நடந்த விந்தை. இரண்டுமே நல்லவிதமாக முடிந்தது.

இன்று அவள் வயது 34 முடிந்து 35ஐ தொடப்போகிறாள். நான் என் படுக்கை அறை-யில் குடல்வால் அறுவைச் சிகிச்சை பற்றிய பாகத்தைத் தட்டுகிச்சுச் செய்துக்கொண்டிருக்-கிறேன் அவளுக்குத் தெரியாது நான் புத்தகம் எழுதிக்கொண்டிருப்பது பற்றி, எதோ செய்-கிறான் என்று தெரியும் என்ன செய்கிறான் என்று தெரியாது. அவள் வீட்டில் இருந்தே தன் அலுவலக (Work From Home) வேலைகளைச் செய்துக்கொண்டிருக்கிறாள். 10 நிமிடத்திற்குமுன் வந்து இரவில் தான் கண்ட கனவை சொல்லிவிட்டுச் சிரித்தாள்.

அவள் கண்ட கனவு : என் மருமகனின் மைத்துனர் விலை உயர்ந்த வெளிநாட்டு மது பாட்டில் வாங்கி வந்தாராம். அந்த பாட்டிலை எடுத்து நான் ஒரு கிளாசில் ஊற்றி ஆப்பிளை கழுவி சாப்பிடுகிறேனாம், என்ன டாடி ஆப்பிளை பிராந்தியில் கழுவுகிறீர்கள் பிராந்தி வீணாகிவிடாதா, என் வீட்டுக்காரர் எழுந்து கேட்டால் நான் என்ன சொல்வது என்று கேட்டாளாம், அதற்கு நான் ஆப்பிளை கழுவிவிட்டு பிராந்தியை நான் குடித்துவிடு-கிறேன் என்றேனாம். இதைச் சொல்லிவிட்டுத் தான் அவள் சிரித்தாள்.

துணைநலம் ஆக்கம் த்ருஉம் வினைநலம்
வேண்டிய எல்லாந் தரும். - குறள் 651
கலைஞர் மு.கருணாநிதி உரை:
ஒருவருக்குக் கிடைக்கும் துணைவர்களால் வலிமை பெருகும்; அவர்களுடன் கூடி ஆற்றிடும் நற்செயல்களால் எல்லா நலன்களும் கிட்டும்.

14

மலத்துவாரத்தில் பிளவு
(*fissure*)

சார்புணர்ந்து சார்பு கெடஒழுகின் மற்றழித்துச்

சார்தரா சார்தரு நோய். - குறள் 359

கலைஞர் மு.கருணாநிதி உரை:

துன்பங்கள் நம்மைச் சாராமல் இருக்க வேண்டுமானால்,

அத்துன்பங்களுக்குக் காரணமானவற்றை உணர்ந்து

அவற்றின் மீதுள்ள பற்றை விலக்கிக் கொள்ள வேண்டும்.

மலம் கழிக்க முடியாமல் அழுத்தம் கொடுத்து மலம் கழிப்பவர்களுக்கு மலத்துவார பிளவு ஏற்படும். நான் பல ஆண்டுகளாக அதையே தான் செய்து வந்தேன். மலத்துவாரம் இருக்-கிறது அல்லவா அது நாம் அதிக அழுத்தம் கொடுக்கும்போது விரிவடைகிறது அப்போது ரத்தக் கசிவு ஏற்பட்டு எரியும் ஆனால் நமக்கு காரணம் புரியாது ஏன் எரிகிறது என்று. நாம் அழுத்தம் கொடுத்து மலம் கழிக்கும் விஷயத்தை மறந்துவிட்டு எரிச்சலுக்கான காரணத்தை தேடுவோம்.

எனக்கும் 15 ஆண்டுகளுக்கு முன்பு மலத்துவாரத்தில் பிளவு (fissure) ஏற்பட்டது, அப்போது அந்த வார்த்தைக்கு என்ன அர்த்தம் என்று கூடத்தெரியாது எனக்கு, மலம் கழிக்கும்போது மிகவும் கடினமாகவும் எரிச்சலாகவும் இருக்கும், என்னவென்று தெரிந்து மருந்து மாத்திரைகள் சாப்பிட்டு சரிசெய்து கொள்ளலாம் என்று மருத்துவரிடம் சென்றபோது தான் அவர் அதைப்பற்றி விளக்கமாகச் சொன்னார்.

நாம் மலம் கழிக்கும்போது மலத்துவாரம் விரிவடைந்து பிளவு ஏற்படுகிறது அதற்குப் பெயர் fissure என்று. ஏதோ மருந்து கொடுத்தார் சரியாகவில்லை. எனக்கோ சந்தேகம் இது புற்றுநோயாக (கேன்சர்) இருக்குமோ என்று. சிலவருடங்களுக்குப் பிறகு ஒரு மருத்-துவமனையில் இலவசமாகப் புற்றுநோய் சோதனை செய்வதாக விளம்பரம் வந்தது. அந்த விளம்பரத்தை எடுத்துக்கொண்டு என் மனைவியையும் அழைத்துக்கொண்டு அந்த மருத்து-வமனைக்குச் சென்றேன்.

அங்கே என் மனைவிக்கு மார்பகப் புற்றுநோய் சோதனையும் எனக்கு மலத்துவார சோதனையும் செய்து இருவருக்கும் புற்றுநோய் எதுவும் இல்லை என்றும் எனக்கு மட்டும் ஒரு களிம்பு பெயர் எழுதிக் கொடுத்து அதை கையுறை அணிந்துக்கொண்டு விரலில் அந்தக்களிம்பைப் பூசிக்கொண்டு மலத்துவாரத்தின் உள்ளே தடவ வேண்டும் என்று சொல்லி அனுப்பிவிட்டார்கள்

நானும் அதை அப்படியே செய்துவந்தேன். ஓரளவுக்கு சுகம் கண்டேன் அந்தக் களிம்பினால். ஆனால் அந்தக்களிம்பினால் நிரந்தரத்தீர்வைப் பெற இயலவில்லை. இது இப்படியே தொடர்ந்தது.

இப்படியே விட்டால் அது பிறகு மூல நோயாகவோ அல்லது பௌத்திரமாகவோ மாறும். எனக்கு சிக்கலான பௌத்திரம் வந்தது.

மலத்துவாரத்தைச் சுற்றி எனக்கு எந்த நோயும் வரக்கூடாது என்று நினைப்பவர்கள் அல்லது ஏற்கனவே நோயால் அவதிப்படுபவர்கள் செய்ய வேண்டியது என்னவென்றால் உண்ணும் உணவில் காரத்தைப் பெருமளவு குறைக்கவேண்டும், மூன்றில் ஒரு பங்காவது காய்கறிகளையும் பழங்களையும் சாப்பிடவேண்டும், தேவைக்கு ஏற்றவாறு தண்ணீரும் அருந்த வேண்டும், வேறு வழியே இல்லை. செய்யத் தவறினால் அறுவைச்சிகிச்சை வரை கொண்டு சென்றுவிடும்.

இடும்பைக்கு இடும்பை படுப்பர் இடும்பைக்கு
இடும்பை படாஅ தவர். - குறள் 623

மு.வரதராசனார் உரை:
துன்பம் வந்த போது அதற்க்காக வருந்திக் கலங்காதவர்
அந்தத் துன்பத்திற்கே துன்பம் உண்டாக்கி அதை வென்று விடுவார்.

15

30 ஆண்டுகள் தூக்கமின்மை (*INSOMNIA*)

கூற்றம் குதித்தலும் கைகூடும் நோற்றலின்

ஆற்றல் தலைப்பட் டவர்க்குல். - குறள் 269

கலைஞர் மு.கருணாநிதி உரை:

எத்தனைத் துன்பங்கள் வரினும் தாங்கிக் குறிக்கோளில் உறுதியாக

நிற்கும் ஆற்றலுடையவர்கள் சாவையும் வென்று வாழ்வார்கள்.

நீங்கள் நினைக்கக் கூடும் ஒரு மனிதனால் 30 வருடம் உறங்காமல் எப்படி இருந்திருக்க முடியும் என்று? உங்களுக்கு மட்டுமில்லை யாரும் நம்ப மாட்டார்கள். யாருமே நம்ப மறுக்கும் உண்மையைத் தான் நான் கூறுகிறேன். உளவியலாளர்களும் (Psychologists) மனநல (Psychiatrists) மருத்துவர்களும் இதை நம்புவது இல்லை. இவன் சற்று மிகைப்படுத்தி கூறுகிறான் என்று அவர்கள் நினைப்பார்கள்.

ஏன் என்றால் ஒரு மனிதனால் எப்படி உணவில்லாமல் உயிர்வாழ முடியாதோ அதே போல்தான் உறக்கமும். உறக்கமில்லாமல் ஒருமனிதனால் வாழ முடியாது என்பார்கள். அப்-படிதான் ஒரு உளவியலாளர் யாராலும் உறக்கமில்லாமல் இருக்க முடியாது, ஒரு மனிதன் 20 நிமிடம் ஆழ்ந்து உறங்கிவிட்டால் அவனால் ஆரோக்கியமாக இருக்கும் மனிதன் போல் இயங்க முடியும், நீங்களும் அப்படி உங்களை அறியாமலே உறங்கி விடுகிறீர்கள் அது உங்-களுக்குத் தெரிவதில்லை என்றார்.

எனக்கு என்னவோ உறங்கிய உணர்வே இருந்ததில்லை. பலநாட்கள் முதல்நாள் இரவு 11 அல்லது 12 மணிக்குப் படுத்து மறுநாள் மதியம் 2 வரை படுத்திருந்திருக்கிறேன் தூக்கம் வந்துவிடுமென்று நினைத்து. அதற்குமேல் தூக்கம் வராமல் எழுந்து குளித்து அச்சகத்திற்குச் சென்று இருக்கிறேன்.

மேலும் உளவியலாளர் கூறியதாவது, நான் (அவர்) ஒரு நாளைக்கு 2 மணி நேரம் முதல் 4 மணிநேரம் தான் உறங்குகிறேன் என்னால் ஆரோக்கியமாக இருக்க முடிகிறது. நீங்களும் உங்களை அறியாமல் சிறிது நேரம் உறங்கிவிடுவீர்கள் அதனால் தான் உங்களால் ஆரோக்கியராயமாக இருக்க முடிகிறது என்றார். ஒரு நாளைக்கு ஒரு மனிதன் 8 மணி-நேரம் உறங்கியே ஆகவேண்டும் என்ற கட்டாயம் இல்லை. 20 நிமிட ஆழ்ந்த நித்திரைப் போதும் என்று ஆராய்ச்சிகள் கூறுகின்றன என்றார். எனக்கு அவர் கூறியதில் திருப்தி ஏற்-படவில்லை.

1987-ஆம் ஆண்டு தான் விளைவை அறியாமலே தூக்கத்தைத் தவிர்க்கும் தவறைச் செய்யத் தொடங்கினேன். இந்த ஆண்டு தான் பத்திரிக்கை விளம்பரம் ஒன்றைப் பார்த்தேன் அதில் மத்திய அரசு நிறுவனம் ஒன்றில் ஒருவார காலம் ஸ்க்ரீன் பிரிண்டிங் பயிற்சி தரப்படும் என்று வந்திருந்தது. அதைப்பார்த்து நானும் விண்ணப்பித்து சேர்ந்தேன். அதுவரை ஸ்க்ரீன் பிரிண்டிங் ஆர்டர் வந்தால் வெளியில் ஸ்க்ரீன் பிரிண்டிங் செய்து வாடிக்கையாளர்களுக்குக் கொடுத்து வந்தோம். அச்சகத்தில் தம்பிகள் இருந்ததால் நான் போய் கற்றுவர முடிவு செய்-தேன். சற்று தொலைவுதான் ஆனாலும் அதைக்கற்றுக் கொள்ளும் ஆர்வத்தின் காரணமாக சென்றேன்.

அங்கு சென்ற பிறகு ஒருவர் நண்பரானார் அவர் சட்டம் பயின்று வருவதாகக் கூறினார். அதைக் கேட்டதும் எனக்கு மிகவும் மகிழ்ச்சியாகிவிட்டது. ஏனென்றால் அது எனக்கு மிக-வும் விருப்பப் பாடம். அதற்கு 2 மூன்று வருடங்களுக்கு முன்பே நான் சட்டம் படிப்பதற்கு விரும்பினேன். அப்போது தான் 5 வருட சட்டப்படிப்பை ஆரம்பித்து இருந்தார்கள். நான் விசாரித்தபோது எந்தக் கல்லூரியிலும் 5 வருடப் படிப்பு வந்திருக்கவில்லை.

அவர் எங்கு படிக்கிறார் என்று கேட்டேன் அவர் கூறிய பதில் என்னை இரட்டிப்பு மகிழ்ச்சிக்கு உள்ளாக்கியது. என் வீட்டில் இருந்து முக்கால் கிமீ. அச்சகத்தில் இருந்து அரைக் கிமீ. தூரத்தில் தான். நான் முதன் முதலில் வேலைக்குச் சேர்ந்த பக்கத்து கட்டிடம் தான் அது. அந்தப் பள்ளியில் தான் என்னை என் தந்தை ஒன்றாம் வகுப்பில் சேர்க்-கச் சென்றபோது ஒரு ஆசிரியை என்னை நேர்காணல் (ஒரு கையால் மறுபுறம் இருக்கும் காதைத் தொடுவது) நடத்தி அதில் நான் தேர்ச்சியும் பெற்று பிறகு என்ன நினைத்தாரோ அந்த ஆசிரியை, உங்கள் வீட்டில் இருக்கும் எல்லா பிள்ளைகளும் இங்கு தான் படிக்க வேண்டுமா வேறு எங்காவது சேர்த்துக் கொள்ளுங்கள் என்று முகத்தில் அடிக்காத குறை-யாக என் தந்தையையும் என்னையும் அனுப்பிவிட்டார். அதே பள்ளியில் படித்த என் 4 (ஒரு சகோதரர் 10 வயதிலேயே இறந்துவிட்டார்) சகோதரர்களும் 10-ஆம் வகுப்பில் தேர்ச்சி பெறவில்லை. நான் அங்கு சென்று 5 வருட சட்டப்படிப்பில் சேர்ந்துவிட்டேன்.

பகலில் பள்ளிக்கூடம், பள்ளி முடிந்தவுடன் சட்டக்கல்லூரி அது. எனக்கும் வசதியாகி-விட்டது. வலிப்புநோய் வந்து 5 வருடம் ஆகி இருந்தது அப்போது. மாத்திரை எடுப்பதே நன்றாக தூங்குவதற்கும் வலிப்பு வராமல் தடுப்பதற்கும் தான். எனக்கு நன்றாக நினைவி-ருக்கிறது ஒரு இரவு முழுக்க கண்விழித்துப் படித்து மறுநாள் தேர்வுக்குச் சென்றது அதை வைத்துதான் 30 ஆண்டுகள் என்று சரியாகச் சொல்ல முடிகிறது என்னால். இரவு 12 மணி வரை 1 மணி வரை கதை புத்தகம் படிப்பது, வாரப்புத்தகங்கள் படிப்பது என்று தூக்கத்தை நானே கெடுத்துக்கொண்டேன்.

யோகா செய்து வந்தேன் ஆனால் அதை ஆழமாக கற்றுக் கொள்ளவில்லை. அதை உடலை ஆரோக்கியமாக வைத்துக்கொள்ளத்தான் பயன்படுத்தினேனே தவிர மனதை அல்ல. குழுவாக செய்யும்போது நாம் சொல்லிக்கொடுப்பவரிடம் நம்முடைய பிரச்சினைகளை சொல்வதற்கு வாய்ப்புக் குறைவு.

நான் யோகா பழக செல்லும்போது யாரிடமும் எனக்கு வலிப்புநோய் இருப்பதாக சொன்-னதில்லை. அவர்களாகவே இந்த வியாதி உள்ளவர்கள் இந்த யோகா செய்யக் கூடாது என்று சொல்லிவிடுவார்கள். தூக்கம் இழப்பைப் பற்றி நான் கவலைப்பட்டதே இல்லை. மிகச் சாதாரணமாக எடுத்துக் கொண்டேன்.

1992-ல் என் மகன் பிறந்தான், 2 வயதிருக்கும்போது என்று நினைக்கிறேன், அவனுக்கு ஒரு முறை காய்ச்சல் வந்தது தெரிந்த கைராசி மருத்துவர் ஒருவரிடம் (குழந்தைகள் நல மருத்துவர் அல்ல) அழைத்துச் சென்றேன் அவர் சோத்தித்து விட்டு ஒரு மருந்தை கொடுத்து 5 ml கொடுக்கச் சொன்னார். வீட்டிற்கு வந்தபிறகு அவர் சொன்ன மாதிரியே மருந்தைக் கொடுத்தேன். கொடுத்தச் சிறிது நேரத்தில் குழந்தை அழ ஆரம்பித்துவிட்டான் மிகவும் சத்தமாக எதற்கு அழுகிறான் என்றுப் புரியவில்லை சிறிது நேரம் அழுவான் பிறகு சரியாகிவிடும் என்று நினைத்தேன் அவன் தொடர்ந்து அழுதுக்கொண்டே இருந்தான் ஏன் அழுகிறான் என்று தெரியவில்லை. எப்போதும் குழந்தைகள் அழுதால் அவர்களை என் இரு கைகளில் வைத்து நெஞ்சோடு அணைத்துக் கொண்டு இடமும் வலமுமாக ஆட்டு-வேன் அந்தச் சுகமான ஆட்டுதலில் எந்தக் குழந்தையாக இருந்தாலும் உறங்கிவிடுவார்கள். குழந்தை தன் வயிற்றை உள்ளே இழுத்துச் சுருக்கி வெளியே பலூனைப் பெரிதாக்குகிறான் நிமிடத்திற்கு 15 முறை ஒரு குழந்தை செய்வதாக கற்பனைச் செய்துக்கொள்ளுங்கள் எப்படி இருக்கும். வீட்டிற்கு அருகிலிருந்த ஒரு சிறிய மருத்துவமனைக்கு அழைத்துச் சென்றேன் அங்கு யாரும் மருத்துவர்கள் இல்லை என்று சொல்லிவிட்டார்கள்.

இரவு 2 மணி இருக்கலாம் குழந்தையின் தொடர் அழுகையைக் கேட்ட பக்கத்து வீட்டில் இருக்கும் ஒரு பெண் வந்து ஒரு குழந்தைகள் நல மருத்துவர் விலாசத்தைக் கொடுத்து காலை 7 மணிக்கெல்லாம் போய் பார்க்கச் சொன்னார். போய் பார்த்தோம் அவர் சோதித்து-விட்டு மருத்துவமனையில் அனுமதிக்கச் சொல்லி தான் பிறகு வந்து பார்ப்பாதாகச் சொன்-னார் அவர் கூறியபடியே அனுமதித்தோம், அங்கு கேட்டார்கள் என்ன மருந்து கொடுத்-தீர்கள் என்று நான் கையோடு எடுத்துச் சென்றிருந்த மருந்தை கொடுத்தேன் அதைப் பார்த்த மருத்துவர்கள் தங்களுக்குள் பேசிக்கொண்டார்கள் அது ஆஸ்துமா நோயாளிகளுக்-குக் கொடுக்கக்கூடிய மருந்து என்று அப்போதுதான் எனக்குப் புரிந்தது மருந்தின் பக்கவி-ளைவு அது என்று. ஆங்கில மருந்து உயிரையும் காக்கும் உயிரை எடுக்கவும் செய்யும். அப்போதுதான் தூக்கம் இழப்பு தீவிரமாகியது எனக்கு.

குழந்தையை நலமுடன் மருத்துவமனையிலிருந்து அழைத்துவந்தப் பிறகு தவறான மருந்து கொடுத்த மருத்துவரிடம் சென்று ஏன் இப்படித் தவறான மருந்தை கொடுத்தீர்கள் என்று கேட்டேன் நான் 5 ml மருந்தும் அதே அளவு தண்ணீரும் கலந்து கொடுக்கச் சொன்னேன் என்றார். நல்ல மனிதர் அவர் ஆனால் தவறு செய்துவிட்டு சமாளித்தார்.

ஏன் தூக்கம் வருவதில்லை என்று யோசிக்க ஆரம்பித்த காலம் 2000 வருடத்திற்குப் பிறகுதான் அதுவரை நான் கவலைப்படவே இல்லை.

என் சகோதரனின் இழப்பினால் ஏற்பட்ட சோகத்தின் காரணமாக விடியற்காலையில் என் தாயாரின் ஒப்பாரி, சிறுநீர் கழித்துத் தூக்கமில்லாம் தவித்துக்கொண்டிருக்கும் நான் அந்த ஒப்பாரியைக் கேட்டு அதனால் எனக்குள் எதோ பாதிப்பு ஏற்பட்டிருக்கிறது.

என் மூத்த அண்ணன்களின் குடிப்பழக்கம். வீட்டில் சண்டை சச்சரவு.

வாயுத்தொல்லை, சிறுகுடல்புண் எப்போது வலிக்கும் என்றுத் தெரியாது, இரவெல்லாம் வலிக்கும்.

வலிப்பு நோய்க்கு மாத்திரை எடுக்கத்தொடங்கியபிறகு தூக்கம் குறைந்தது. நன்றாக தூங்கி இருந்தால் ஒருவேளை எனக்கு 5 வருடம் மாத்திரை எடுத்தப்பிறகு, உடனே நிறுத்-தாமல் அளவை குறைத்து குறைத்து நிறுத்தி இருந்தால் முழு குணமடைந்து இருக்கலாம். மாத்திரையைத் தொடர்ந்து கூட தூக்கம் வருவதைத் தடுத்திருக்கலாம்.

தூக்க இழப்பின் காரணமாகவும் அசட்டையாகவும் சட்டப்படிப்பைப் பாதியிலேயே நிறுத்-தவேண்டியதாகிவிட்டது.

தூக்கம் வராதவர்கள் யோகா செய்வது மிக மிக எளிமையானதாக இருக்கவேண்டும், நான் முதல் இடத்தில் சீனியர் கோர்ஸ் முடித்தப்பிறகு வீட்டிலேயே யோகா செய்து வந்தேன் அப்போது ஓரளவுக்குத் தூக்கம் வந்தது. வீட்டில் யோகா செய்வது கடினமாக இருந்தது இடப்பற்றாக்குறை காரணமாக. பத்திரிக்கை விளம்பரம் பார்த்து 5 கிமீ தூரத்தில் வேறு ஒருவரிடம் யோகா கற்கச் சென்றேன். அது மிகவும் கடினமான யோகா. என் மனதுக்குள் ஒரு எண்ணம் கடினமான யோகா செய்தால் நன்றாகத் தூக்கம் வரவேண்டும் அல்லவா என்று, அதனால் அந்தக் கடினமான யோகாவினால் தூக்கம் வரவில்லை என்ற நினைப்பு வரவில்லை எனக்கு. வேறு ஏதோ காரணம் என்றுதான் நினைத்தேனே தவிர, யோகாவி-னால் தான் என்று எனக்குத் தோன்றவே இல்லை.

நான் செய்த யோகா எல்லாம் மூளையை அமைதிப்படுத்தவில்லை தூங்கிக்கொண்டி-ருக்கும் மூளையைத் தூண்டிவிட்டு சுறுசுறுப்படைய வைக்கும் யோகா ஆசனங்கள். இதைத் தெரிந்து கொள்ள 30 வருடங்கள் ஆகிவிட்டது.

இரவெல்லாம் தூக்கம் இல்லாமல் காலையில் 5 மணிக்கெல்லாம் எழுந்து சைக்கிள் எடுத்துக் கொண்டு யோகா வகுப்புக்குச் செல்வது முடிந்துவந்தபின் தூக்கம் வருகிறதா என்று படுத்துப் பார்ப்பது, எல்லோரும் சொல்வார்கள் படுப்பதற்கு முன் உடல் அசதி ஏற்பட்டால் நன்றாக தூக்கம் வருமென்று அதனால் இரவு அச்சகத்தில் இருந்து வந்து உணவருந்திவிட்டு நடைப்பயிற்சிக்கு 3 அல்லது 4 கிமீ நடப்பது. சில நாட்கள் என் குடும்பமே என்னோடு வரும், அவர்கள் எல்லாம் தூங்கி விடுவார்கள் எனக்கு எதுவும் பலனளிக்கவில்லை.

மந்திர யோகா என்ற ஒன்று அதை ஒருவரிடம் கற்று அதை பலமாதங்கள் செய்தேன் பலனில்லை.

ஒருமுறை தூக்கம் வராததற்கு காரணம் கண்டுபிடிக்கும் (தூக்கம் ஆராய்ச்சி) மருத்து-வரைப் பற்றிக் கேள்விப்பட்டு அவரைப் போய் பார்த்தேன் 2 நாட்கள் இங்கு தங்கி இருக்-கவேண்டும் உங்கள் தலையில் உடலில் எதோ வயர்களை பொருத்தி சோதனை செய்வோம் காரணம் தெரிந்து உங்களுக்கு யோசனை சொல்வோம் தூக்கம் வரலாம் அல்லது வராமலும் போகலாம் என்றார். நாங்கள் தூக்கம் வரவைக்கிறோம் என்று கூறி இருந்தால் சரி என்று சொல்லி இருப்பேன் அவர்கள் உத்திரவாதம் கொடுக்காத காரணத்தால் வேண்டாம் என்று

வந்துவிட்டேன். அவர் நம் தூக்கத்தை ஆராய்ச்சி செய்து விவரத்தைக் கூறுவார், மேற்-கொண்டு நாம் தான் தூக்கத்தை வரவைக்கும் வழியைத் தேடவேண்டும்.

2018-ல் கண்டுபிடித்தேன் தூக்கம் வராததற்கான காரணத்தை.

அந்த வருடம் நாங்கள் குடும்பத்தோடு பிரயாணம் செய்தோம். மொத்த தூரம் 1000+ கிலோமீட்டர்கள் இருக்கலாம். போகவேண்டிய இடங்கள் பார்க்க வேண்டிய எல்லாவற்றையும் பார்த்துவிட்டு வீடு திரும்பும்போது ஒரு குறிப்பிட்ட இடத்தில் லேசாக தூக்கம் வருவதுபோல் இருந்தது. மதிய நேரம் அவர்கள் சாப்பிட அழைத்தார்கள் எனக்குத் தூக்கம் வருவதுபோல் இருக்கிறது நீங்கள் சாப்பிட்டு வாருங்கள் என்றேன் அவர்கள் சாப்பிடப் போனார்கள். தூக்-கம் வந்தது தூங்கிவிட்டேன்.

சிறிது நேரத்தில் அவர்கள் எல்லோரும் சாப்பிட்டுவிட்டு வந்தார்கள், கார் கிளம்பியது. பிரயாணங்களில் எனக்குத் தூங்கப் பிடிக்காது சன்னல் வழியே மழை வருமா என்று மேகத்-தைப் பார்ப்பது, மேகக் கூட்டங்களைப் பார்த்து இரசிப்பது, மலைகளின் அழகை இரசிப்-பது, பெயர்பலகைகளை பார்ப்பது, மரங்களை பார்ப்பது, மக்களைப் பார்ப்பது என்று பார்த்து இரசிப்பதற்கு நிறைய இருப்பதால் நான் தூங்க மாட்டேன்.

அப்படிப்பட்ட எனக்கு அந்தப் பிரயாணத்தின் போது எப்படி தூக்கம் வந்தது என்று ஆச்சரியம். ஒரு ஆராய்ச்சி செய்துப் பார்த்தேன் அது பலன் கொடுத்தது. காரை விட்டு இறங்கவே இல்லை திரும்பத்திரும்ப அதைச் செய்துப்பார்த்தேன் ஆம் தூக்கம் வந்தது. அவர்கள் எல்லோரும் ஒரு குறிப்பிட்ட காட்டுப்பகுதியில் என்னை எழுப்பி காட்டை இரசிக்-கச் சொன்னார்கள் அவர்களுக்குத் தெரியாது என் ஆராய்ச்சியும் அதனால் நான் அடைந்த பேரானந்தத்தையும். ஆம் 2 மூன்று மணிநேரம் நான்றாகத் தூங்கினேன் பகலிலேயே.

வீட்டிற்கு வந்தபிறகும் அதை சோத்தித்துப் பார்த்தேன். பரவாயில்லை, இரவு முழுக்க தூங்காமல் இருந்தவனுக்கு சிலமணி நேரத் தூக்கம் மிகவும் சந்தோஷத்தைத் தந்தது. தூக்கம் என்பது என்ன என்று மறந்தேப் போயிருந்தேன்.

தூக்கம் வரத்தொடங்கியப் பிறகு வேறு ஒரு விபரீதமான ஆராய்ச்சி (மனம் ஒரு குரங்கு), எப்படி எனக்குத் தூக்கம் வருகிறது என்ற ஆராய்ச்சி அதாவது தூக்கம் வருவதற்கு ஒரு வினாடிக்குமுன் என்ன நடக்கிறது, அடுத்த வினாடியில் நான் எப்படி உறங்கிவிடுகி-றேன், இந்த ஆராய்ச்சியை விடமுடியவில்லை ஆனாலும் உறங்கிவிடுகிறேன்.

கொரோனா காலத்தில் மறுபடியும் தூக்கம் வராமல் தவித்தேன், அதற்கு வேறு காரணம் இருக்கிறது.

இப்போது நான்கில் இருந்து ஐந்து மணிநேரம் என்னை மறந்து மகிழ்ச்சியாக உறங்குகி-றேன். முள்ளை முள்ளால் எடுப்பது போன்றது என் ஆராய்ச்சி.

முயற்சி திருவினை ஆக்கும் முயற்றின்மை
இன்மை புகுத்தி விடும். - குறள் 616

மு.வரதராசனார் உரை:
இது செய்வதற்கு அருமையாகாது என்று சோர்வுறாமல் இருக்க வேண்டும்,
அதைச் செய்வதற்குத் தக்க பெருமையை முயற்சி உண்டாக்கும்.

16

கழுத்து வலி (*Spondylitis*)

அஞ்சாமை அல்லால் துணைவேண்டா எஞ்சாமை
எண்ணி இடத்தால் செயின். - குறள் 497

கலைஞர் மு.கருணாநிதி உரை:

ஒரு செயலுக்குரிய வழி முறைகளைக் குறையின்றிச் சிந்தித்துச் செய்யுமிடத்து, அஞ்சாமை ஒன்றைத் தவிர, வேறு துணை தேவையில்லை.

என் அச்சகத்திற்கு அருகில் புதிதாக மருத்துவர் ஒருவர் தனது பயிற்சியைத் தொடங்கினார், நான் நினைத்தேன் யாரோ இளம் மருத்துவராக இருப்பாரென்று, சளி மற்றும் காய்ச்சல் காரணமாக அவரிடம் ஒருமுறை சென்றபோது தான் தெரிந்தது அவர் 40 வயதுக்கு மேற்பட்டவர் என்று. நன்றாகப் பேசி நமக்குப் புரியும்படி விளக்கி மருத்துவம் பார்ப்பவர் அதனால் அவரை எனக்குப் பிடித்துவிட்டது. வீட்டில் யாருக்காவது உடல்நலம் சரியில்லை என்றால் அவரிடமே செல்லுமாறு அறிவுறுத்தினேன்.

புத்தகம் படிக்க வசதியாக இரண்டு தலையணை சில நேரங்களில் 3 தலையணைகள் கூட வைத்துக் கொண்டுப் படிப்பேன் அப்படிப் படித்து படித்து கழுத்து வலி வந்துவிட்டது. கழுத்து வலிக்கென்று இருக்கும் யோகா செய்துப்பார்த்தேன் சரியாகவில்லை அதனால் அந்த மருத்துவரிடம் சென்றால் கழுத்தில் தடவுவதற்குக் களிம்பு (Ointment) அல்லது வலிநிவாரணி கொடுப்பார் என்று அந்த மருத்துவரிடம் சென்றேன். அவர் என்னைச் சோதனைச் செய்துப்பார்த்துவிட்டு களிம்பும் வலிநிவாரணியும் எழுதிக்கொடுத்தார். xray வும் எடுக்கச் சொன்னார், எடுத்தேன் ஸ்பான்டைலிடிஸ் என்றது ரிப்போர்ட். அதற்கு அவர் கழுத்துப் பட்டை ஒன்றை பரிந்துரைச் செய்தார். அதை வாங்கி வைத்துக் கொண்டேன் அணியவில்லை யோகா செய்தே சரி செய்து கொள்ளலாம் என்று.

யோகா செய்தால் வலி அதிகமாகியது எப்போதாவது அந்தப் பட்டையை அணிந்துகொள்வேன். முன்னரே கூறியது போல் எனக்குத் தலைச் சுற்றல் வந்தால் என்ன காரணத்துக்கு என்று கண்டுபிடித்துக் கூற இயலாது என்று. கழுத்துவலி காரணமாகவும் இருக்கலாம். குளிர்காலங்களில், நீண்ட நேரம் உட்கார்ந்து ஏதாவது தட்டச்சு செய்யும்போது வலி அதிகமாக இருக்கும். சமாளித்து எல்லா வேலையும் செய்வேன். இப்போது கூட கழுத்துவலி, முதுகுவலி மற்றும் இடது கைவலியோடுதான் தட்டச்சு செய்துக்கொண்டிருக்கிறேன்.

6 மாதத்திற்கு ஒருமுறை வலிப்புநோய் நிபுணரிடம் ஆலோசனைக்குச் செல்வது வழக்கம். ஒருமுறை கழுத்துப் பட்டையை அணிந்துக் கொண்டு அவரைப் பார்க்கச் சென்றேன், என்ன கழுத்துப் பட்டை அணிந்திருக்கிறீர்கள் என்றார். கழுத்துவலிக்கு என்றேன். என்ன அதை மாட்டிக் கொண்டு ரோபோ (Robot) மாதிரி ஆக விரும்புகிறீர்களா, அதைத் தூக்-கிப் போடுங்கள் நான் ஒரு கழுத்துப் பயிற்சி (Neck Exercise) சொல்லிக்கொடுக்கிறேன் அதைச் செய்யுங்கள் என்றுக் கூறி அதைக் கற்றுக் கொடுத்தார். அன்று முதல் அதைச் செய்துவருகிறேன்.

அந்த கழுத்துப் பயிற்சி ஓரளவுக்கு வலியைக் குறைக்கிறது முழுமையாக இல்லாவிட்-டாலும் கூட. அந்தப் பயிற்சி என்னுடைய தலைச்சுற்றலுக்கும் உதவிகரமாக இருக்கின்றது. அந்தக் கழுத்துப் பட்டையை அணிவதில்லை.

மன்னுயிர் ஓம்பி அருளாள்வார்க்கு இல்லென்ப
தன்னுயிர் அஞ்சும் வினை. - குறள் 244

திருக்குறளார் வீ. முனிசாமி உரை:
நிலையான உயிர்களைப் போற்றி அவற்றினிடம் அருளுடையவனுக்குத்
தன் உயிர் அஞ்சக் கூடிய தீவினைகள் உண்டாகா என்று அறிந்தோர் சொல்லுவர்.

17

தலைச்சுற்றல் *(Vertigo)*

சுவைஒளி ஊறுஒசை நாற்றமென ஐந்தின்
வகைதெரிவான் கட்டே உலகு. - குறள் 27

மு.வரதராசனார் உரை:

சுவை, ஒளி, ஊறு, ஒசை, நாற்றம் என்று சொல்லப்படும் ஐந்தின் வகைகளையும் ஆராய்ந்து அறிய வல்லவனுடைய அறிவில் உள்ளது உலகம்.

நான் ஏற்கனவே கூறியதுபோல் எனக்குத் தலைச்சுற்றல் வந்தால் எதற்கு என்று கூறத்-தெரியாது காரணம் எனக்கு இருக்கும் வலிப்புநோய் மற்றும் கழுத்துவலி / கழுத்துப் பிடிப்பு / பித்தம் காரணமா என்று எதுவும் தெரியாது.

ஒரு நாள் காலையில் எப்போதும் போல் படுக்கையை விட்டு எழுந்தேன், எழுந்தேன் என்பது சரியில்லை முழுதுமாக எழுவதற்குள் கிர்ரென்று தலைச்சுற்றல், இந்த உலகமே தலைக்கீழாக சுற்றுவது போல் இருந்தது, என் முன்னால் இருக்கும் எதுவும் கண்களுக்குப் புலப்படவில்லை. எனக்கோ திரும்பவும் வலிப்புநோய் அல்லது வந்துவிடுமோ என்ற பயத்தி-னால் ஏய் ஏய் என்று பக்கத்தில் இருந்தவர்களை என்னைப்பிடியுங்கள் என்னைப்பிடியுங்கள் என்று சத்தமிட்டேன் எல்லோரும் ஓடிவந்து ஆசுவாசப்படுத்தினார்கள்.

கண்களைத் திறந்தால் தலைச்சுற்றல் அதிகமாகியது, கண்களை அப்படியே மூடிக்-கொண்டு இருந்தேன் ஒரு அரைமணி நேரம். என்னால் இடதுபக்கம் படுக்க இயலாது என்று சொன்னேன் ஞாபகம் இருக்கிறதா? உட்கார்ந்த நிலையிலேயே எந்தப் பக்கமும் திரும்பா-மல் கொஞ்சம் கொஞ்சமாக முதுகுப் புறமாகவே படுக்கையில் சரிய முயற்சி செய்தேன் ஆனால் தலைச் சுற்றல் குறையவில்லை. எப்படியாவது படுத்துவிடவேண்டும் என்று தோன்-றியது. இரண்டு சுவர்கள் ஒன்று கூடும் இடத்தில் தலையணைகளை அடுக்கி சாய்ந்தவாறு உட்கார்ந்திருந்தேன், ஒரு மணிநேரம் கழித்து எழுந்து நிற்க முடிகிறதா என்று பார்த்தேன் கால்கள் தள்ளாடின அனால் தலைச்சுற்றல் குறைவாக இருந்தது,

அப்படியே கழிவறைக்குச் சென்று வந்து கட்டிலின் நுனியில் உட்கார்ந்தேன். பிறகு மெதுவாக பழைய இடத்திற்கே சென்று உட்கார்ந்தேன், இப்போது மெதுவாக சரிந்தேன், தூக்கம் வந்தது, தூங்கிவிட்டேன். சுமார் 4 மணிநேரம் நன்றாக தூங்கி எழுந்தேன், வலிப்பு வந்ததுபோல் உடல் அசதியாக இருந்தது.

மருத்துவரிடம் செல்லவில்லை, காரணம் இது என்னவென்றுப் புரியவில்லை. எந்த மருத்-துவரிடம் செல்வது என்றுக் குழப்பமாக இருந்தது. வலிப்பு இல்லை என்ற காரணத்தால் இதற்கு என்னுடைய வலிப்பு நோய் மருத்துவரிடம் செல்ல வேண்டாம் என்று விட்டுவிட்-டேன். குழப்பத்தில் எந்த மருத்துவரிடமும் செல்லவில்லை. தலைச்சுற்றலும் இல்லை..

முதன் முதலில் தலைச்சுற்றல் வந்த பிறகு (எவ்வளவு நாட்கள் இடைவெளி என்று ஞாபகம் இல்லை) ஒரு முறை வெளியூரில் இருக்கும் என் மூத்தச் சகோதரி வீட்டிற்கு குடும்பத்தோடு சென்றிருந்தேன். அங்கு தாங்க முடியாத வெயில் அதனால் எப்போதும் வியர்த்துக் கொண்டே இருக்கும், தரையில் விரிப்பு எதுவும் இல்லாமல் சட்டையும் போடாமல் வெறும் தரையில் படுத்திருந்தேன் இரவு 12 இருக்கும் யாரும் தூங்கவில்லை. எல்லோரும் பேசிக்கொண்டுதான் இருந்தோம் மறுபடியும் தலைச்சுற்றல் அதே மாதிரி, தலையைத் தூக்க முடியவில்லை தரையில் படுத்தால் குளிர்ச்சியாகிவிட்டதா என்றைக்குழப்பம் வேறு. என்ன செய்வதென்றுப் புரியவில்லை.

வீட்டிற்கு சற்றுத் தொலைவில் ஒரு மனநல மருத்துவமனை இருந்தது அந்த மருத்து-வமனைக்குச் சென்றால் யாராவது மனநல அல்லது நரம்பியல் நிபுணர் இருப்பார் ஏதாவது மருந்து கொடுப்பார் என்று போய்ப் பார்த்தால் ஒரே இருட்டாக இருந்தது காவலுக்குக் கூட யாரும் இல்லை. அது ஒரு பெரிய மருத்துவமனை, வேறு இடத்திற்கு மாற்றிவிட்டார்களா என்றுப் புரியவில்லை. வீட்டிற்கு வந்துவிட்டோம். எனக்கு படுப்பதற்குப் பயமாக இருந்தது. தலைச்சுற்றினால் என்ன செய்வது என்று. என் வீட்டில் செய்தமாதிரியே தலையணைகளை அடுக்கிவைத்து கைகள் அவைகளின் மீது வைத்து லேசாக கவிழ்ந்த மாதிரிப் படுத்தேன் தலைச்ச்சுற்றல் இல்லை.

மறுநாள் காலை 10 மணி இருக்கும் அந்த ஊரில் இருந்த இந்திய அளவில் பிரசித்திப் பெற்ற மருத்துவமனைக்குப் போனேன், அங்கு வெளி மாநில மக்கள், அந்த மாவட்டம் மற்-றும் அக்கம்பக்கத்து மாவட்ட மக்கள் என்று எல்லோரும் வருவதால் அங்கு திருவிழா கூட்-டம் போல் இருந்தது. மிக நீண்ட நேர காத்திருத்தலுக்குப் பிறகு என்னை அழைத்தார்கள்.

நரம்பியல் நிபுணர் அவர், வட இந்தியர்போல் இருந்தார், ஆங்கிலம் தான் பேசினார், அவருக்கு 30 வயது இருந்திருக்கலாம் படுக்கச் சொன்னார் படுக்க இயலாது என்றேன் படு என்று அதட்டினார் (lie down) லேசாக ஒருக்களித்தவாறு படுத்தேன், அவர் சற்று முரட்-டுத்தனமாக என்னை நிமிர்த்திப் படுக்கவைத்து தலையை இப்படியும் ஆட்டிவிட்டு எழச்-சொன்னார் எழுந்தேன், அநேகமாக அவர்தான் எனக்கு வந்திருப்பது (VERTIGO) என்றத் தலைச்சுற்றல் என்று சொன்னதாக நினைவு. ஏதோ மருந்து எழுதிக் கொடுத்தார். அதெல்-லாம் நினைவிலில்லை.

ஊருக்கு வந்தபிறகு காது, மூக்கு, தொண்டை (ENT) நிபுணரிடம் சென்றேன் அவர் விளக்கமாக வெர்டிகோ (VERTIGO) என்றால் என்ன என்று கூறினார், அதற்கு உண்டான பயிற்சிகள் என்ன என்ற விவரங்கள் அடங்கிய ஒரு காகிதத்தைக் கொடுத்து அதில் உள்ள-படியே செய்யச் சொன்னார். அப்போது தான் புரிந்தது இப்படியும் ஒரு நோய் உண்டு என்று.

அதன் பிறகு இப்படி தலைச்சுற்றவது வாடிக்கையாகிவிட்டால் என்னுடைய மருத்துவ-ரிடம் இதைப் பற்றிச் சொன்னபோது அவர் ஒரு பயிற்சிசெய்யச் சொன்னார். மாத்திரையும் எழுதிக்கொடுத்து எப்போது தலைச்சுற்றல் வருகிறதோ அப்போது எடுத்துக்கொள்ளச் சொன்-

னார்.

6 மாதத்திற்கு முன்பு ஒரு முறை என்ன நடந்தது என்றுத்தெரியவில்லை. கட்டிலின் மீது உட்கார்ந்திருந்தேன் திடிரென்று பயங்கரமான தலைச்சுற்றல் எதிரில் எதுவும் தெரியவில்லை, கண்களைத் திறக்கமுடியவில்லை, வியர்த்துக்கொட்டியது (வியர்ப்பது இது தான் முதல்-முறை) அரைமணிநேரம் கண்களைத் திறக்க முடியவில்லை. எதனால் என்றுப்புரியவில்லை. அரைமணிநேரத்திற்குப் பிறகுதான் கண்களைத் திறந்தேன். தலைச்சுற்றலுக்கு எழுதிக்கொ-டுத்த மருந்தின் பெயரை மறந்துவிட்டேன். அதனால் மாத்திரை எடுக்கவில்லை.

அடுத்த முறை என்னுடைய மருத்துவரைச் சந்தித்தபோது நடந்ததைக் கூறினேன் வியர்த்தத்தையும் கூறினேன். மருத்துவர்கள் நம்மிடம் நடக்கப் போவதைக் கூறுவதில்லைக் காரணம் நாம் மேற்கத்தியர்கள் போல் பக்குவப்படவில்லை. மாத்திரை எழுதிக் கொடுத்தார் வாங்கி வந்து வைத்திருக்கிறேன். அவர் சொன்ன பயிற்சியும் செய்துவருகிறேன்.

இப்போதெல்லாம் லேசானத் தலைச்சுற்றல் இருந்துக்கொண்டே இருக்கிறது. மாத்திரை எடுப்பதா வேண்டாமா என்றக் குழப்பம் உள்ளது.

வேண்டுங்கால் வேண்டும் பிறவாமை மற்றது

வேண்டாமை வேண்ட வரும். - குறள் 362

திருக்குறளார் வீ. முனிசாமி உரை:

பிறப்புத் துன்பத்தினை உணர்ந்தவன் ஒன்றினை விரும்பினால்,

அவன் பிறவாமை என்பதனையே விரும்புதல் வேண்டும்.

அவன் ஆசை இல்லாமையை விரும்ப, அவனுக்கு அப்பிரவாமை உண்டாகும்.

18

காதில் இரைச்சல் (*TINNITUS*)

தாமின் புறுவது உலகின் புறக்கண்டு
காமுறுவர் கற்றறிந் தார். – குறள் 399
கலைஞர் மு.கருணாநிதி உரை:
தமக்கு இன்பம் தருகின்ற கல்வியறிவு
உலகத்தாருக்கும் இன்பம் தருவதைக் கண்டு,
அறிஞர்கள் மேலும் மேலும் பலவற்றைக் கற்றிட விரும்புவார்கள்.

புதிதாக யோகா கற்க யோகா வகுப்பில் சேர விரும்புபவர்களுக்கு நான் சொல்ல விரும்புவது, நீங்கள் ஏதாவது நோய் தாக்கியோ அல்லது நோய் வராமல் தடுப்பதற்கு அல்லது உடலை இளமையாக வைத்துக்கொள்ள என்று எந்தக் காரணம் வேண்டுமானாலும் இருக்கலாம் :

யோகா ஆசிரியர் உங்களைவிட குறைந்தப்பட்சம் பத்து வயதுப் பெரியவராக இருப்பது நல்லது. உங்கள் வயதைக் கடந்து தான் அவர் தன் தற்போதைய வயதை அடைந்திருப்பார் உங்கள் வயதில் ஏற்படும் பிரச்சினைகளை அவர் சந்தித்திருக்கலாம் அல்லது அவர் நீங்கள் ஏன் யோகா வகுப்பில் சேர விரும்புகிறீர்களோ அதே போன்ற காரணங்களுக்காக சேர்ந்துப் பயின்ற பல நபர்களை ஏற்கனவே சந்தித்திருப்பார். அதனால் அவருக்கு புதியப் புதிய அனுபவங்கள் கிடைத்திருக்கும். உங்களைவிட வயதில் குறைந்தவர்களுக்கு அனுபவம் குறைவாக இருக்கலாம்.

காலை 5 மணிக்கெல்லாம் எழுந்து யோகா பயிலச் சென்றதாக ஏற்கனவே சொல்லி இருந்தேன். அவர் என்னைவிட வயதில் சிறியவர். நெளிவுச் சுளிவு எல்லாம் அறிந்தவர்- தான். ஆனால் அவரிடம் நான் சேராமல் இருந்திருக்க வேண்டும் என்று இப்போது தோன்- றுகிறது. அவருக்குக் எப்படிக் கற்றுக் கொடுத்தார்களோ அவரும் அவ்வாறே எங்கள் குழு- வில் இருந்த சுமார் இருபது - முப்பதுப் பேருக்கும் சொல்லிக்கொடுத்தார்..

நான் தூக்கமின்மையின் உச்சத்துக்குச் சென்றது அப்போது தான், கழுத்துவலி ஏற்பட்- டதும் அப்போது தான். அங்கு எனக்கு அறிமுகமான இரண்டு நபர்களுக்கு முதுகுவலி

ஏற்பட்டது. ஒருவர் ஓய்வுப் பெற்ற அரசு ஊழியர். மற்றொருவர் என்னைவிட வயதில் சற்றுக் குறைந்தவர். காலையில் யோகா முடிந்தபிறகு தினமும் முதுகுவலிக்கு இருவரும் ஒருவர் மற்றொருவருக்கு ரெய்கி செய்துக்கொண்டார்கள் யோகா வகுப்பிலேயே. எனக்கு அறிமுக-மில்லாதவர்களுக்கு என்ன நேர்ந்தது என்று அறிய வாய்ப்பில்லை.

யோகா கற்பதே எந்த தொந்தரவும் வரக்கூடாது என்றுதான். யோகா ஆசிரியருக்கு அறிமுகமான யாரோ ஒருவர் ரெய்கி (Reiki) சொல்லிக்கொடுப்பதாகவும் நானும் கற்க விரும்புகிறேன் என்னோடு விருப்பம் உள்ளவர்கள் வரலாம் என்றார். அதைப் பற்றி நான் கேள்விப்பட்டிருந்தேன், என்னவென்றுத் தெரிந்துக்கொள்ளும் ஆர்வத்தில் நானும் சென்றேன். அந்த முதுகுவலி நண்பர்களும் வந்தார்கள்.

4 மணிநேரம் என்னவெல்லாமோ சொல்லிக்கொடுத்தார் அந்தப் பயிற்சியாளர், யோகா-வைப் போல் தான். ஆனால் யோகா அல்ல. சான்றிதழ் மற்றும் புத்தகமும் கொடுத்தார். அடுத்த நிலைக்குச் செல்ல அந்தச் சான்றிதழ் அவசியம். பலவருடங்கள் படுக்கையில் படுத்-தவுடன் செய்துவந்தேன் கைவலிக்கும் லேசாகத் தூக்கம் வருவதுபோல் இருந்தது ஆரம்பத்-தில் பிறகு ஒரு பிரயோஜனமும் இல்லை. அது ஒரு நம்பிக்கை வைத்தியம் தான்..

அவரிடம் யோகா கற்றுவந்தபோது அவர் எங்கள் குழுவை ஒரு யோகா மையத்திற்கு அழைத்துச் சென்றார். நாங்கள் சென்றது ஒரு ஞாயிற்றுக் கிழமை அதனால் அங்கு யாரும் இல்லை. இப்போது அது மிகப் பெரிய யோகா பல்கலைக் கழகம். அந்தப் பல்கலை கழகத்தை நடத்துவது ஒரு ஆங்கில மருத்துவம் படித்த மருத்துவர் மற்றும் அவர்களின் குடும்பத்தார். ஆயுர்வேத மருத்துவப் பல்கலைக் கழகமும் அங்கே உள்ளது.

8 ஆண்டுகளுக்குமுன் (அப்போது என் மனைவி இருந்தார்) ஒரு நாள் அந்த மருத்-துவர் நடத்திவரும் மருத்துவமனைக்கு போன் செய்து நேரம் வாங்கி அந்த மருத்துவரைச் சந்தித்தேன் அவர் என்னை ஆங்கில மருந்துகளை சிறிதுச் சிறிதாகக் குறைத்துக் குறைத்து முழுவதுமாக நிறுத்தச் சொன்னார். பிறகு அவர் நடத்திவரும் யோகா பல்கலைக் கழகத்தில் சேர்ந்து பயன்பெறுமாறு கூறினார். நான் மிகவும் சந்தோஷம் அடைந்தேன் என் எல்லாப் பிரச்சினைகளும் அங்கு சென்றால் தீர்ந்துவிடுமென்று.

அந்தப் பல்கலைக்கழத்துக்கு நான் சென்றபோது அவர்கள் கேட்டார்கள் எத்தனை வாரம் இங்கு இருக்க விருப்பம் என்று நான் 15 நாட்கள் என்றேன். அவர்களே நீங்கள் முதலில் ஒருவாரத்திற்கு இருங்கள் விருப்பப்பட்டால் தொடருங்கள் என்றார்கள். அதுவும் சரியாகப் பட்டது. பணத்தைக் கட்டிவிட்டு உள்ளே நுழைவதற்கு அரைநாள் ஆகிவிட்டது அவ்வள-வுக்கூட்டம். நான் நினைத்தேன் அங்கு வயதான யோகா ஆச்சார்யாக்கள் (ஆசிரியர்கள்) இருப்பார்கள் அவர்கள் தான் நமக்குத் தூக்கம் வரவைக்கும் யோகக் கலையை கற்றுக் கொடுக்கப் போகிறார்கள் என்று.

அங்கு எல்லோருமே மிக மிக இளம் வயது ஆசிரியர்கள் அவர்களுக்கு உதவியாக மாணவர்கள். எனக்கே 30 வருட யோகா அனுபவம் இருந்தது. அப்போதும் நம்பிக்கை இழக்கவில்லை நான். இளம் வயது ஆசிரியர்களுக்கு யோகா ஆச்சர்யாக்கள் கற்றுக்கொ-டுத்து இருப்பார்கள் அந்த வித்தையை இளம் ஆசிரியர்கள் நமக்குச் சொல்லிக் கொடுப்-பார்கள் என்று. என் நம்பிக்கை பொய்த்தது. அங்கு இருந்த 7 நாட்களும் நரகம் போல் இருந்தது எனக்கும் மற்றொரு பக்கவாத நோயாளிக்கும், ஓடிவிடலாம் என்றால் முடி-

யவே முடியாது வெளியேருவதற்கு ஒரு சீட்டு கொடுப்பார்கள் அதைக்காட்டாமல் வெளியே அனுப்ப மாட்டார்கள். சென்ற மூன்றாவது நாள் நெஞ்சுப் படபடப்பு அதிகமாகி அங்கு இருந்த அவசரச் சிகிசிச்சைப் பிரிவுக்குச் சென்று எனக்கு தூக்க மாத்திரை வேண்டுமென்று வாங்கிப்போட்டுக் கொண்டு படுத்தால் 2 அல்லது 3 மணிநேரம் நிம்மதியான தூக்கம் வரும் இப்படியே தினமும் மாத்திரை வாங்கிப் போட்டுத்தான் தூங்கினேன்.

காதில் இரைச்சல் (TINNITUS)

அங்கு தான் ஆரம்பித்ததோ என்று நினைக்கிறேன். எனக்கிருக்கும் பல்வேறு நோய்-களினால் எப்போது எதனால் நடந்தது என்று ஞாபகப்படுத்தி தட்டச்சு செய்வது மிகவும் சிரமமாக இருக்கிறது. இயன்றவரை யோசித்து யோசித்து சரியாகச் சொல்லவே முயற்சிச் செய்கிறேன்.

அங்கு இருந்த ஒரு ஆசிரியர் (மாணவன்) என்னை மூச்சை நன்றாக உள்ளே இழுக்கச் சொன்னார் நான் மூக்கு அடைப்பு இருக்கிறது என்றேன் பரவாயில்லை நீங்கள் நன்றாக இழுங்கள் என்றான். இழுக்கும் காற்று உள்ளே செல்லவே இல்லை ஆனாலும் உள்ளே இழு இழு என்றார் இழுத்தேன். இந்த அடைப்பட்ட மூக்கில் மூச்சை இழுத்ததால் தான் காதி-ரைச்சல் வந்திருக்கும் என்பது என் சந்தேகம். (வேறு மருத்துவக் காரணங்கள் இருக்கலாம் இது என்னுடைய சந்தேகம் அவ்வளவு தான்.)

அது தான் காரணம் என்று கூறவில்லை அதுவும் ஒரு காரணமாக இருக்கலாம் என்று கூறுகிறேன். எப்போது காது இரைச்சல் ஆரம்பித்தது என்றுதெரியவில்லை. வயதானவர்க-ளுக்கு காது இரைச்சல் வருகிறது அவர்கள் எல்லோரும் அடைத்திருந்த மூக்கில் மூச்சை இழுத்து தான் வந்ததா என்றால் இல்லை என்று தானே நான் சொல்லவேண்டும். யோகா பயிற்சிச் செய்பவர்கள் மிகச் சொற்பம்.

இதைப் பற்றி என்னுடைய நரம்பியல் நிபுணரிடம் கேட்டதற்கு இரைச்சல் காதிலிருந்தும் வரலாம் மூளையிலிருந்தும் வரலாம் என்றார். அதற்குமேல் அவரிடம் எதுவும் கேட்கவில்ல. அவரும் இதற்கு எந்த மருந்தோ மாத்திரையோ பரிந்துரைக்கவில்லை.

அதனால் தான் கூறினேன் உங்களைவிட வயதில் மூத்தவர்களிடம் யோகா கற்கவும் என்று.

எண்பொருள வாகச் செலச்சொல்லித் தான்பிறர்வாய்
நுண்பொருள் காண்ப தறிவு. - குறள் 424

சாலமன் பாப்பையா உரை:

அரிய கருத்துகளைக்கூடக் கேட்பவர்க்கு விளங்கும்படி எளியனவாகவும்,
அவர் மனங் கொள்ளும்படியும் சொல்லும்; பிறர் சொல்லும் கருத்து நுண்ணியது
என்றாலும் அதை எளிதாக விளங்கிக் கொள்ளும்; இது அறிவு.

19

மெதுவான இரத்த ஓட்டம்
(*Slow flow of blood*)

அடுக்கி வரினும் அழிவிலான் உற்ற
இடுக்கண் இடுக்கட் படும் - குறள் 625
சாலமன் பாப்பையா உரை:

ஒன்றனுக்குப் பின் ஒன்றாகத் தொடர்ந்து துன்பம் வந்தாலும்,
மனம் தளராதவனுக்கு வந்த அவ்வகைத் துன்பம் துன்பப்படும்.

தூக்கத்தை வரவழைக்க நான் கையாண்ட பல வழிகளில் ஒன்றான மூச்சுப்பயிற்சியே எனக்கு இருதயப் பிரச்சினையை உண்டுபண்ணியது. என்ன மூச்சுப்பயிற்சி என்று சொல்வதற்கில்லை. வேறு யாரும் அதை தெரிந்து கொள்ளவேண்டாம். அந்தப் பயிற்சியால் எனக்குத் தூக்கம் வந்ததா என்று கேட்டால் இல்லை என்றே சொல்வேன். பிறகு என் செய்தாய் என்று கேட்டால் அதனால் எனக்குப் பாதிப்பு ஏற்படும் என்று நினைக்கவில்லை. செய்வது தவறு என்று உணர்ந்தால் தானே செய்வதை நிறுத்துவதற்கு. தவறு என்று உணருவதற்கு இதயத் துடிப்பில் மாற்றம் நிகழவேண்டும் என்று என் அறிவு காத்திருந்தது.

ஒரு நாள் இரவு 8 மணி இருக்கும் அச்சகத்தில் இருந்தேன் இதயத் துடிப்பில் எதோ மாற்றம் தெரிந்தது, பக்கத்தில் இருக்கும் அரசு மருத்துவமனைக்குச் சென்றேன் என்ன காரணம் என்றுத் தெரிந்து கொள்ள, அங்கு பயிற்சி (internship) மாணவர் ஒருவர் இருந்தார், அது அவசரச் சிகிச்சைப் பிரிவு அவர் என்னைப் பார்த்து சற்றும் மரியாதை இல்லாமல் என்னப்பா பிரச்சினை என்றார் இதயம் படபடப்பாக இருக்கிறது என்றேன். பயப்பட ஒன்றும் இல்லை வாயுத்தொல்லையாக இருக்கும் என்று கூறிவிட்டுச் சென்றுவிட்டார். வேறு எதுவும் பேசவில்லை.

பக்கத்தில் இருந்த ஆயுர்வேத மருத்துவமனைக்குச் சென்றேன் அங்கு மருத்துவமும் பார்ப்பார்கள் மருந்தும் விற்பார்கள். மருத்துவரிடம் என்னுடைய வலிப்புநோய் மற்றும் எனக்கு உள்ள நோய்களின் விவரத்தைக் கூறி இப்போது ஏன் வந்திருக்கிறேன் என்றும் கூறினேன். அந்த மருத்துவர் நீங்கள் நீண்டகாலமாக வலிப்புநோய்க்கு மருந்து எடுத்து வருவதால் எங்கள் மருத்துவத்தால் ஒன்றும் செய்ய இயலாது என்று கூறிவிட்டார். என்னோடு

என் மகனும் வந்திருந்தான் இருவரும் வீட்டிற்கு வந்துவிட்டோம். சிலநாட்களில் நான் படப-டப்பை மறந்தே போனேன். யோகா செய்வது நடை பயில்வது என்று நான் என் வேலை-களை ஒழுங்காக செய்துக்கொண்டிருந்தேன்.

அதற்குள் 5 வருடம் ஓடிவிட்டது, ஒரு நாள் மதியநேரம் சாப்பிடுவதற்கு முன்பா சாப்-பிட்டப் பிறகா என்று நினைவில்லை. இதயத் துடிப்பு அதிகமாகியது, இதயத் துடிப்பைச் சாதாரண நிலைக்குக் கொண்டுவர முயற்சிச் செய்தேன் முடியவில்லை. பயம் அதிகமாகி-விட்டது. என் மகனை அழைத்து சுமார் 10 கிமீ தூரத்தில் இருந்த இதயநோய் மருத்துவ-மனைக்குப் போகலாம் வண்டி எடு என்றேன், இருவரும் மருத்துவமனை உள்ளே சென்றால் என்னைப் போல் நிறையப் பேர் அங்கு நின்றிருந்தார்கள்.

நிற்க மற்றும் நடக்க இயலாதவர்களை உடனே உள்ளே அழைத்துச் சென்று அவசரச் சிக்கிகிச்சைக்கு ஏற்பாடு செய்தார்கள், என்னைப்போன்ற பார்ப்பதற்கு நல்ல நிலையில் உள்ள நோயாளிகளை கண்டுகொள்ளவே இல்லை. அவர்கள் செய்தது சரிதான். அவர்-களுக்குத் தெரியும் யாருக்கு அவசரத் தேவை என்று. பிறகு நான் உள்ளே அழைக்கப்-பட்டேன் உள்ளே சென்றதும் வாயுத்தொல்லைக்கான மருந்தை ஊற்றினார்கள். சிறிதுநேரம் கழித்து என்னைச் சோதனைச் செய்துவிட்டு வாயுத்தொல்லை தான் என்று சொல்லி அனுப்-பிவிட்டார்கள்.

அடிக்கடி படபடப்பு வரத் தொடங்கியது, படபடப்பு வந்தால் உடனே வீட்டை விட்டு கிளம்பிவிடுவேன் நீண்ட தூரம் நடந்தால் படபடப்பை மறந்துவிடுவேன். இப்படி பலநாட்கள் நடந்து நடந்து படபடப்பை மறந்தேன். ஒரு நாள் அப்படி நடக்கும்போது ஒரு ஆயுர்வேத மருத்துவர் ஒருவர் ஆங்கில மருத்துவமும் பார்க்க அனுமதி வாங்கி இருப்பதாக பெயர்ப்-லகை பார்த்து அவரிடம் சென்றேன் அவர் சோத்தித்துப் பார்த்துவிட்டு பொதுவான பலவீ-னம் மற்றும் கார்டியோமயோபதி என்று ஏதோ கூறினார், அவரே தயார் செய்த ஆயுர்வேத மருந்துகளை கொடுத்தார் 6 மாதம் சாப்பிட்டு இருப்பேன், பலனில்லை.

ஒருநாள் இரவு படபடப்பு மிகவும் அதிகமாகிவிட்டது உடனே பக்கத்தில் இருந்த மருத்-துவமனைக்கு அழைத்துச் செல்லுமாறு கூறி வண்டியிலேயே போய் 1 மணிநேரம் முதல் 2 மணிநேரம் வரை ஊசி மருந்தை கையில் ஏற்றி வந்தேன், இப்படி ஒரு ஐந்தாறு முறை நடந்துவிட்டது.

ஒரு முறை இரவு 11 மணிக்கு படபடப்பு மிகவும் அதிகமாக இதயநோய் மருத்துவ-மனைக்கே சென்றேன், மீண்டும் நீண்ட நேர காத்திருத்தலுக்குப் பிறகு என்னை உள்ளே அழைத்தார்கள், மறுபடியும் வாயுத்தொல்லைக்கான மருந்தை வாயில் ஊற்றி என்னைப் படுக்கவைத்தார்கள். xray, ecg எல்லாம் எடுத்தார்கள், இப்போது படபடப்பு அடங்-கவில்லை. உள்நோயாளியாக அனுமதிக்கச் சொன்னார்கள். மறுநாள் இதய அறுவைச் சிகிச்சை நிபுணர் வந்தார் எல்லா மருத்துவ ரிப்போர்ட்களையும் பார்த்துவிட்டு இவருக்கு ஆஞ்சியோகிராம் (Angiogram) செய்துபார்த்துவிடலாம், நம் மீது பழி வரக்கூடாது என்-றார் அவரின் உதவியாளரிடம். ஆன்ஜியோக்ராம் ரிப்போர்ட் வந்தது மெதுவான இரத்த ஓட்டம் (Slow flow of blood) என்று, எனக்குப் புரியவில்லை அப்படி என்றால் என்-னவென்று. நிறைய மருத்துவர்களும் புரியாமல் குழம்பி விடுகிறார்கள்.

எனக்குப் புரிந்தது இது தான் : இதயத்துக்குச் செல்லும் இரத்தம் மெதுவாகச் செல்கிறது. 15 நாட்கள் மருந்து கொடுத்து அது தீர்ந்தபின் வருமாறு கூறினார்கள், மருந்தை முழுதாக எடுத்தேன் ஆனால் திரும்ப அவர்களிடம் போகவில்லை.

காரணத்தைக் கண்டுபிடித்தேன் முள்ளை முள்ளால் எடுத்தேன். மூச்சுப்பயிற்சியால் வந்தப் பிரச்சினையை மூச்சுப்பயிற்சியாலே இப்போது வரை வென்றுகொண்டிருக்கிறேன்.

இகலென்னும் எவ்வநோய் நீக்கின் தவலில்லாத்
தாவில் விளக்கம் தரும். - குறள் 853

கலைஞர் மு.கருணாநிதி உரை:

மனமாறுபாடு எனும் நோயை யார் தங்கள் மனத்தை விட்டு அகற்றிவிடுகிறார்களோ அவர்களுக்கு மாசற்ற நீடித்த புகழ் உண்டாகும்.

20

கடுமையான மலச்சிக்கல் (*Severe Constipation*)

உற்றான் அளவும் பிணியளவும் காலமும்
கற்றான் கருதிச் செயல். - குறள் 949

சாலமன் பாப்பையா உரை:

மருத்துவ நூலை நன்கு கற்ற மருத்துவர்,

நோயாளியின் நோயைப் போக்க முயலும்போது, நோயாளியின் வயது, அந்நோய் வந்திருக்-
கும் காலம்,

நோயைப் போக்கத் தனக்குத் தேவையாகும் காலம் ஆகியவற்றை எண்ணிச் செயல்பட
வேண்டும்.

ஒரு நாளைக்கு இருவேளை மலம் கழிக்கவேண்டும் என்று விரும்பும் எனக்கு இரண்டு
நாளைக்கு ஒருமுறைக் கூட மலம் கழிக்க இயலவில்லை என்றால் என்ன செய்வது?

எல்லோரையும்போல் உண்டு வந்தேன், உணவின் அளவும் சாதாரண மனிதன் சாப்பிடு-
வதைக் காட்டிலும் சற்று அதிகமாகவே சாப்பிட்டேன். மலம் கழிக்கவில்லை என்றால் என்
மனநிலை எப்படி இருக்கும் என்று யோசித்துப் பாருங்கள்.

ஒரு குழாயில் மண்ணைப் போட்டு அழுத்திக்கொண்டே இருந்தால் என்ன நடக்கும் அது
எங்காவது வீங்கி பிறகு அந்த வீக்கம் உடைந்து மண் வெளியே வரும்தானே அது தான்
எனக்கும் நடந்தது. மலத்துவாரப் பிளவு ஏற்பட்டு அதன் பிறகும் மலச்சிக்கல் சரியாகாமல்
அதுவே சிக்கலான பௌத்திரமாக மாறியது.

தேவைக்கு அதிகமாகவே தண்ணீர் குடிக்கிறேன்.

நடைப்பயிற்சி செய்கிறேன்.

யோகா செய்கிறேன்.

பழங்கள் சாப்பிடுகிறேன்.

காய்கறிகள் சாப்பிடுகிறேன்.

நன்றாக மென்று உமிழ்நீர் கலந்து தான் சாப்பிடுகிறேன்.

எனிமாவும் எடுக்கிறேன் (எப்போதோவது ஒருமுறை)

பிறகு என் எனக்கு மலச்சிக்கல்? புரியவில்லை.

இரைப்பை குடல் மருத்துவரிடம் சென்றால் தசை பலவீனம் (Muscle Weakness) என்கிறார். தசைப் பலவீனத்திற்கு மருந்து கொடுத்தார் அது மிக மோசமான பக்கவிளைவை ஏற்படுத்தியது, 25 வருடமாக வராத வலிப்புநோயை வரவழைக்கக் கூடியதாக இருந்ததால் உடனே நிறுத்திவிட்டேன்.

ஆங்கில மருத்துவம் மட்டுமில்லாமல் வேறு எந்த மருத்துவத்தாலும் குணப்படுத்த முடி- யாது என்றுத் தெரிந்துவிட்டது எனக்கு. முழுமையாக உணவை மாற்றக் கூடாது என்று இன்றும் உறுதியாக இருக்கிறேன். இருவேளை இயற்கை உணவுக்கு மாறினேன். மலம் கழிக்கும் உணர்வு வரும்போது கழித்தால் போதும் என்ற நிலைக்கு வந்துவிட்டேன். இரு- வேளை இயற்கை உணவு எடுக்கத் தொடங்கியவுடன் ஒரு நாள் மலம் கழிக்கவில்லையென்- றாலும் கவலையில்லை மறுநாள் கழிக்கலாம் நாம் எடுத்துக்கொள்ளும் இயற்கை உணவு நம்மைக் காப்பாற்றும் என்ற தைரியம் வந்துள்ளது இப்போது.

ஒன்றுமட்டும் புரிந்தது எல்லாவற்றுக்கும் மூலக்காரணம் 40 ஆண்டுகளாக நான் எடுத்- துக் கொண்டிருக்கொண்டிருக்கும் மருந்துகள் மற்றும் மாத்திரைகள் தான் என்று.

ஒரு குடிகாரரோ அல்லது புகைப்பிடிப்பவரோ 40 ஆண்டுகள் தொடர்ந்து மது அருந்தி- வந்தால் அல்லது புகைப்பிடித்து வந்தால் அவருடைய உடல்நிலை என்னவாக இருக்குமோ அதே நிலைக்குத்தான் என் உடல்நிலையும் மாறி இருக்கிறது. உண்ணும் உணவைச் செரிக்- கும் சக்தியை உடல் இழந்திருக்கிறது. என் நல்லப் பழக்கவழக்கங்களால் குடிகாரரை விடவும் புகைப்பிடிப்பவரை விடவும் என் உடல்நிலை சற்று மேல் என்று நானே சந்தோஷப்பட்டுக் கொள்கிறேன்.

8 ஆண்டுகளுக்கு முன்பு ஒரு முறை மிகவும் கஷ்டப்பட்டு மலம் கழித்துவிட்டு கழு- வும்போது பார்த்தால் மலமே சளி மாதிரி வழுக்கியது.என்ன செய்வது என்றுப் புரியாமல் விட்டுவிட்டேன் வருவது வரட்டும் என்று.

எல்லாவற்றுக்கும் காரணம் தெரிகிறது, அதன் பிறகும் ஏன் எதற்கு என்று வினா எழுப்- பிக் கொண்டே இருந்தால் நான் மருத்துவமனையைக் குத்தகைக்குத் தான் எடுக்க வேண்- டியது இருக்கும்.

வயதானவர்களுக்கு மலச்சிக்கல் மிகவும் சாதாரணம் தான் ஆனால் அவர்கள் எல்- லோரும் என்னைப் போன்ற பழக்கவழக்கங்கள் கொண்டவர்களாக இருக்க வாய்ப்பில்லை, அதே நேரம் அவர்கள் எல்லோரும் மருந்து மாத்திரை எடுப்பவர்களாக இருப்பார்கள் என்- றும் சொல்வதற்கும் இல்லை.

அச்ச முடையார்க்கு அரணில்லை ஆங்கில்லை
பொச்சாப் புடையார்க்கு நன்கு. - குறள் 534

கலைஞர் மு.கருணாநிதி உரை:
பயத்தினால் நடுங்குகிறவர்களுக்குத் தம்மைச் சுற்றிப் பாதுகாப்புக்கான அரண் கட்டப்பட்டிருந்தாலும் எந்தப் பயனுமில்லை. அதைப் போலவே என்னதான் உயர்ந்த நிலையில் இருந்தாலும் மறதி உடையவர்களுக்கு அந்த நிலையினால் எந்தப் பயனுமில்லை.

21

மங்கலானப் பார்வை (*Blurred Vision*) இடதுக்கண் மற்றும் இடது கன்னம் துடிப்பு.

வெள்ளத் தனைய இடும்பை அறிவுடையான்
உள்ளத்தின் உள்ளக் கெடும். - குறள் 622

கலைஞர் மு.கருணாநிதி உரை:

வெள்ளம்போல் துன்பம் வந்தாலும் அதனை வெல்லும் வழி யாது என்பதை அறிவுடையவர்கள் நினைத்த மாத்திரத்திலேயே அத்துன்பம் விலகி ஓடி விடும்.

2015 அக்டோபர் 1 அன்று நானும் என் மனைவியும் என்னுடைய நரம்பியல் நிபுணரிடம் 6 மாதத்திற்கு ஒருமுறை எப்போதும் செய்துக்கொள்ளும் சோதனைக்குச் சென்றோம், அது என்ன இந்த தேதி மட்டும் அவ்வளவு சரியாக ஞாபகம் வைத்துக்கொண்டு இருக்கிறீர்கள் என்று உங்களில் பலபேருக்குக் கேட்கத் தோன்றும். காரணம் 02-10-1962 என் பிறந்த நாள். பிறந்த நாளன்று செல்லவேண்டாம் என்ற மூடநம்பிக்கை தான்.

அப்போது தான் முதன் முறையாக என்னுடைய எல்லா நோய்களைப் பற்றிய விவ-ரங்ககளையும் எழுதிக்கொண்டுச் சென்றிருந்தேன். அவர் என்னிடம் எப்படி இருக்கிறீர்கள் என்று கேட்பதற்குமுன் நான் எழுதிச் சென்ற காகிதத்தை அவரிடம் கொடுத்துவிட்டேன். அதைப் பார்த்த உடனே சிரித்துவிட்டார். பிறகு என்னிடம் தெனாலி படம் பார்த்தீர்களா என்றார் இல்லை என்றேன் பாருங்கள் நன்றாக இருக்கிறது என்றார். அதில் கதாநாயகன் என்னைப்போலவே இந்தப் பிரச்சினை இருக்குமோ அல்லது வேறு எதாவது இருக்குமோ என்று சந்தேகிக்கும் கதாபாத்திரமாக இருக்கலாம் என்று நினைக்கிறேன், இன்றுவரை அந்-தப் படத்தைப் பார்க்கவில்லை.

பிறகு ஒவ்வொரன்றாக நான் எழுதியதைப் படித்துக்கொண்டே வந்தவர் கடைசியாக நான் எழுதி இருந்த இடதுக்கண் துடிப்பதைப் பற்றியும் டிவி பார்க்கும்போது வேகமாக நகரும் காட்சிகளைப் பார்க்கும்போது தலைச்சுற்றுகிறது, எழுத்துக்கள் எல்லாம் இரண்டிரண்டாகத் தெரிகிறது என்று. அதைப் படித்தப்பிறகு அவர் மனதில் ஏதோத் தோன்றியது, கண்களை சோதிக்கப் படுக்கச் சொன்னார், படுத்தப்பிறகு என்னை கழுத்தை சற்று நிமிர்த்தி பின்பக்கச் சுவரைப் பார்க்கச் சொன்னார் அப்போது தான் என் இடதுக்கண் துடிப்பதைப் பார்த்தார், என் மனைவியையும் அழைத்துக் காட்டினார். அதை Twitching என்றுச் சொன்னார்.

நீங்கள் கண்களை இடது வலது என்று திருப்பிப் பார்க்காமல் இடதுபக்கம் இருக்கும் ஒரு பொருளைப் பார்க்க வேண்டுமானால் கண்களை மட்டும் இடதுபக்கமாக திருப்பாமல் கழுத்தை திருப்பிப் பாருங்கள் என்றார். அதைப் போலவே வலதுப்பக்கமும்.

கன்னத்து தசைத் துடிப்பதற்கு நீங்கள் மிகவும் இளைத்து இருக்கிறீர்கள் என்றார். இளைத்தது உண்மைதான். அந்த யோகாப் பல்கலைக்கழகத்தில் ஒருவாரம் தங்கி இருந்த போது 5 கிலோ எடை குறைந்துவிட்டேன். 55 கிலோ இருந்தவன் 50 கிலோவாகிவிட்டேன். ஏன் அங்கு சென்றீர்கள் என்றார் சென்றிருக்கக்கூடாது என்ற அர்த்தத்தில். 2015 ஐசூலை யில் யோகா பல்கலைக்கழகத்தில் சேர்ந்து ஒருவாரப் பயிற்சி முடித்துவந்தேன். 5 கிலோ எடைக்குறைந்தது மிகவும் அதிகம் எனக்கு. நண்பர் ஒருவர் தன்னுடைய காரில் அழைத்து வந்து விட்டு விட்டார் என்னுடையப் பழைய வீட்டின் அருகில். நன்கு பழகிய இடம் தான் எனக்கு ஏதோ புதிய இடத்திற்கு வந்ததை போல் இருந்தது அங்கிருந்து ஆட்டோ பிடித்து என்னுடைய வீட்டிற்கு வந்தபிறகு தான் நான் செத்துப் பிழைத்தைப் போல் உணர்ந்தேன்.

14 அக்டோபர் 2015 என் மனைவிக்கு உடல்நலமில்லை என்று கூறினாள் நான் அதைச் சாதாரணமாக எடுத்துக் கொண்டேன் ஏன் என்றால் என்னைவிட அவள் தான் ஆரோக்கியமாக இருந்தாள் எனக்கு இதயப் படபடப்பு ஏற்படும்போதெல்லாம் என் மகன் அல்லது என் மனைவிதான் 2 மணிநேரம் மருத்துவமனையில் மருந்து ஏற்றி முடியும்வரை கால்கடுக்க நின்று இருந்து என்னை அழைத்து வருவார்கள்.

ஒரு வாரகாலம் அவள் முகத்தில் லேசான மாற்றம் தெரிந்தது, சோர்ந்துக் காணப்பட் டாள் அதைப் புரிந்துகொள்ளும் சக்தி எனக்கு இல்லை. அவள் உடல்நலம் சரியில்லை என்றவுடன் என் மகள் என்னிடம் அவளை மருத்துவமனைக்கு அழைத்துச் செல்லச் சொல் லிவிட்டு அவள் அலுவலகத்துக்குச் சென்றுவிட்டாள். நான் மருத்துவமனைக்கு அழைத் துச் சென்றேன் அவர்கள் ஏதோ மருந்து எழுதிக் கொடுத்தார்கள், அங்கு செல்வதற்கு 6 மாதத்திற்கு முன் கருமுட்டைக் குழாயில் - சரியான வார்த்தையா என்றுத் தெரியவில்லை (fallopian tube) கட்டி இருக்கிறது என்றார் ஒரு மருத்துவர் அறுவை செய்து நீக்கி விடலாமா என்றுக் கேட்டதற்கு பயப்படும் அளவுக்கு இல்லை அதனால் இப்போதைக்குத் தேவை இல்லை என்றார்.

அந்த விவரத்தை இப்போது மருத்துவம் பார்த்த மருத்துவரிடம் விவரத்தைக் கூறினேன், அவர் உடனே வேறொரு மருத்துவரைப் பார்க்கச் சொன்னார் அந்த மருத்துவர் வயிற்றை அழுத்திப் பார்த்த உடனே கண்டு பிடித்துவிட்டார் எதோ கோளாறு என்று. ஒரு CT ஸ்கேன் செய்யச் சொன்னார், செய்தோம் வயிற்றில் கேன்சர் கட்டி 4-வது கட்டம் என்றார். டிசம் பரில் இறந்துவிட்டார். மூன்றே மாதம் வயிற்றில் கேன்சர், பொதுவாக வீட்டில் இருக்கும்

பெண்களுக்கு வயிற்றில் கேன்சர் வந்தால் கண்டுபிடிப்பது கடினமாம் காரணம் அவர்கள் வீட்டுவேலை செய்துகொண்டே இருப்பதால் வலியை உணரமாட்டார்களாம்.

அதே ஆண்டு ஆகஸ்ட் மாதம் தான் என் தந்தை தன் 88-வயதில் இறந்தார்.

நான் எழுதிச் சென்ற சீட்டின் காரணமாகவே மருத்துவர் என் கண்களையும் கன்னத்தை-யும் சோதித்துப் பார்த்து அதற்கு நான் என்ன செய்ய வேண்டும் என்று கூறினார் இல்லை என்றால் குழப்பம் மற்றும் வேறு ஒரு கண் மருத்துவரிடம் சென்று இருப்பேன் அவர் எனக்கு அறிவுரைக் கூறி இருப்பாரோ அல்லது வேறு எதாவது சோதனைகளைப் பரிந்துரைத்திருப்-பாரோ தெரியாது.

நிறைய நோய்கள் உள்ளவர்கள் தங்களுக்கு இருக்கும் சிறு சிறு பிரச்சினைகளைக் கூட எழுதி எடுத்துக் கொண்டு சென்றால் மருத்துவர்களிடம் ஒவ்வொன்றாக சொன்னால் அவர்-கள் ஒன்றுக்கு ஒன்று தொடர்பு இருந்தால் அதற்கு ஏற்ப மருந்து கொடுக்க ஏதுவாக இருக்-கும் நமக்கும் எல்லாப் பிரச்சினைகளுக்கும் தீர்வு கிடைத்தத் திருப்தி கிடைக்கும்.

பரியினும் ஆகாவாம் பாலல்ல உய்த்துச்
சொரியினும் போகா தம. - குறள் 376

கலைஞர் மு.கருணாநிதி உரை:

தனக்கு உரிமையல்லாதவற்றை எவ்வளவுதான் பாதுகாப்பாக
வைத்தாலும் அவை தங்காமல் போய்விடக் கூடும்;
உரிமையுள்ளவற்றை எங்கே கொண்டு போய்ப் போட்டாலும் அவை எங்கும் போகமாட்டா.

22

பக்கவாதம் மற்றும் மாரடைப்பு பயம்

கற்க கசடறக் கற்பவை கற்றபின்

நிற்க அதற்குத் தக. - குறள் 391

மு.வரதராசனார் உரை:

கல்வி கற்க நல்ல நூல்களைக் குற்றமறக் கற்க வேண்டும்,

அவ்வாறு கற்ற பிறகு, கற்ற கல்விக்கு தக்கவாறு நெறியில் நிற்க வேண்டும்.

புதிய நரம்பியல் நிபுணர் (New Neurologist)

மற்றும்

மனோதத்துவ நிபுணரின் ஆலோசனைகளும் (Neruo Psychologist)

ஒரு நாள் காலை 11 மணி இருக்கும் யாரோ கதவைத் தட்டினார்கள், அந்த நேரத்திற்கு யாரும் வருவதற்கு வாய்ப்பு இல்லை, யாராவாது வருவதாக இருந்தால் தகவல் தெரிவிப்-பார்கள். வீட்டில் யாரும் இல்லை, எங்கு சென்றிருந்தார்கள் நினைவிலில்லை. அப்போது என் மனைவியும் உயிருடன் இருந்தாள்.

யாராக இருக்கும் என்று யோசித்துக் கொண்டே கதவைத் திறந்தால் ஒரு இளம் பெண் நின்றிருந்தாள் என்னவென்று கேட்டேன், நான் பக்கத்தில் இருக்கும் மருத்துவக்கல்லூரி மாணவி, ஒரு திட்ட அறிக்கைக்காக (Project Report) உங்களிடம் சில கேள்விகள் கேட்டு அதை கல்லூரியில் சமர்ப்பிக்க வேண்டும் என்றாள், மருத்துவக் கல்லூரி மாணவி என்பதற்கு அடையாளமாக வெள்ளை அங்கி (white coat) அணிந்திருந்தாள், சரி கேள் என்றேன். உள்ளே வந்து உட்கார்ந்துக் கொண்டு கேட்கிறேன் நீங்கள் சொல்லும் பதிலை நான் எழுத வேண்டும் என்றாள் அனுமதி கொடுத்தேன்.

கேள்விகைகளைக் கேட்டுக்கொண்டு வரும்போதே நான் வலிப்பு நோயாளி என்று கூறி-னேன் அவள் உடனே உங்களுக்கு பக்கவாதமும் இருக்குக்கிறதா என்றாள், இல்லை என்றேன், அவள் என்னிடம் கேட்கவேண்டிய எல்லா கேள்விகளையும் கேட்டுவிட்டு விடைபெற்றாள் நிம்மதியாக, ஒரு ஆளிடம் அவனைப் பற்றிய விவரங்களைச் சேகரித்த சந்தோஷத்தில்.

அவள் நிம்மதியாக சென்றுவிட்டாள் ஆனால் அன்றிலிருந்து என் நிம்மதி போய்விட்-டது. எனக்கு பக்கவாதம் வருவதற்கான வாய்ப்பு இருப்பதாக அறிந்துகொண்டேன். அதன் பிறகு மனம் ஆராய்ச்சியில் இறங்கியது. பக்கவாதம் யாருக்கு வேண்டுமானாலும் வரலாம், அதனால் தான் மருத்துவர்கள் இரத்த அழுத்தத்தை கட்டுக்குள் வைத்திருக்கச் சொல்வது. கட்டுக்குள் வைத்திருக்கத் தெரியாதவர்களுக்கு மாத்திரையை கொடுத்து கட்டுப்படுத்துவது.

அப்போது என் வயது 50, ஒரு தெரிந்த நபரிடம் என்னுடைய விவரங்களைக் கூறி ஜோதிடம் பார்க்கச் சொன்னேன் என்னுடைய 55 வயதுக்குப் பிறகு 30% எனக்கு பக்க-வாதம் வருவதற்கான வாய்ப்பு இருப்பதாகக் கூறினார். அவருக்கு எனக்கிருக்கும் நோய்க-ளைப் பற்றியும் தெரியாது, அந்த மருத்துவ மாணவி என்னைக் கேட்டதும் தெரியாது. அந்த ஜோதிடர் அந்த விவரத்தை எங்கு இருந்து எடுத்தார் என்ற விவரத்தை நானே பிறகு கண்-டுபிடித்தேன்.

மருத்துவ மாணவியின் யதார்த்தமான கேள்வியையும், அந்த ஜோதிடர் கூறியதையும் பொய்யாக்க பெரும்பாடு பட்டுக்கொண்டு இருக்கிறேன்.

நீண்ட நாட்களாக எனக்கு ஒரு எண்ணம் இருந்துகொண்டே இருந்தது. அது என்ன-வென்றால் என்னுடைய நரம்பியல் மருத்துவர் என்னைச் சரியான திசையில் தான் அழைத்-துச் சொல்கிறாரா இல்லையா என்பதைச் சோதித்துப் பார்க்க வேண்டும் என்று. அதற்கு ஒருமுறை சரியான வாய்ப்பு கிடைத்தது. என்னுடைய மருத்துவரைச் சந்திக்க நேரம் கேட்டு அவரின் உதவியாளரிடம் கேட்டேன் மருத்துவர் ஊரிலில்லை ஒருவாரம் ஆகும் என்றார். எனக்கு அவசரமாக அவரைப் பார்த்தே ஆகவேண்டும் என்ற சூழ்நிலை. நான் வேறு ஒரு மருத்துவரைச் சந்தித்து ஆலோசிக்க முடிவுச் செய்து அவரிடம் நேரம் வாங்கி சென்றேன்.

இதற்கு முன் உங்களுக்கு யார் மருத்துவம் பார்த்து வருகிறார்கள் என்று கேட்டார் புதிய மருத்துவர். நான் பெயர் சொன்னேன், எனக்கு அவரைத் தெரியும் என்றார். என்ன மாத்-திரைகள் எடுத்துக் கொண்டு இருக்கிறீர்கள் என்றார் சொன்னேன். உங்கள் உயரத்திற்கும், உங்கள் எடைக்கும் எவ்வளவு மாத்திரை கொடுக்கவேண்டுமோ அதைவிடக் குறைவாகவே கொடுத்து உங்களுக்கு வலிப்பு வராமலும் கட்டுக்குள் வைத்திருக்கிறார் என்றார், எனக்கு மிகவும் மகிழ்ச்சியாக இருந்தது.

அந்தக் காலக்கட்டத்தில் தான் எனக்கு இதயப் படபடப்பு அதிகமாக இருந்த நேரம், அவரிடம் எனக்கு மாரடைப்பு வராமல் இருக்க நான் என்ன மருந்து எடுத்துக் கொள்ள-வேண்டும், அந்த மருந்தை எழுதிக்கொடுங்கள் என்றேன். என்னை எவ்வளவோ சமாதானம் செய்துப் பார்த்தார் நான் கேட்பதாக இல்லை. எனக்கு மாத்திரை எழுதிக்கொடுத்தார். பக்-கவாதம் வராமல் இருக்க என்ன செய்ய வேண்டும் என்று கேட்டேன். உங்களுக்கு யார் சொன்னது பக்கவாதம் வருமென்று அது இரத்த அழுத்தம் அதிகமாக இருப்பவர்களுக்குத் தான் வருமென்று கூறி என் இரத்த அழுத்தத்தை சோதித்துப் பார்த்தார். சரியாக இருந்தது. மாரடைப்பு வராமல் இருக்க கொடுத்த மாத்திரையை தொடர்ந்து எடுக்கவேண்டுமா அல்லது எனக்கு எப்போது தோன்றுகிறதோ அப்போது எடுத்துக்கொள்ளலாமா என்றேன். தொடங்-கிவிட்டால் கடைசிவரை எடுக்க வேண்டும் என்று எதோ சொல்லவந்தவர் நிறுத்திவிட்டு நீங்கள் ஒன்று செய்யுங்கள் இங்கு ஒரு மனோதத்துவ நிபுணர் இருக்கிறார் அவரைச் சந்தி-யுங்கள் என்றார்.

மனோதத்துவ நிபுணர் அந்த மாரடைப்பு மாத்திரை எடுக்கவேண்டாம் என்று அறிவுறித்-
தினார், அவர் மூளை நரம்பு பற்றிய படிப்பு படித்த மனோதத்துவ நிபுணர் ஆனால் மருத்-
துவர் கிடையாது. அவர் தான் எனக்கு நியாபக மறதி நோய் இல்லை என்று கூறியவர்.
ஞாபக மறதி என்றால் உங்களுக்கே உங்களை யார் என்றுத் தெரியாவிட்டால் தான் ஞாபக
மறதி என்று கூறியவர். அவர் எனக்கு 2 மாத காலம் சில உடற்பயிற்சிகளைக் கற்றுக்கொ-
டுத்து செய்யச் சொன்னார். ஓரளவுக்கு சரியானது, பிறகு அவரிடம் செல்வதை நிறுத்திவிட்-
டேன்.

அதே மருத்துவமனையில்தான் எனக்கு ஆஞ்சியோகிராம் (Angiogram) செய்து
இதயத்துக்குச் செல்லும் இரத்தம் மெதுவாகச் செல்கிறது என்று கடுபிடித்தனர்.

அதன் பிறகு இன்றுவரை என் பழைய மருத்துவரிடம் தான் சென்று வருகிறேன். மார-
டைப்புக்கு மாத்திரை வாங்கவில்லை அதனால் உபயோகிக்க வாய்ப்பில்லாமல் போனது.
என்னை மனோதத்துவ நிபுணரிடம் அனுப்பிய அந்த நரம்பியல் நிபுணருக்குத் தான் நன்றி
சொல்ல வேண்டும்.

பொறிவாயில் ஐந்தவித்தான் பொய்தீர் ஒழுக்க
நெறிநின்றார் நீடுவாழ் வார். - குறள் 6

கலைஞர் மு.கருணாநிதி உரை:

மெய், வாய், கண், மூக்கு, செவி எனும் ஐம்பொறிகளையும் கட்டுப்படுத்திய தூயவனின்
உண்மையான ஒழுக்கமுடைய நெறியைப் பின்பற்றி நிற்பவர்களின் புகழ்வாழ்வு நிலையான-
தாக அமையும்.

23

நடப்பதில் தடுமாற்றம். (*Walking Difficulty*)

மடுத்தவா யெல்லாம் பகடன்னான் உற்ற
இடுக்கண் இடர்ப்பாடு உடைத்து. - குறள் 624

கலைஞர் மு.கருணாநிதி உரை:

தடங்கல் நிறைந்த கரடுமுரடான பாதையில் பெரும் பாரத்தை
எருது இழுத்துக் கொண்டு போவது போல, விடா முயற்சியுடன்
செயல்பட்டால் துன்பங்களுக்கு முடிவு ஏற்பட்டு வெற்றி கிட்டும்.

முதன் முதலில் ஏற்பட்ட வலிப்பு நோய் தாக்குதலின் போது கழுத்துப்பகுதி பாதிக்கப்பட்-
டதாக ஏற்கனவே கூறி இருக்கிறேன். அதன் விளைவாக நீண்ட வருடங்களாக வலதுபுறமே
ஒருக்களித்து படுத்து வந்ததால் வெர்டிகோ, தலைச் சுற்றல், நடப்பதில் சிரமம் (Balancing
Problem), காதில் சத்தம் போன்ற நோய்கள் தாக்கின. ஒரு மருத்துவர் கூறினார் யார்
என்று ஞாபகம் இல்லை. இரண்டு காதுகளுக்கும் நடுவில் (உள்ளே) ஒரு திரவம் இருக்கும்,
அந்த திரவம் இரண்டு காதுகளுக்கும் சமமாக இருக்க வேண்டும் நீங்கள் பல ஆண்டுகளாக
ஒரே பக்கம் படுத்திருந்ததால் அந்த திரவம் ஒரு பக்கம் அதிகமாகி இருக்கும் அதனால்
தான் உங்களுக்கு தலைச்சுற்றல் (Vertigo) வந்திருக்கிறது என்று.

தலைச்சுற்றல் 15 ஆண்டுகளாக இருக்கும் என்று நினைக்கிறேன். நடப்பதில் தடுமாற்றம்
இருப்பதை உணர்ந்தது 6 ஆண்டுகளுக்கு முன்பு தான். அப்போது நாங்கள் ஒரு மிகப்பெரிய
குடியிருப்பில் வாடகைக்கு இருந்தோம், உள்ளேயே சைக்கிள் ஓட்டலாம், ஓட்டப்பயிற்சி,
நடைப்பயிற்சிச் செய்யலாம், நீச்சல்குளம் எல்லாம் இருந்தன.

ஒருமுறை என் மருத்துவர் என்னிடம் கூறினார் உங்களுக்கு மாத்திரைகள் கொஞ்சம்
கொஞ்சமாக நிறுத்திவிடலாம் என்று நினைக்கிறேன் என்று. அப்போது எனக்கும் நம்பிக்கை
இருந்தது நிறுத்திவிடலாம் என்று.

அவர் எனக்கு இரண்டு மாத்திரைகள் கொடுத்துவந்தார் ஒன்று 300 மிகி (mg) ஆரம்-பத்தில் இதை காலை ஒன்றும் இரவு ஒன்றும் எடுத்துக் கொள்ளச் சொன்னார். பலவரு-டங்கள் அது அப்படியே நீடித்தது. நான் தேறி வருவதை உணர்ந்தாரா அல்லது ஒரு மாத்-திரையைக் குறைத்துப் பார்க்கலாம் என்ன நடக்கிறது என்று சோதிக்கவா தெரியவில்லை அல்லது தூக்கத்தையும் வரவழைத்து வலிப்பு நோய்க்கும் ஏற்றதாக இருக்கும் என்றா தெரி-யவில்லை, காலை இரவு என்று இரண்டு 300 மிகி மாத்திரைகள் எடுத்துவந்த என்னை காலையில் அந்த மாத்திரையை எடுக்கவேண்டாம் என்றும் அதற்குப்பதிலாக வேறு மாத்தி-ரையை எழுதிக்கொடுத்தார்.

அதன் அளவு மிகக் குறைவு, கடுகு சிறுத்தாலும் காரம் குறையாது என்பதைப் போன்-றது. அதன் அளவு வெறும் 0.50 மி.கி. (mg) அதை இரவு ஒருவேளை மட்டும் எடுத்துக்-கொள்ளுமாறு கூறி இருந்தார். இரவு மட்டும் இரண்டு மாத்திரைகள் காலையில் கிடையாது.

2 வருடம் கழித்து ஒரு முறை 0.50 மிகி மாத்திரையை இரண்டாகப் பிரித்து 0.25 மிகி ஒன்றைக் காலையிலும் இரவு 0.25 மிகி ஒன்றையும் 10 நாட்களுக்கு எடுக்கச் சொன்னார். 10 நாட்கள் கழித்து காலையில் எடுப்பதை நிறுத்திவிட்டு இரவில் மட்டும் 0.25 மிகி எடுக்-கச் சொன்னார். ஏதாவது தொந்தரவு ஏற்பட்டால் மறுபடியும் 0.50 மிகி இரவில் எடுக்கச் சொன்னார். அப்படியேச் செய்தேன் பாதிப்பு ஒன்றும் ஏற்படவில்லை.

ஆறு மாதம் கழித்து 0.25 மிகி மாத்திரையை இரண்டாக பிரித்துப் பாதியை காலை-யிலும் மற்றப் பாதியை இரவிலும் எடுத்துவிட்டு 10 நாட்கள் கழித்து காலையில் எடுக்கும் பாதியை நிறுத்திவிட்டு ஒரு பாதியை மட்டும் தொடரச் சொன்னார், ஏதாவது பிரச்சினை என்றால் உடனே இரவு 0.25 மிகி க்கு மாறிவிடச் சொன்னார்.

நானும் அப்படியேச் செய்தேன் ஆனால் மூளை அடங்க மறுத்தது, வாரம் ஒரு முறை எங்கள் குடியிருப்பிற்கு அரசுத் தோட்டக்கலைத் துறையிலிருந்து காய்கறி விற்பவர் வருவார் ஒரு முறை அவர் வந்தபோது காய்களை எடுக்கக் கீழே குனிந்தேன் லேசான தலைச்சுற்றல் போல் இருந்தது கீழே விழுந்துவிடுவதைப் போல் உணர்ந்தேன், அருகே நிறையப் பெண்கள் இருந்தார்கள் அவர்கள் எதிரில் எதுவும் ஏடாகூடமாக நடந்துவிடக் கூடாது என்று உடனே நிமிர்ந்துவிட்டு காய்களை வாங்காமல் நடைப்பயிற்சிச் செய்ய ஆரம்பித்தேன். அப்போது தான் உணர்ந்தேன் இரண்டு கால்களும் இரண்டு வெவ்வேறு திசையில் செல்வதைப்போல். எப்போதும் வேகமாக நடக்கும் நான் மிக மிக மெதுவாக நடந்தேன், தலைச்சுற்றலும், நடை-யில் தடுமாற்றமும் குறையவில்லை, நடைப்பயிற்சியைப் முதல் சுற்றிலேயே முடித்துவிட்டு வீட்டிற்கு வந்துவிட்டேன். மூளை எப்போதும் விழிப்பு நிலையிலேயே இருந்தது ஒரு வாரம் தொடர்ந்துப் பார்த்தேன் இயலவில்லை இரவு 0.25 மிகி க்கு மாறிவிட்டேன்.

அதன் பிறகு எப்போது என்ன பிரச்சினையை கூறினேனோ தெரியவில்லை மறுபடியும் 0.50 மிகி எடுக்கச் சொன்னார் அதையே தொடர்ந்து வருகிறேன் இன்றுவரை.

எனக்கு நடையில் தடுமாற்றம் ஒரே நாளில் நடந்துவிடவில்லை. சிறுகச் சிறுகத் தான் நடந்திருக்கும் அதை உணராமல் போயிருப்பேன், காரணம் எனக்கிருக்கும் கழுத்துவலி மற்-றும் காதிரைச்சல். இந்த காரணத்தால் நமக்கு இப்படி இருக்கும் என்று நானே கற்பனைச் செய்துக்கொள்வதால் ஒரு நன்மை அடிக்கடி மருத்துவரிடம் செல்வதில்லை. எனக்கிருக்கும் எத்தனையோ பிரச்சினைகளின் காரணமாகத்தான் இப்படி நடக்கிறது என்று நான் என்-

னையே சமாதானப்படுத்திக் கொள்வேன்.

வலிப்புநோய் + 40 ஆண்டுகள் மருந்து மாத்திரைகள் + கழுத்துவலி + காதிரைச்சல் + இடதுக்கண் துடிப்பு + இடத்துக்கன்னம் துடிப்பு = கால்களில் தடுமாற்றம்.

மனநலம் நன்குடைய ராயினும் சான்றோர்க்கு

இனநலம் ஏமாப் புடைத்து. - குறள் 458

திருக்குறளார் வீ. முனிசாமி உரை:

மனம் நன்றாக இருப்பதனை நல்லபடியாகத் தாமே

தம் பிறவியிலேயே உடையவராக இருந்தாலும்,

நிறைகுணம் பெற்ற பெரியோர்களுக்கு சேர்ந்த இனம் நன்றாக இருப்பது,

காப்பான வலிமை உடையதாகும்.

24

நரம்புச் சுற்றல் (*Varicos Veins*)

நத்தம்போல் கேடும் உளதாகும் சாக்காடும்
வித்தகர்க் கல்லால் அரிது. - குறள் 235

கலைஞர் மு.கருணாநிதி உரை:

துன்பங்களுக்கிடையேகூட அவற்றைத் தாங்கும் வலிமையால்
தமது புகழை வளர்த்துக் கொள்வதும்,
தமது சாவிலும்கூடப் புகழை நிலை நாட்டுவதும்
இயல்பான ஆற்றலுடையவருக்கே உரிய செயலாகும்.

என் வேலையே நின்றுகொண்டு அச்சகத்தில் அச்சுக்கோர்ப்பது (Compositor) தான். நரம்புச் சுற்றல் நோய் பெரும்பாலும் நின்றுகொண்டே வேலைச் செய்பவர்களுக்கு வரும் என்றுச் சொல்கிறார்கள். மருத்துவர்கள், செவிலியர்கள் போன்றவர்களுக்கும் கூட இந்த நரம்புச் சுற்றல் வருமாம், எனக்கு எப்போது வந்தது என்றேத் தெரியாது.

ஒருநாள் குளிக்கும்போது எதேச்சையாக பார்த்தேன் இரண்டுக் கால்களிலும் ஒரு மிகச் சிறிய குட்டிப் பந்துபோல் சுமார் 10 மிமி அளவில் இருக்கிறது. அதை வீட்டில் இருக்கிற எல்லோரிடமும் காண்பித்து இது வீக்கம் தானே? உங்களுக்கு யாருக்கேனும் இருக்கிறதா என்றுக் கேட்டேன் யாருக்கும் இல்லை என்றார்கள்.

அடுத்தமுறை என்னுடைய நரம்பியல் மருத்துவரைச் சந்தித்தபோது அதைக் காண்பித்து அது என்னவென்று கேட்டேன் அவர்தான் வெரிகோஸ் வெய்ன்ஸ் என்னும் நரம்புச் சுற்றல் என்றார். நான் அதையும் ஒரு பெரும் பிரச்சினையாக நினைத்துவிடக் கூடாது என்று எண்-ணியோ என்னவோ அவருடைய கால்களிலும் இருப்பதாகவும் அவருடையக் கால்களைத் தொட்டுப் பார்க்கச் சொன்னார் பார்த்தேன் அனால் என் கண்களுக்குப் புலப்படவில்லை இருப்பதாக உணரவும் முடியவில்லை. எனக்கும் இருக்கிறது பயப்பட வேண்டாம் என்றார். பயப்பட வேண்டிய அவசியம் இல்லாததால் கவலை இல்லாமல் இருக்கிறேன்.

நீண்டதூரம் நடந்தால் கால் பாதங்கள் சூடு ஆகிவிடுகின்றன அது எதற்கென்றுப் புரிய-வில்லை. இதற்கும் அதற்கும் தொடர்பு உண்டா என்றும் தெரியவில்லை. அப்படி நடக்கும்-

போது சூடு ஏற்பட்டால் செருப்பைக் கழற்றிவிட்டு சில்லென்றத் தரையில் கால் பாதங்களை வைத்தால் சுகமாக இருக்கிறது. ஷூ அணிந்தால் சீக்கிரத்தில் கால் எரிச்சல் ஏற்படுகிறது.

அதற்கென்று சில சமயம் பயிற்சிச் செய்வேன். அந்தப் பயிற்சி தூக்கத்துக்கும் நரம்புச் சுற்றலுக்கும் உதவிகரமாக இருக்கும் என்று. அந்தப் பயிற்சி என்னவென்றால் நம் கால்களை உயரே தூக்கி குதிகால்கள் சுவற்றில் படும்படியாக வைத்து லேசாகத் தட்டுவது. இதுவும் ஒரு நம்பிக்கை மருத்துவம் போன்றதுதான். அந்தப் பயிற்சிச் செய்வதால் எந்தப் பயனும் எனக்கு ஏற்படவில்லை. தூக்கம் வராமல் விழித்துக்கொண்டு சும்மா இருப்பதைவிட இப்படி எதை-யாவது செய்வோம் என்றே செய்வேன்.

என் மனைவிக்கு உருளையாக பந்துபோல் இல்லாமல் பகிச்சைக்கோடுகளாக இருந்தன. எனக்கு உருளைகள்போலும் இருக்கின்றன நரம்புகளும் தெரிகின்றன அனால் சுருட்டிக்-கொண்டு இல்லை. போகப் போகத் தெரியும் என்று நினைக்கிறேன்.

பலபேருக்கு மிகவும் சுருட்டிக்கொண்டு இருக்கின்றன அவர்கள் எல்லாம் எப்படி நடக்-கிறார்கள் என்றே புரியவில்லை. என் மருமகனின் அண்ணி (OperationTheatre) செவி-லியராகப் பணிபுரிகிரார், காலையில் இருந்து வீட்டுக்குக் கிளம்பும் வரை நின்றுக்கொண்டே இருக்கவேண்டிய வேலை அது. இரு கால்களின் நரம்புகளும் சுருட்டிப் புடைத்துக் கொண்டி-ருக்கிறதாம், என் மகள் பார்த்துவிட்டு வந்து வேதனைப்பட்டாள், அழாத குறையாக சொன்-னாராம் அந்தப்பெண். குடும்பச் சூழ்நிலை காரணமாக வேலைக்குச் செல்ல வேண்டிய கட்டாயம். அவரின் கணவர் நினைத்தால் செலவுகளைக் குறைத்து அந்தப் பெண்ணை வேலைக்குச் செல்லவேண்டாம் என்று கூறலாம்.

குறிப்பிற் குறிப்புணரா வாயின் உறுப்பினுள்
என்ன பயத்தவோ கண். - குறள் 705
கலைஞர் மு.கருணாநிதி உரை:
ஒருவரது முகக்குறிப்பு, அவரது உள்ளத்தில் இருப்பதைக்
காட்டி விடும் என்கிறபோது, அந்தக் குறிப்பை உணர்ந்து
கொள்ள முடியாத கண்கள் இருந்தும் என்ன பயன்?.

25

சுக்கிலச் சுரப்பியும் சிறுநீர்ப்பை பிரச்சினைகளும் (*Prostate and Urinary Bladder problems*)

ஒருமையுள் ஆமைபோல் ஐந்தடக்கல் ஆற்றின்
எழுமையும் ஏமாப் புடைத்து. - குறள் 126

கலைஞர் மு.கருணாநிதி உரை:

உறுப்புகளை ஓர் ஓட்டுக்குள் அடக்கிக் கொள்ளும் ஆமையைப் போல்
ஐம்பொறிகளையும் அடக்கியாளும் உறுதி,
காலமெல்லாம் வாழ்க்கைக்குக் காவல் அரணாக அமையும்.

என் நோய்களின் ஆரம்பம் உங்களுக்குத் தெரியும் படுக்கையில் சிறுநீர் கழித்தல் என்று. 40 வயதுக்குப் பிறகும் சிறுநீரை அடக்கமுடியாமல் வெளியில் எங்காவது நடந்துச் சென்றுக்கொண்டிருக்கும்போது அடக்கி அடக்கி இனியும் அடக்க முடியாது என்ற நிலையில் பல நேரங்கலில் சொட்டுச் சொட்டாக சிறுநீர் கழித்திருக்கிறேன், எப்படியாவது வீட்டிற்குச் சென்று சிறுநீர் கழித்துவிடலாம் என்று வேக வேகமாக நடந்து வந்துகொண்டிருக்கும்போது ஒரிருமுறை வீட்டிற்கு மிக அருகாமையில் இனியும் அடக்க முடியாது என்ற நிலையில் முழுவதுமாக கழித்தும் இருக்கிறேன்.

பேருந்துப் பயணங்களில் டீ காபி அல்லது உணவுக்கு பேருந்தை நிறுத்தும்போது வயதானவர்கள் தான் முண்டியடித்துக்கொண்டு முதலில் இறங்க முயற்சிப்பார்கள், அப்போதெல்லாம் அவர்களின் அவஸ்தை எனக்கு மட்டும் அல்ல இளம் வயதினர் யாருக்கும் புரியாது,

நானே பாதிக்கப்பட்டபோது தான் புரிந்தது சிறுநீரை அடக்குவது எவ்வளவு கடினமென்று. அதனாலேயே பெரும்பான்மையான பெண்கள் வெளியே செல்லும்போது தண்ணீர் அருந்-துவதில்லை. அதே போல்தான் நானும் தயாராகக் காத்திருப்பேன் நடத்துனர் எப்போது டி காபி சாப்பாடு சாப்பிடுகிறவர்கள் சாப்பிடலாம் வண்டி 20 நிமிடம் நிற்கும் என்று சொல்வார் என்று, உடனே முதலில் இறங்கி ஓடுவதற்கு.

5 ஆண்டுகளுக்கு முன்பு ஒருமுறை விளம்பரம் பார்த்தேன் குறைந்த செலவில் மாஸ்டர் சோதனை (Master Check-up) செய்வதாக, நான் சென்றேன் அப்போது தான் எனக்கு சிறிய அளவிலான சுக்கிலச் சுரப்பி வீக்கம் (Mild swelling of Prostate glands) உள்ளதாகக் கூறினார்கள்.

பல மருத்துவ வார்த்தைகளை நாம் ஏற்கனவே கேள்விப்பட்டிருப்பதைப்போன்றே நானும் சுக்கிலச் சுரப்பி புற்று (Prostate Cancer) நோயைப் பற்றி கேள்விப்பட்டிருந்ததால் ரிப்-போர்டைக் கொடுத்த மருத்துவரிடம் இது புற்று நோயா என்று கேட்டேன் இல்லை இல்லை இது ஒரு சின்ன வீக்கம் தான் உங்களுக்கு அது புற்று நோயா என்றுத் தெரிந்துக்கொள்-ளவேண்டும் என்றால் PSA test என்று ஒன்று இருக்கிறது அதைச் செய்துப் பார்த்துக் கொள்ளுங்கள். அதற்கு முன் நீங்கள் உங்கள் மருத்துவரிடம் கலந்தாலோசித்தால் இந்த test அவசியம் செய்ய வேண்டுமா என்று அவர் சொல்லுவார் என்றார்.

யாரோ ஒரு மருத்துவரிடம் நான் வேறு ஏதோ பிரச்சினைக்காக சென்றபோது அவர் விளக்கினார் மலச்சிக்கல் உள்ளவர்களுக்கு இந்தப் சுக்கிலச் சுரப்பி வீக்கம் வருவதற்கு வாய்ப்பு உள்ளதாக எந்த மருத்துவர் என்பதைக்கூட மறந்துவிட்டிருக்கிறேன். மலச்சிக்கல் இருக்கும் போது மலம் கழிக்க நாம் கொடுக்கும் அழுத்தம் காரணமாக இந்த வீக்கம் ஏற்ப-டலாம்.

அதற்குப் பிறகு நான் எந்த மருத்துவரிடமும் இதைப் பற்றி கலந்தாலோசிக்காததால் PSA Test செய்யயவில்லை. இப்போது அதே அளவு உள்ளதா இன்னும் பெரிதாக உள்-ளதா என்றுத் தெரியவில்லை. ஒரு இரைப்பை குடல் மருத்துவர் (Gastroenterologist) அடிக்கடி ஸ்கேனிங் செய்ய வேண்டாமென்று அறிவுறுத்தினார்.

சிறுநீர் கழிக்கும் அவசர உந்துதல் தானாகவே குறைந்துவிட்டது. ஆனாலும் பேருந்துப் பயணங்களின்போது சற்றுப் பயம் இருந்துகொண்டுதான் இருக்கிறது. அதனால் பயணத்தின் வழியில் தண்ணீர் அருந்துவதைக் குறைத்துவிடுவேன், எங்காவது பேருந்து நின்றால் உடனே இறங்கி சிறுநீர் கழித்து விடுவேன். பயணம் முடிந்தபின் தேவையான அளவு தண்ணீர் அருந்திவிடுவேன்.

சைக்கிளுக்கு அடுத்து எனக்கு மிகவும் பிடித்தது இரயில் பயணம் தான் அதுவும் மேலே உள்ள படுக்கை தான் பிடிக்கும், புத்தகம் படிக்கலாம் மேலும் யாரும் நம்மை எதற்கும் தொந்தரவு செய்ய மாட்டார்கள். அப்போதும் பயம் இருந்துகொண்டே இருக்கும் சிறுநீர் கழித்துவிட்டால் என்ன நடக்கும் என்று, ஆனால் தூங்கினால் தானே சிறுநீர் கழிப்பதற்கு, அப்படி எதுவும் நடக்கவில்லை இதுவரை.

இரண்டு மாதங்களுக்கு முன் அதாவது பௌத்திரத்திற்கு அறுவைச் சிகிச்சைச் செய்தபி-றகு வயிற்றில் எதோ தொந்தரவு இருந்தது அது என்னவென்று தெரிந்துக் கொள்வதற்காக ஸ்கேனிங் செய்ய வேண்டாம் என்று மருத்துவர் கூறியதையும் மீறி ஒரு (USG) ஸ்கேனிங்

செய்தபோது பித்தப்பை கற்கள் உள்ளது என்று கூறினார் ஆனால் சுக்கிலச் சுரப்பி வீக்கத்-தைப் பற்றி எதுவும் கூறவில்லை. நானாக கேட்டபோது லேசாக வீங்கி இருக்கிறது என்றார், அவராகவே சொல்லி இருக்கவேண்டும், நான் தான் கடைசி நோயாளி என்பதாலும் நேரம் கடந்துவிட்டதாலும் அவசரமாக வீட்டிற்கு கிளம்பிவிட்டார்.

வினைத்திட்பம் என்பது ஒருவன் மனத்திட்பம்
மற்றைய எல்லாம் பிற. - குறள் 661

சாலமன் பாப்பையா உரை:

ஒரு செயலை இடையில் விடாது செய்து முடிப்பதற்கான செயல் உறுதி என்பது ஒருவனின் மன உறுதியே. மற்றவை உறுதி எனப்படமாட்டா.

26

விரைவீக்கம் (Swelling of Testicles)

கலங்காது கண்ட வினைக்கண் துளங்காது
தூக்கங் கடிந்து செயல். - குறள் 668

கலைஞர் மு.கருணாநிதி உரை:

மனக் குழப்பமின்றித் தெளிவாக முடிவு செய்யப்பட்ட ஒரு செயலைத் தளர்ச்சியும், தாமதமும் இடையே ஏற்படாமல் விரைந்து நிறைவேற்ற வேண்டும்.

நான் 1985-ல் அச்சகம் ஆரம்பித்ததையும், எப்படி ஆரம்பிக்கப்பட்டது என்பதைப்பற்றி-யும் விளக்கி இருந்தேன். அச்சகம் ஆரம்பிக்கும்போது எனக்கு வயது 23 ஆனால் அச்சகம் ஆரம்பிக்கும் அளவுக்கு அனுபவம் சிறிதும் கிடையாது. ஆர்டர்கள் யார் தருவார்கள் அல்-லது நாமாகத்தான் ஆர்டர்கள் எடுக்கச் செல்லவேண்டுமா என்று எதுவும் தெரியாது. இளம் கன்று பயம் அறியாது என்று சொல்வார்களே அதைப்போல். எனக்கும் என் தம்பிக்கும் வேலை செய்யத் தெரியுமே தவிர மற்ற எதுவும் தெரியாது. மற்றும் என் தாயாருக்கு என் மீது இருந்த அபரிமிதமான நம்பிக்கை.

ஆரம்பிக்கும்போது எல்லோரும் சிறிய இயந்திரத்தை (Machine) வாங்கிவிட்டு ஆர்-டர்கள் நிறைய வர ஆரம்பித்தப்பிறகு மற்றொரு இயந்திரம் வாங்குவதாக இருந்தால் பெரி-தாக வாங்குவார்கள். அச்சகம் தொடங்குவதே மிகப்பெரிய சவாலாக இருந்தது இதில் மற்-றொன்று வாங்குவது என்பது நினைத்துக் கூட பார்க்க முடியாத நிலையில் இருந்தேன்.

முதலில் கடையைப் பார்த்து அட்வான்ஸ் தொகையை கட்டிவிட்டோம் அதன் பிறகு பயன்படுத்திய (Second Hand Machine) இயந்திரத்தைத் தேட ஆரம்பித்தேன் ஒரு இயந்திரத் தரகர் கிடைத்தார் அவர் பல இடங்களில் இயந்திரங்களைக் காட்டினார் எதுவும் சரிப்பட்டு வரவில்லை. கடைசியில் எங்கள் கடைக்கு மிக அருகிலேயே ஒரு அச்சகத்-தில் இருப்பதாகக் கூறி அழைத்துச் சென்றார் எனக்குப் பிடித்துவிட்டது, காரணம் அது நல்ல நிலையில் ஓடிக்கொண்டிருந்ததால். விலைப்பேசி வாங்கிவிட்டோம். மின் இணைப்பு (3 phase power connection) வாங்க ஆறு மாதங்களுக்கு மேல் ஆகிவிட்டது.

அந்த ஆறு மாதமும் கால்களால் அழுத்தி இயந்திரத்தை ஓட்ட வேண்டும், இயந்திரமோ பெரியது, பெரிய இயந்திரங்களை யாரும் கால்களால் அழுத்தி இயக்க மாட்டார்கள். அதற்குத் தான் அனுபவம் வேண்டும் என்பது. பலபேர் அவர்கள் வாழ்நாள் முழுவதும் கால்களைக்கொண்டே இயக்கி இருக்கிறார்கள் சிறிய இயந்திரங்களை.

நான் அச்சுக் கோர்பவன், என் வேலையோ எளிதானது என்று நான் நினைத்துக் கொண்டிருந்தேன், வலிப்புநோய் வந்தப் பிறகுதான் அச்சுக் கோர்ப்பவர்களின் மெலிந்த உடல்களை எல்லாம் பார்த்தப்போது ஈயத்தினால் ஆன அச்சு எழுத்துக்கள் எவ்வளவு கொடுமையான விளைவுகளை ஏற்படுத்துகின்றன என்று.

என் தம்பியோ இயந்திரத்தை இயக்குபவன். இயந்திரம் பெரிதாக இருந்ததால் அவனே அவன் கால்களைக் கொண்டு இயக்கி அச்சடிப்பதை என் மனம் ஏற்கவில்லை. ஆதலால் நான் அச்சுக் கோர்த்து முடித்தப் பிறகு என் கால்களால் இயந்திரத்தை அழுத்த அவன் காகிதங்களை இயந்திரத்தில் வைத்து அச்சடித்து எடுத்து வைப்பான்.

அப்படி நான் கால்களால் இயந்திரத்தை அழுத்தியதால் அப்போதே எனக்கு விரைவீக்கம் இருப்பதை உணர்ந்தேன். எனக்கு வலி எதுவும் இல்லை. இப்போதும் கூட எனக்கு வலி இல்லை. ஆனால் இரண்டில் ஒன்று மட்டும் வீங்கி இருக்கிறது மற்றொன்று சரியாக இருப்பதாக நினைக்கிறேன், மருத்துவர்கள் தான் கூறவேண்டும் இரண்டுமே வீங்கி இருக்கின்றனவா அல்லது ஒன்று மட்டும் தானா என்று.

2022-ல் பௌத்திரத்திற்கு (Fistula) MRI ஸ்கேனிங் செய்தபோது தான் விரைவீக்கம் உள்ளது என்று வந்தது ரிப்போர்ட்.1986-ல் எனக்கு விரைவீக்கம் இருக்கிறது என்று நான் நினைத்தது சரியென்று 2022-ல் உறுதியானது. வலி எதுவும் இல்லாததால் எல்லோருக்குமே விரைகள் இப்படித்தான் இருக்கும் என்றும் தோன்றி இருக்கிறது எனக்கு. வலது பக்க விரை தான் வீங்கி உள்ளது. என் தம்பியின் இடதுபுறத்தில் நான் நின்றுக்கொண்டு என் வலது காலால் தான் இயந்திரத்தை அழுத்தினேன். ஏன் இடதுபுறத்தில் நின்று வலதுகாலை மட்டும் உபயோகித்தீர், ஒரு பக்கம் சிறிது நேரமும் மற்றொரு பக்கம் சிறிது நேரமும் நின்று அழுத்தி இருந்தால் விரைவீக்கம் வந்திருக்காது அல்லவா என்று சிலருக்கு தோன்றும்.

வலதுபுறத்தில் ஒரு பலகை இருக்கும் அதன்மேல் தான் அச்சடிக்கவேண்டிய காகிதங்கள் இருக்கும், இயந்திரத்தை இயக்குபவர்கள் வலது கையால் காகிதத்தை எடுத்து இயந்திரத்தில் வைத்து அச்சடித்தப் பிறகு இடது கையால் அச்சடித்தக் காகிதத்தை எடுத்துத் தம் வயிற்றின் அருகே ஒருப்பலகை இருக்கும் அங்கே வைப்பார்கள், அந்தப் பலகை சற்று அகலமாக இருக்கும் அந்தப்பலகையின் ஒரு முனையை நான் பிடித்துக் கொண்டுதான் இயந்திரத்தை அழுத்தினேன். வலதுபுறம் காகிதம் வைத்திருப்பதால் யாரும் வலதுபுறம் நின்று இயந்திரத்தை அழுத்த இயலாது.

இதுதான் எனக்கு வந்த விரைவீக்கத்திற்கான காரணமாக நான் நினைக்கிறேன். அச்சு இயந்திரத்தைக் கண்ணில் கூட பார்த்திராதவர்களுக்கு ஏன் விரைவீக்கம் வருகிறது என்று எனக்குத் தெரியாது. அந்த மருத்துவக் கேள்விக்கு மருத்துவர்கள்தான் விடை கூறுவார்கள்.

பொருள்கருவி காலம் வினையிடனொடு ஐந்தும்
இருள்தீர எண்ணிச் செயல். - குறள் 675

கலைஞர் மு.கருணாநிதி உரை:

ஒரு காரியத்தில் ஈடுபடுவதற்கு முன்பு,

அதற்குத் தேவையான பொருள், ஏற்ற கருவி, காலம்,

மேற்கொள்ளப் போகும் செயல்முறை, உகந்த இடம்

ஆகிய ஐந்தையும் குறையில்லாமல் பார்த்துக் கொள்ள வேண்டும்.

27

பித்தப்பைக் கற்கள் (Gallbladder Stones)

உறங்கு வதுபோலுஞ் சாக்காடு உறங்கி
விழிப்பது போலும் பிறப்பு. - குறள் 339

கலைஞர் மு.கருணாநிதி உரை:

நிலையற்ற வாழ்க்கையில்,

உறக்கத்திற்குப் பிறகு விழிப்பதைப் போன்றது பிறப்பு;

திரும்ப விழிக்க முடியாத மீளா உறக்கம் கொள்வதே இறப்பு.

நான் ஏற்கனவே கூறி இருந்தேன் தலைச்சுற்றலுக்கான காரணத்தை என்னால் கூற இயலாது. வலிப்புநோய், கழுத்துவலி, காது இரைச்சல், வெர்டிகோ மற்றும் கண்களில் உள்-ளப் பிரச்சினைகள் போன்றக் காரணங்களினால் தான் என்று.

அதே போல் தான் வயிற்றுவலிக்கான காரணத்தையும் என்னால் சரியாக மருத்துவரிடம் கூற இயலாது. தலைசுற்றலாக இருக்கட்டும் அல்லது வயிற்றுவலியாக இருக்கட்டும் மருத்-துவர்களுக்குத் தலைச்சுற்றாதக் குறை தான் நான் சொல்லும் காரணங்கள்.

வாயுத்தொல்லை, சிறுகுடல் வயிற்றுப்புண், மலச்சிக்கலினால் ஏற்பட்ட மலத்துவாரப் பிளவு (Fissure) என்றுப் பல காரணங்களினால் தான் என்னால் வயிற்றுவலி ஏன் என்று என்னால் சரியாகச் சொல்லத் தெரியாது. பல நேரங்களில் காரம் சாப்பிட்டால் ஒன்றும் ஆகாது, நான் நினைத்துக் கொள்வேன் வயிற்றுப் பிரச்சனை சரியாகிவிட்டது என்று. சில நேரங்களில் சாப்பிட்ட சற்று நேரத்தில் வயிறு எரியும். ஒன்றுமே புரியாது எனக்கு.

அந்த நோய்களோடு மற்றொன்றும் சேர்ந்துக் கொண்டது ஒரு மாஸ்டர் சோதனைச் (Master Check-up) செய்தபோது பித்தப்பையில் பல கற்கள் மொத்த அளவு 6 மிமி என்று நினைக்கிறேன் ரிப்போர்ட் வந்தது. அதிர்ந்துப் போனேன். நமக்கு ஏன் பித்தப்பையில் கற்கள் வரவேண்டும் என்று. ஏனென்றால் நான் பல ஆண்டுகளாக யோகா செய்கிறேன், நிறையத் தண்ணீர் குடிக்கிறேன் மற்றும் நடைப்பயிற்சிச் செய்து வருகிறேன். ஆனால் பல ஆண்டுகளாக மாத்திரை எடுப்பதை மறந்துவிடுகிறேன்.

என்னுடைய சிறுநீர்ப் பிரச்சினையும் வலிப்புநோயும் தம்மோடு வந்து தங்குமாறு பலநோய்களுக்கு அழைப்பு விடுத்து இருக்கின்றன என்னைச் சோதனைச் செய்துப் பார்ப்பதற்காக.

2017-ஆம் ஆண்டு சுமார் பத்து வருட இடைவெளியில் மற்றொரு மாஸ்டர் சோதனைச் செய்தபோது தான் எனக்கு ப்ரோஸ்டேட் வீக்கம் உள்ளது கண்டுபிடிக்கப்பட்டது. பித்தப்பையில் உள்ள கற்களின் அளவும் கூடி இருந்தது 6 மிமி அல்லது 7 மிமி என்று இருந்த அளவு 17 மிமி (mm) வளர்ந்திருந்தன (ஒரு கல் அல்ல பல கற்களின் கூட்டு அளவு 17 மிமி).

முதல்முறை பித்தப்பை கற்கள் உள்ளன என்றுக் கண்டுபிடித்த உடனே ஒரு ஆயுர்வேத இளம் வைத்தியரைப் போய்ப் பார்த்து கற்களை கரைக்க மருத்துவம் பார்க்கச் சொன்னேன். அவர்தான் கூறினார் மருந்து கொடுக்கலாம் ஆனால் உள்ளே இருக்கும் கற்கள் எப்படி வெளியே வருமென்று. அறுவைச் சிகிச்சை ஒன்றே வழி என்றும் கூறினார். அப்போது தான் தெரிந்தது பித்தப்பை என்பது இயற்கையால் சீல் செய்யப்பட்ட பையைப் போல் என்று.

நான் நினைத்துக் கொண்டிருந்தேன் சிறுநீரக கற்களை நீக்குகிறார்களே அதைப் போலவே இதையும் நீக்கிவிடுவார்கள் என்று. ஆங்கில மருத்துவத்தில் பித்தப்பையையே எடுத்துவிடுவார்களாம். கொரோனாவுக்கு முன்பு வயிற்றுவலிக் காரணமாக புதிதாக திறந்திருந்த ஒரு மிகப்பெரிய மருத்துவமனைக்குச் சென்றேன் அங்கு எனக்கு முதன்முதலில் 30 வருடங்களுக்கு முன்பு வாயில் குழாய் விட்டு (Endoscopy) சிறுகுடல் புண் இருப்பதாக சொன்னவர் இருந்தார், அவர் வேறொரு நோயாளியுடன் இருந்தால் அவருடைய அறையிலேயே இருந்த மற்றொரு மருத்துவரைச் சந்தித்தேன் அவர் எனக்கு மருந்து மற்றும் மாத்திரைகளை எழுதிக் கொடுத்தார்.

அவரைக்கேட்டேன் இது புற்றுநோயாக இருக்குமா என்று. அதற்கு அவர் தென்னிந்தியர்களுக்கு அதிகமாக புற்றுநோயாக மாறுவதில்லை, நீங்கள் வட இந்தியராக இருந்தால் வாய்ப்பு உள்ளது என்றார். காரணத்தையும் கூறினார் தென் இந்தியர்கள் சமையலுக்கு கடலை எண்ணெய், நல்லெண்ணெய் மற்றும் தேங்காய் எண்ணெய் உபயோகப்படுத்துகிறார்கள் வட இந்தியர்கள் கடுகு எண்ணெய் உபயோகப்படுத்துவதால் அவர்களுக்குப் புற்று நோயாக மாறுவதற்கு வாய்ப்பு அதிகம் என்று. எனக்கு மற்றொரு அறிவுரையும் கூறி அனுப்பினார் நீங்கள் அடிக்கடி ஸ்கேனிங் செய்யவேண்டாம், உங்களுக்கு எப்போதாவது வாந்தி வருவது போன்ற உணர்வு வந்தாலோ அல்லது கடுமையான வயிற்றுவலி ஏற்பட்டாலோ அரைமணி நேரத்துக்குள் பக்கத்தில் இருக்கும் மருத்துவமனைக்குச் செல்லுங்கள் அவர்கள் உங்களுக்கு அறுவைச் சிகிச்சை செய்வார்கள், அதுவரை அறுவைச் சிகிச்சை அவசியம் இல்லை என்று.

இன்றுவரை வாந்தி வரும் உணர்வும் ஏற்படவில்லை கடுமையான வயிற்றுவலியும் ஏற்படவில்லை. தப்பித்துக்கொண்டிருக்கிறேன். எங்காவது பிரயாணம் செய்யும்போது மருத்துவ வசதி இல்லாத இடத்தில் வாந்தி வருவதுபோல் தோன்றினாலோ அல்லது கடுமையான வயிற்றுவலி ஏற்பட்டாலோ என்ன செய்வது என்றுத் தெரியவில்லை. அப்படி நடக்கக் கூடாது என்றால் வலி வருவதற்கு முன் நானே மருத்துவரிடம் சென்று பித்தப்பையை நீக்கிவிடுவது தான்.

மற்றும் தொடர்ப்பாடு எவன்கொல் பிறப்பறுக்கல்
உற்றார்க்கு உடம்பும் மிகை. - குறள் 345
சாலமன் பாப்பையா உரை:
இனியும் பிறப்பது கூடாது என்று பிறப்பையே அறுக்க முயன்றவர்க்கு
அவரது உடம்பே அதிகம்; நிலைமை இப்படி இருக்க,
உடம்பிற்கும் மேலான சுமை எதற்கு?.

28

பதட்டம் / பயம் (*Anxiety*)

————— ௸ —————

அஞ்சுவ தஞ்சாமை பேதைமை அஞ்சுவது
அஞ்சல் அறிவார் தொழில். - குறள் 428

மு.வரதராசனார் உரை:

அஞ்சத்தக்கதைக் கண்டு அஞ்சாதிருப்பது அறியாமையாகும்,
அஞ்சத் தக்கதைக் கண்டு அஞ்சுவதே அறிவுடையவரின் தொழிலாகும்.

வலிப்புநோயின் காரணமாக நான் அச்சகத்தின் உள்ளேயே இருக்கும் வேலைகளை மட்-
டும் பார்த்துக்கொண்டு வெளி வேலைகளை என் தம்பிகள் இருவரும் பார்த்து வந்தார்கள்.
வேலை அதிகமாக வரத் தொடங்கியதால் ஆட்களை அமர்த்தினோம். அதன் பிறகு எனக்கு
வேலை குறைந்தது கற்பனைக் குதிரை ஓடத் தொடங்கியது. சிறுவயதில் இருந்தே நான்
பகல் கனவு காண்பவனாகவே வளர்ந்தேன். அச்சுக் கோர்க்கும்போது கூட எதையாவது கற்-
பனைச் செய்துக்கொண்டே வேலைகளைச் செய்து வந்தேன். இப்போது வேலை ஆட்கள்
வந்துவிட்டால் எனக்கு வேலை குறைந்தது.

ஆர்டர்கள் அதிகமாக வந்தது என்றாலும் கூட கடனும் அதிகமாகவே இருந்தது,
கடனுக்கு வட்டி கட்ட வேண்டும். இப்போது தங்கக் கம்பிகள் இருவரும் தங்கள் திருவிளை-
யாடல்களை ஆரம்பித்தார்கள். கீழே ஒருவன் ஓட்டைப் போட்டு காசுத் திருடுவது தெரி-
யாமல் உண்டியலுக்கு மேலே ஒருவன் காசு போட்டு வந்தால் என்ன நடக்கும்? அதுவே
நடந்தது எனக்கும். நான் வெளியே செல்லாதது அவர்களுக்கு வசதியாகிவிட்டது.சில ஆண்-
டுகளில் எல்லோரும் தனித்தனியாக பிரிந்தோம்.

இந்த சமயத்தில் தான் எனக்குக் குழப்பங்களும் அதிகமாக இருந்தன. தூக்கமின்மையின்
ஆரம்ப அறிகுறிகள் தெரிய ஆரம்பிக்கவும், உள்ளுக்குள்ளேயே வெர்டிகோவும் ஆரம்பித்து
இருக்கலாம் என்று நினைக்கிறேன், ஒரு குளிர்காலத்தில் என்னுடைய பழைய நரம்பியல்
அறுவைச் சிகிச்சை நிபுணரை நான் ஆலோசனைக்குச் சென்று சந்திக்க அவர் எனக்கு
கழுத்து இறுக்கம் ஏற்பட்டிருக்கலாம் என்று அவருடைய சக மருத்துவரிடம் ஆலோசித்து-
விட்டு இருவரும் குழம்பி என்னை மனநல மருத்துவரிடம் ஆலோசனைக்கு அனுப்பிவிட்-
டார்கள். சில வருடங்கள் ஒரு மனநல மருத்துவரும் அவர் வெளிநாட்டிற்குச் சென்றப்பி-
றகு வேறொரு மனநல மருத்துவரும் வைத்தியத்தை தொடர்ந்தார்கள். இது பல ஆண்டுகள்

நீடித்தது.

முதல் கோணல் முற்றிலும் கோணல் என்பதைப்போல் நான் நரம்பியல் (Neurologist) மருத்துவரிடம் தான் வைத்தியத்திற்குச் சென்றிருக்க வேண்டும், எப்படியாவது அந்த அரசு நரம்பியல் மருத்துவமனை வைத்தியத்தில் இருந்து விடுபட வேண்டும் என்ற காரணத்தால் நரம்பியல் மருத்துவர் யார், நரம்பியல் அறுவைச் சிகிச்சை (Neurosurgeon) யார் என்ற விவரமெல்லாம் தெரியாமல் இவரிடம் வந்து வைத்தியம் பார்த்துக் கொண்டேன். இது என் தவறுதான்.

கெட்டதிலும் ஒரு நல்லது என்பதுபோல் என் மூத்த சகோதரரின் இரத்தப்புற்று நோய்க்கு மருத்துவம் பார்க்க வெளியூருக்குச் சென்றபோது என் மூத்த சகோதரியின் மகன் தான் காரை ஓட்டினான் அப்போது ஏற்பட்ட விபத்தில் அவனுக்கு தலையில் ஒரு அறுவைச் சிகிச்சை செய்ய வேண்டி இருந்தது அதை எனக்கு வைத்தியம் பார்த்து வந்த அறுவைச் (Neurosurgeon) சிகிச்சை நிபுணர்தான் வெற்றிகரமாகச் செய்து முடித்தார். ஒரு பக்கக் காதுக்குப் பக்கத்தில் ஆரம்பித்து மறுபக்க காது வரை தலையை இரண்டாகப் பிளந்து எதோ அறுவைச் சிகிச்சை செய்தார்.

இப்படியே தொடர்ந்து மனநல மருத்துவர்களிடம் சென்று வைத்தியம் பார்த்துக்கொண்-டிருந்தபோதுதான் ஒரு விளம்பரத்தைப் பார்த்து நான் எனக்கு ஏற்ற வலிப்புநோய் (Epileptologist) நிபுணரிடம் சென்று வைத்தியம் பார்த்துக்கொள்ள ஆரம்பித்தேன். அதற்-குள் மனநல மருத்துவர்கள் ஏகப்பட்ட மாத்திரைகளைக் கொடுத்து அதை நான் பல ஆண்-டுகளாக எடுத்து வந்ததால் எனக்கு தூக்கம் வராததற்குக் காரணம் கவலை/பயம் (anxiety) என்று ஒரு மாத்திரையை பரிந்துரைத்தார் புதிய வலிப்புநோய் நிபுணர்.

ஆரம்பத்தில் வெறும் வலிப்புநோய்க்கு மட்டும்தான் காலையில் 300 மிகி (mg) இரவில் 300 மிகி கொடுத்து வந்தார். பிறகு காலையில் எடுக்கும் 300 மிகி மாத்திரையை நிறுத்தி-விட்டு 0.50 மிகி மாத்திரையைச் சேர்த்துவிட்டார்.

எனக்கு கவலை/பயம்/பதட்டம் எல்லாம் சாதாரண மனிதர்களுக்கு இருப்பதைப்போல் தான் இருந்தது, மருத்துவர் கேட்கும் கேள்விகளுக்கு நாம் என்ன பதில் கூறுகிறோமோ அதற்குத் தகுந்தாற்போல் தானே அவர்களும் மருந்து மாத்திரைகளைப் பரிந்துரைப்பார்கள்.

எனக்குத்தான் ஏன் தலைச்சுற்றுகிறது என்பது தெரியாது, ஏன் வயிறு வலிக்கிறது என்பது தெரியாது என்கிறபோது மருத்துவர் கேள்வி கேட்கும்போது மனது ஒன்றை நினைக்கும் நான் ஒன்றைச் சொல்வேன். என் கோளாறுகளை கண்டுபிடிக்க ரோபோக்கள் தான் வரவேண்டும்.

கவலை/பயம்/பதட்டம் (Anxiety) இல்லாமலே நான் செய்த மூச்சுப் பயிற்சியின் கார-ணமாக இதயத் துடிப்பில் மாற்றம் ஏற்பட்டு அந்த இதயத் துடிப்பின் மாற்றத்தினால் கவலை-யும் பயமும் தொற்றிக்கொண்டது. அதை இதய அவசரச் சிகிச்சைப் பிரிவில் சேர்த்து இருந்-தபோது நன்றாக உணர்ந்தேன்.

8 வருடம் ஆகப் போகிறது ஆன்ஜியோக்ராம் (Angiogram) செய்து, 15 நாட்கள் மருந்து முடிந்தபின் வருமாறு இதயநோய் மருத்துவர் அறிவுறுத்தி இருந்தார். நான் செல்ல-வில்லை. காரணம் ஆன்ஜியோக்ராம் ரிப்போர்ட்டில் வந்த மெதுவான இரத்த ஓட்டம் (slow flow of blood) என்பது தான். அதற்கு நான் செய்துவந்த மூச்சுப்பயிற்சி தான் காரணம் என்பது எனக்கு நன்றாகத் தெரிந்துவிட்டது. அந்த மூச்சுப் பயிற்சியை இப்போதும் சற்றே

மாற்றிச் செய்கிறேன்.

சரி இப்போது அந்தக் கவலை/பயம்/பதட்டம் (Anxiety) போய்விட்டதா என்று கேட்-டால் என் பதில் இல்லை. ஆனால் என்ன செய்தால் இதயத் துடிப்பைச் சாதாரண நிலைக்-குக் கொண்டுவரவேண்டும் என்ற வித்தையைத் தெரிந்துக் கொண்டேன். அதைச் செய்து சரி செய்துக்கொள்கிறேன். அதற்குத்தான் நல்ல குருவின் துணையோடுதான் புதிதாக எதையும் செய்யவேண்டும் என்பது. நான் குருவின் முன்னாலேயே தவறாகச் (என்னை அறியாமல் - எல்லாம் வலிப்புநோயின் - மாத்திரைகளின் கொடை) செய்வேன்.

கவலை/பயம்/பதட்டம் (Anxiety), இதயத் துடிப்பு இதில் இருந்து விடுபடும் வித்யையைத்-தான் கற்றுக் கொண்டேனேத் தவிர மாத்திரையை விடும் வித்தையை அல்ல, அதையும் முயற்சிச் செய்துப் பார்த்தேன், தோற்றேன், புலிவால் பிடித்தக் கதையாகத் தொடர்கிறேன்.

இன்னாசெய் தாரை ஒறுத்தல் அவர்நாண
நன்னயஞ் செய்து விடல். - குறள் 314

சாலமன் பாப்பையா உரை:

நமக்குத் தீமை செய்தவரைத் தண்டிக்கும் வழி,

அவர் வெட்கப்படும்படி அவருக்கு நன்மையைச் செய்து

அவர் செய்த தீமையையும், நாம் செய்த நன்மையையும் மறந்துவிடுவதே.

29

CEA 5.03

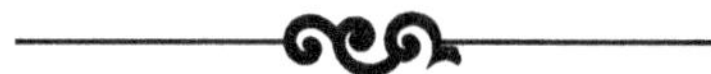

குடம்பை தனித்துஒழியப் புள்பறந் தற்றே
உடம்பொடு உயிரிடை நட்பு.- குறள் 338

மு.வரதராசனார் உரை:

உடம்பொடு உயிர்க்கு உள்ள உறவு,
தான் இருந்த கூடு தனியே இருக்க அதை விட்டு
வேறிடத்திற்குப் பறவை பறந்தாற் போன்றது

Carcinoembryonic Antigen 5.03 இதை என்னால் தமிழில் மொழிபெயர்க்க இயலவில்லை அதனால் ஆங்கிலத்திலேயே கொடுத்திருக்கிறேன்.

மேலே குறிப்பிட்டு இருப்பது எனக்கு புற்றுநோய் இருக்குமா என்று பார்க்கும் ஒரு அளவுகோல் தான் அது 5 ஐந்திற்குள் இருக்கவேண்டும் ஆனால் சற்று அதிகமாக இருக்கிறது.

உண்ணும் உணவின் அளவு சாதாரணமாகவும் வெளியேறும் மலத்தின் அளவு மிகவும் குறைவாகவும் இருந்தது எனக்கு, மிகவும் கடினப்பட்டு மலம் கழித்துவந்தேன். ஒருமுறை மலம் சளியைப் போல் இருந்தது எனவே இரைப்பை குடல் மருத்துவரைச் சந்தித்தேன் அவர் என் வயிற்றைப் பரிசோத்தித்துவிட்டு ஒரு கொலொனோஸ்கோபி (ஆசனவாய் வழியாக நெகிழும் தன்மை கொண்ட குழாயை விட்டுப் பரிசோதிப்பது) செய்துப் பார்க்கலாம் என்றார். ஒரு குறிப்பிட்ட நாளன்று வரவேண்டும் என்றும் அதற்கு முன்னிரவு ஒரு மருந்து மற்-றும் மாத்திரை சாப்பிட்டு விட்டு மறுநாள் காலையும் ஏதோ மருந்து கொடுத்ததாக நினைவு அதையும் குடித்துவிட்டு வயிற்றில் முதல்நாள் சாப்பிட்ட எதுவும் இல்லாதவாறு சுத்தமாக்கிக் கொண்டு வருமாறு அறிவுறுத்தினார். அவர் கூறியபடியேச் செய்துவிட்டு அவரை மருத்து-வமனையில் சந்திக்கச் சென்றேன்.

அங்கு சென்றபோது எனக்கு ஒரே ஆச்சரியம் வயது வித்தியாசம் இல்லாமல் ஏராள-மானவர்கள் என்னைப்போலவே அதேப் பரிசோதனைக்காக அங்கு வந்திருந்தார்கள். வயது முதிர்ந்தவர்களுக்கு எந்த நோய் வந்தாலும் ஏற்றுக் கொள்ளலாம் முதுமையின் காரண-மாக என்று. இளம் வயதினருக்கு வயிற்றுப் பிரச்சினைகள் வருவதற்கு முக்கியக் காரணம் உணவுமுறை மற்றும் 10 மணிநேரம் 12 மணிநேரம் கணினிமுன் அசைவற்று உட்கார்ந்து-

"

கொண்டு வேலை செய்வது தான்.

எனக்கு சோதனைச் செய்தபோது வயிற்றை உப்புவதற்கு ஏற்ப எதையோ செய்தார்கள் அப்போது தான் அந்தக் குழாய் வழியாக உள்ளே இருக்கும் உறுப்புக்களைத் தெளிவாகப் பார்க்க இயலும். 15 நிமிடநேரம் மிகவும் கொடுமையாக இருந்தது வலி. சோதனையின் போதும் குடலை நன்றாகச் சுத்தமாக்கிவிட்டுத்தான் கணினி வழியாக உள்ளே இருப்பவற்றை மிகவும் தெள்ளத் தெளிவாக பார்க்கிறார்கள்.

அப்படி பார்த்தபோது தான் இரத்தப் பரிசோதனை ரிப்போர்ட்டில் எனக்கு CEA 5.03 என்று காட்டியது. அதைக் காட்டி மருத்துவரிடம் புற்றுநோயா என்று கேட்டேன் இல்லை 8 என்றால் தான் புற்றுநோய் என்றார். 5 வருடம் கழித்து ஒருமுறை மறுபடியும் கொலொ- னோஸ்கோபி செய்துப் பார்க்கலாம் என்றார்.

அப்போது தான் தசைப் பலவீனத்திற்கு மாத்திரை எழுதிக் கொடுத்து அந்த மாத்திரை- களை என் உடல் ஏற்றுக்கொள்ளாததால் வலிப்பு வரும் நிலைக்குச் சென்றேன். 2018-ல் சோதனைச் செய்தேன் 2023-ல் மறுபடியும் செய்யவேண்டும். அவரிடமும் நான் எழு- திக்கொண்டு சென்ற காகிதத்தை கொடுத்தேன் அதை மேலோட்டமாக படித்துப் பார்த்- தார்.உள்வாங்கினாரா தெரியவில்லை. மருத்துவர்களுக்கும் வேலைப்பளு ஒரு நாளைக்கு குறைந்தபட்சம் 25 நோயாளிகளுக்காவது எண்டோஸ்கோபி செய்யவேண்டும், ரிப்போர்ட் எழுதவேண்டும், உள்நோயாளிகளை கவனிக்கவேண்டும், அவசர நோயாளிகளை கவனிக்- கவேண்டும், அது இல்லாமல் மாலையில் சொந்த கிளினிக்கை கவனிக்கவேண்டும்.வாட்ஸப் பார்த்துக்கொண்டே இருக்கிறார்கள், அவர்களும் மனிதர்கள் தானே.

ஒரு ஆயுர்வேத மருத்துவர் சொன்னார் உடலில் எங்காவது புண் இருந்தால் அப்படி CEA 5.03 என்றுக் காட்டலாம் என்று. எனக்கு வயிற்றில் புண் இருக்கலாம், கண்டிப்பாக பவுத்திரம் இருக்கிறது, பித்தப்பையில் கற்களும் உள்ளன. வேறு ஏதாவது காரணம் கூட இருக்கலாம்.

தசைப் பலவீனத்திற்கு அவர் கொடுத்த மாத்திரைகளின் பக்கவிளைவின் காரணமாகவும் CEA 5.03 அளவின் காரணமாகவும் நான் உடனே என் உணவுமுறையை மாற்றினேன். அநேகமாக இரண்டாவது கொலொனோஸ்கோபி செய்ய மாட்டேன் வருவது வரட்டும் என்றே நினைக்கிறேன்.

எதிரதாக் காக்கும் அறிவினார்க் கில்லை
அதிர வருவதோர் நோய். - குறள் 429
கலைஞர் மு.கருணாநிதி உரை:
வருமுன் அறிந்து காத்துக்கொள்ளும் திறனுடையவர்களுக்கு
அதிர்ச்சி தரக்கூடிய துன்பம் ஏற்படாது.

30

ஞாபகமறதி *(Amnesia)*

இலக்கம் உடம்பிடும்பைக் கென்று கலக்கத்தைக்
கையாறாக் கொள்ளாதாம் மேல். - குறள் 627

கலைஞர் மு.கருணாநிதி உரை:

துன்பம் என்பது உயிருக்கும் உடலுக்கும் இயல்பானதே
என்பதை உணர்ந்த பெரியோர், துன்பம் வரும் போது
அதனைத் துன்பமாகவே கருத மாட்டார்கள்.

வயதானால் ஞாபகமறதி ஏற்படுவது சகஜம் தானே என்று எல்லோரு நினைக்கலாம்
ஆனால் என்னால் அதை ஏற்றுக் கொள்ள இயலவில்லை. உளவியலாயரை நான் சந்-
தித்தபோது எனக்கு ஞாபகமறதி அதிகமாக இருக்கிறது டிமென்ஷியாவாக (Dementia)
இருக்குமா என்றுக் கேட்டேன் அதற்கு அவர் உங்களுக்கே நீங்கள் யார் என்றுத் தெரியாமல்
போவது தான் டிமென்ஷியா நீங்கள் தான் என்னிடம் நன்றாகப் பேசிக்கொண்டு இருக்-
கிறீர்கள். உங்களைப்பற்றிய விவரங்கள் எல்லாவற்றையும் என்னிடம் கூறுகிறீர்கள் நீங்கள்
அப்படியெல்லாம் நினைக்கவேண்டாம் என்றார்.

சமீபத்தில் யாரோ ஒருவர் கூறி இருந்தார், எனக்கு எந்த வியாதி வந்தாலும் பரவா-
யில்லை ஆனால் ஞாபகமறதி நோய் மட்டும் வரக்கூடாது என்று, அதற்கு அவர் கூறியக்
காரணம், ஞாபகமறதி நோய் என்னைத் தாக்கினால் என்னைவிட என் குடும்பத்தார் தான்
அதிகாகமாகப் பாதிக்கப்படுவார்கள் என்று. ஏன் அப்படிக் கூறினார் என்று எனக்குப் புரிய-
வில்லை. வெகு சிலநாட்களுக்குமுன் தான் அவர் கூறியதைப் படித்தேன் யார் அவர் என்று
ஞாபகமில்லை.

வேறொரு இயற்கை மருத்துவரிடம் சென்றபோதும் நான் இதே கேள்வியை கேட்டேன்
அதற்கு அவர் நீங்கள் எனக்கு ரூ. ஆயிரம் கொடுத்துவிட்டு மறந்துவிடுங்கள் பார்ப்போம்
என்றார் விளையாட்டாக, அதில் உண்மை இருக்கிறது தானே? அவரிடம் ரூ. ஆயிரம்
கொடுத்துவிட்டால் எத்தனை வருடமானாலும் மறக்கமாட்டேன் தானே? சில சம்பவங்களை
மறப்பது மிகவும் சகஜம்தான், ஞாபகமறதி இருப்பதும் உண்மையே ஆனால் நான் பயப்படும்
அளவுக்கு இல்லை என்பது ஆறுதல் இப்போதைக்கு.

என் சிறுவயதுச் சம்பவங்கள் எல்லாம் பசுமரத்தில் அடித்த ஆணி மாதிரி அப்படியே ஞாபகம் இருக்கிறது, நான் முதலாம் வகுப்பில் சேர்ந்தபோது பக்கத்தில் உட்கார்ந்து இருந்த தோழர்கள், வகுப்பாசிரியைகள் நடந்த சம்பவங்கள் எல்லாம் ஞாபத்தில் அப்படியே ஞாபகத்தில் இருக்கின்றன. ஆனால் சமீபத்தில் நடந்த சம்பவங்களை மறந்துவிடுகிறேன். சில புதிய நடிக/நடிகைகள்/சில அரசியல்வாதிகள் பெயர்களைக் கூட மறந்துவிடுகிறேன் ஞாபகம் வைத்துக் கொள்ள இயலவில்லை. இதற்குப் பெயர்தான் குறுகியகால மறதி (short term memory loss) நோயா? என்றுப் புரியவில்லை.

ஒரு சம்பவம் எனக்கு மிகவும் வருத்தத்தைத் தருகிறது. நாங்கள் அடிக்கடி வீடு மாறிக்கொண்டே இருந்ததால் என் தந்தை தன் இளைய மகளோடு வசித்து வந்தார், நாங்களும் அங்கேயே இருப்பதுதான் சரியென்று நினைத்தோம் காரணம் அதுதான் அவர் முதன்முதலில் நகரத்திற்கு வந்து வேலைப் பார்த்த இடம், அங்கு உறவினர் ஒருவர் அடிக்கடி வந்து பேசிவிட்டுச் செல்வார், ஒரு சில பழகிய நண்பர்களும் இருந்தார்கள், எல்லா தெருக்களும் பழக்கம் மற்றும் பக்கத்தில் இருந்த கோவிலில் மகாபாரதம் கேட்கப் போவார் அதனால்.

ஒரு நாள் வெளியே சென்றவர் வழி தவறி விட்டார் பழகிய இடத்திலேயே. என் தங்கை வீட்டில் இருப்பவர்கள் எங்காவது சென்றிருப்பார் வந்துவிடுவார் என்று நினைத்தார்கள்.வரவில்லை. என் தம்பி எங்கோ வெளியில் சென்றுவிட்டு வண்டியில் வந்துகொண்டிருந்திருக்கிறான். இவரைப் பார்த்து வண்டியை நிறுத்தி இருக்கிறான். அவனை தந்தையால் அடையாளம் காண முடியாமல், என் தம்பியைப் பார்த்து ஐயா என்னை என் வீட்டில் விட்டுவிடுங்கள் என்று தெருப்பெயர்க் கூறி இருக்கிறார்.

பிறகு என் வீட்டிற்கு அழைத்துவந்துவிட்டோம், அப்போது தான் சாப்பிட்டு இருப்பார் வெளியில் யாராவது சாப்பிட்டீர்களா என்று கேட்டால் இல்லை என்பார். பிரச்சினை சற்று அதிகமாகிவிட்டது என்று மனநல மருத்துவரிடம் அழைத்துச் சென்றேன், மருத்துவர் என்னைக் காட்டி யார் இவர் என்றார், என் தம்பி மகன் என்றார், அவருக்குத் தம்பியே கிடையாது. இது வயதானால் சாதாரணமாக வருவது தான் நான் மாத்திரைகளைத் தருகிறேன் தவறாமல் கொடுங்கள் என்றார்.

ஒரு வருடத்திற்கு மேல் மாத்திரைகள் கொடுத்தோம், அவர் தன் கிராமத்திற்குப் போகவேண்டும் என்று மிகவும் விரும்பினார் முடியாமல் போய்விட்டது காரணம் அவரைக் கவனித்துக் கொள்ள கிராமத்தில் ஆட்கள் இல்லை. நகரவாசிகளைவிட கிராமவாசிகள் அதிக விவரமறிந்தவர்களாக இருக்கிறார்கள்.

இந்த மாதிரி எனக்கு ஏற்படாமல் இருக்க நான் என்ன செய்வது? எனக்குத் தெரிந்த யோகா, மூச்சுப்பயிற்சி, சைக்கிள் ஓட்டுவது, நடைப்பயிற்சி என்று எல்லாவற்றையும் செய்து வருகிறேன்.

தீயள வன்றித் தெரியான் பெரிதுண்ணின்
நோயள வின்றிப் படும். - குறள் 947

மணக்குடவர் உரை:
பசியின் அளவின்றி ஆராயாதே மிகவுண்பானாயின் மிகநோய் உண்டாம்.
இது, நோய் தீர்ந்தாலும் பசியளவு அறியாதே உண்பானாயின்
மீண்டும் நோயா மாதலான் அளவறிந்து உண்ணல் வேண்டுமென்றது.

31

சத்தம் ஒவ்வாமை (*Noise Allergy*) ஒலி மாசு?

சாலமன் பாப்பையா உரை:

உடல் உறுப்பு, செயலற்று இருப்பது குறை ஆகாது.

அறிய வேண்டியவதை அறிந்து முயற்சி செய்யாது இருப்பதே குறை.

2016 என்று நினைக்கிறேன் (என் மனைவி இறந்த மறுவருடம்) என் தங்கை வீட்டில் இருந்தேன், விநாயகர் பண்டிகை முடிந்து அந்தப் பகுதியில் உள்ள எல்லா வீடுகளில் இருந்தும் வீதிகளில் இருந்தும் விநாயகர் சிலைகளை ஊர்வலமாக எடுத்துச் சென்று ஏரியில் கரைக்க இருப்பதாக முன்னறிவிப்புச் செய்திருந்தார்கள் அந்த ஊர்வலத்தைப் பார்பதற்காக எல்லோரும் சென்றார்கள் என்னையும் அழைத்தார்கள் நான் வரவில்லை நீங்கள் செல்லுங்-கள் என்று கூறிவிட்டேன். அவர்கள் சென்று நீண்ட நேரமாகிவிட்டது, வீட்டில் எனக்குப் பொழுதுப்போகவில்லை சரி நாமும் போய் பார்க்கலாம் என்றுப் புறப்பட்டேன். குட்டி குட்டி விநாயகர் சிலைகள் முதல் மிகப்பெரிய விநாயகர் சிலைகள் வரை ஊர்வலத்தில் வந்தன பார்த்து ஆச்சர்யப்பட்டுக்கொண்டே இருந்தேன்.

சில நிமிடங்களில் மிகப் பெரிய செண்டை மேளங்கள் (அந்த அளவுப் பெரிய மேளங்-களை நான் அதுவரைப் பார்த்தது இல்லை.) நான் நின்றிருந்த இடத்தை நெருங்கி வந்தன அதுவரை நான் ஊர்வலத்தை இரசித்துக்கொண்டு தான் இருந்தேன். சத்தம் அதிகமாக அதிகமாக எனக்கு இதயப் படபடப்பு அதிகமாகத் தொடங்கியது, மெதுவாக அந்தச் சத்தத்-தில் இருந்து விடுபட நினைத்து ஊர்வலத்தின் வால்பகுதியை நோக்கி நகர ஆரம்பித்தேன், அப்போது தான் தெரிந்தது வால்பகுதி வெகுதூரத்தில் இருப்பது, படபடப்பு அடங்கவில்லை இன்னும் அதிகமாகத்தான் இருந்தது.சத்தம் தாங்கமுடியாமல் அந்த இடத்தைவிட்டு நகர்ந்து வீட்டுக்கு வந்துவிட்டேன். எனக்கு சில ஆண்டுகளுக்கு முன் செய்துகொண்ட ஆன்ஜி-யோகிராம் (Angiogram) தான் நினைவுக்கு வந்தது.

அடுத்து சில மாதங்களில் அதே பகுதியில் தேர் திருவிழா நடந்தது, கோவிலுக்கு மிக அருகில் இருந்த வீட்டில் தான் நாங்கள் எல்லோரும் பிறந்து வளர்ந்தோம், முப்பது வரு-டங்கள் தேர் திருவிழாவைக் கண்டு இரசித்தவன் இப்போது 10 கிமீ தூரத்தில் இருக்கிறேன். திருவிழாவிற்கு வீட்டில் எல்லோரும் சென்றார்கள், வருகிறீர்களா என்றார்கள் நானும் சென்-றேன். சென்றமுறை ஏற்பட்ட மேளச்சத்தத்தின் பாதிப்பை மறந்துவிட்டிருந்தேன்

திருவிழா உயர் தொழில் நுட்பத்திற்கு மாறிவிட்டு இருந்தது. அப்போதெல்லாம் ஆட்-களை அழைத்துவந்து இசைநிகழ்ச்சிகளை நடத்துவார்கள். இப்போது பெரிய ஸ்க்ரீன் அமைத்து யூடியூபில் ஏ.ஆர். ரகுமானின் பழைய நிகழ்ச்சி எதையோ போட்டு இருந்தார்கள். சத்தம் மிகவும் அளவுக்கு அதிகமாக இருந்தது. நான் நூறு அடி தூரத்தில் இருந்தேன் அதையே என்னால் தாங்க இயலவில்லை. தேர் நின்றிருந்த இடத்திற்குச் சென்றுவிட்டேன். தேரைப் பார்த்துவிட்டு கோவிலை பார்த்துவிட்டு எங்கள் பழைய வீட்டையும் பார்த்துவிட்டு வரும்போது என்னை அறியாமல் மிகப்பெரியத் தவறைச் செய்தேன்.

வரும்போது அந்த யூடியூப் நிகழ்ச்சி நடந்த பெரியப் பெரிய ஒலி பெட்டிகளின் (Sound Box) பக்கத்தில் வந்துவிட்டேன் தெரியாமல் என்னோடு வந்தவர்கள் பக்கத்திலேயே இருக்-கிறார்கள் படபடப்பு அதிகமாகிவிட்டது அந்தச் சத்தம் என்னைத் தூக்கி வீசி எறிந்துவிட்-டது போல் உணர்ந்தேன் கண்கள் இருண்டுவிட்டன ஒன்றும் புரியவில்லை என் கால்கள் தரையில் படுவதாக எனக்குத் தோன்றவில்லை நான் பறப்பதாகவே உணர்ந்தேன் தடுமாற்-றத்துடன் ஓடினேனான வேகமாக நடந்தேனா என்றேத் தெரியவில்லை ஒரு 200 அடி தூரத்திற்கு வந்துவிட்டப் பிறகுதான் சுய நினைவு வந்தது அதன் பிறகே தரையில் நிற்பதாக உணர்ந்தேன். அப்போது தான் உணர்ந்தேன் இது மூளைச் சம்பந்தப்பட்ட விஷயம் இதய-மும் பாதிக்கப்படுகிறது அதீதச் சத்தம் கேட்டால் என்று. மிக மோசமான சம்பவம் அது. எனக்கிருக்கும் சத்தம் ஒவ்வாமையை உணர்ந்த தருணம் அது.

மற்றொருமுறை எங்கள் குடியிருப்பில் ஏதோ ஒரு பண்டிகைக்கு குடியிருப்பு வாசிகள் இசை நிகழ்ச்சி நடத்தினார்கள் அதைப் பார்க்க சென்றேன் சத்தம் தாங்க இயலவில்லை என்றால் வந்துவிடலாம் என்றுதான் சென்றேன். மேடையை நெருங்கவேண்டும் என்றால் அந்த பெரிய சவுண்ட் பாக்ஸ்களை கடந்துதான் செல்லவேண்டி இருந்தது, சத்தத்தை தாங்க முடியவில்லை, வீட்டிற்கு வந்துவிட்டேன்.

பிப்ரவரி மாதம் 2022-ல் என் மகன் திருமணம் நடந்தது, மண்டபத்தில் பாட்டுப் போட்டு இருந்தார்கள் சத்தமாக, என்னால் உள்ளே இருக்க முடியவில்லை வெளியே சுற்றிக்கொண்-டிருந்தேன். யாரோ ஒருவர் வந்து உள்ளே வாருங்கள் என்றார் உள்ளே சத்தம் அதிக-மாக இருக்கிறது நான் இங்கேயே இருக்கிறேன் என்றேன், உள்ளே வாருங்கள் சத்தத்தைக் குறைத்துவிடலாம் என்றார், வேண்டாம் என்றுத் தவிர்த்துவிட்டேன்.

இப்போது சத்தமும் ஒரு மிகப்பெரிய பிரச்சினையாகி இருக்கிறது எனக்கு. வெளிநாடு-களில் ஒரு குறிப்பிட்ட அளவு சத்தம் தான் இருக்க வேண்டும் என்றால் அதை மக்கள் கடைப்பிடிக்கிறார்கள் ஆனால் இங்கு?

நன்றாங்கால் நல்லவாக் காண்பவர் அன்றாங்கால்
அல்லற் படுவ தெவன். - குறள் 379

கலைஞர் மு.கருணாநிதி உரை:

நன்மையும் தீமையும் வாழ்க்கையில் மாறி மாறி வரும்.

நன்மை கண்டு மகிழ்கிறவர்கள்,

தீமை விளையும்போது மட்டும் மனம் கலங்குவது ஏன்?

கலைஞர் மு.கருணாநிதி உரை:

நன்மையும் தீமையும் வாழ்க்கையில் மாறி மாறி வரும்.

நன்மை கண்டு மகிழ்கிறவர்கள்,

தீமை விளையும்போது மட்டும் மனம் கலங்குவது ஏன்?

32

காற்றடித்தால் கீழே விழும் உணர்வு (*Falling Sensation*)

உற்றநோய் நீக்கி உறாஅமை முற்காக்கும்
பெற்றியார்ப் பேணிக் கொளல் - குறள் 442

திருக்குறளார் வீ. முனிசாமி உரை:

தனக்குவரும் துன்பங்களை நீக்கும் வழியறிந்து நீக்கி,

பிறகு அவ்வாறான துன்பங்கள் தனக்கு வாராதபடி முன்

அறிந்து காக்கவல்ல தன்மையுடையவர்களை

அவர்கள் மகிழ்வதைச் செய்து துணையாகக் கொள்ளுதல் வேண்டும்.

சுமார் மூன்றுமாதக் காலம் நான் தலைச்சுற்றலுக்காகச் செய்த ஒரு பயிற்சியின் காரண-மாக நடைப்பயிற்சியின் போது காற்று வேகமாக வீசியதால் கீழே விழும் உணர்வு ஏற்பட்-டது, அந்தப்பயிற்சியின் காரணமாகத்தான் அந்த உணர்வு ஏற்பட்டதாக எனக்குத் தோன்றிய உடனே அந்தப்பயிற்சியை நிறுத்திவிட்டேன்.

எனக்கு நன்றாகத் தெரியும் வெர்டிகோ மற்றும் கண்களில் உள்ள பிரச்சினைகள் காரண-மாக எனக்கு நடையில் தடுமாற்றம் உள்ளது என்று. ஒரு சில மாதங்களுக்கு முன் எப்போ-தும் போல் எங்கள் குடியிருப்பில் நடைப்பயிற்சிச் செய்துக்கொண்டிருந்தேன், அவ்வப்போது நடையின் வேகத்தை மாற்றி மாற்றி நடப்பேன் எது எனக்கு சுகமான தூக்கத்தை தருகிறது என்று சோதிப்பதற்காக.

இங்கு காற்றுச் சற்று வேகமாக வீசும் திறந்தவெளியாக இருப்பதால். அன்று மதியம் நடந்துக்கொண்டிருந்தபோது காற்று சற்று வேகமாக வீசியதால் தான் தடுமாறிவிட்டேன், விழுந்துவிடுவேனோ என்றப் பயம் உண்டானது. சமாளித்துக்கொண்டே கார் நிறுத்தும் இடத்-தில் சற்று மறைவானப் பகுதிக்குச் சென்று நின்றுகொண்டேன். காற்றுக்குறைந்தவுடன் நடை-யைத் தொடர்ந்தேன்.

அந்த நேரத்தில் குழந்தைகள் முதல் பெரியவர்கள் (என்னைவிட வயதில் மூத்தவர்-களும்) வரை எல்லோரும் அவரவர் வேலையைச் செய்துக் கொண்டிருந்தார்கள் வேக-மான காற்றைப் பற்றிய சிந்தனை இல்லாமல். அப்படியென்றால் காற்றின் வேகம் அதிகமாக இல்லை என்று தானே அர்த்தம்? ஆனால் எனக்கு அது அதிகமாக தோன்றியது.

காற்று வீசாத பகுதிகளில் நன்றாகவே நடந்தேன், ஒரு வட்டம் அடிக்கும் போது இரண்டு இடங்களில் அப்படித் தடுமாறி கீழே விழுவதைப் போல் உணர்ந்தேன். குடியி-ருப்பின் இடதுப்புரத்தில் காலியாக இருக்கும் அதை ஒட்டிய மாதிரியே தான் நான் நடப்-பேன் இந்தக் குடியிருப்பிற்கு வந்ததிலிருந்து எப்போதும் இப்படி நடந்ததில்லை. எப்போதும் குறைந்தபட்சம் 10 சுற்றுக்கள் சுற்றுவேன் என்னால் இயலாத காரணத்தால் பாதியிலேயே நடைப்பயிற்சியை முடித்துவிட்டு வந்துவிட்டேன்.

மறுநாளும் காற்று அதிகமாக இருந்ததால் முதல் நாள் நடந்ததுப்போல் நடக்கக்கூடாது என்று தலையையும் சேர்த்து மறைக்கும் ஸ்வெட்டர் அணிந்துக்கொண்டு நடைப்பயிற்சிக்குச் சென்றேன். காதை மூடாமல் ஒரு வட்டம் சென்றேன் அன்றும் அப்படியே நடந்தது, மற்-றொரு சுற்று வரும்போது எந்த இடத்தில காற்று அதிகமாக வீசுகிறதோ அந்த இடத்திற்கு வருவதற்கு முன்பே தலையை மறைத்துக் கொண்டேன் இப்போது கீழே விழும் உணர்வு ஏற்படவில்லை. காற்று இல்லாத பகுதியில் தலையை மறைத்து இருந்ததை எடுத்துவிட்-டேன் ஒன்றும் பிரச்சினை ஏற்படவில்லை. மற்றொரு இடத்தில் காற்று வீசுகிறது என்று சொன்னேன் அல்லவா அந்த இடத்தில் தலையை மூடாமல் நடந்தேன் கீழே விழுவதைப்-போல் இருந்தது. அடுத்தமுறை அந்தக் குறிப்பிட்ட இரண்டு இடங்களிலும் தலையை மூடிக்-கொண்டு நடந்தேன் தடுமாற்றமும் இல்லை கீழே விழும் உணர்வும் ஏற்படவில்லை.

ஒன்றுப் புரிந்தது எனக்கு காதை மறைத்துவிட்டு நடந்தால் காற்று வீசும்போது தலைச்-சுற்றுவதைப் போன்ற உணர்வு ஏற்படவில்லை, காதுப் பிரச்சினைக் காரணமாகத்தான் எனக்கு இப்படி நடந்தது என்பதை புரிந்துக்கொண்டு, இப்போதெல்லாம் வீட்டைவிட்டு வெளியேச் சென்றாலும் அல்லது நடைப்பயிற்சிச் செய்தாலும் எங்கள் பகுதியில் உள்ள காற்-றின் வேகத்தைத் தெரிந்துக்கொண்டுதான் செல்கிறேன்.

சைக்கிள் ஓட்டும்போது சோதனைச் செய்துப் பார்த்தபோது அதே அளவு அல்லது அதைவிட அதிகமான காற்றையும் தாங்க முடிகிறது, கீழே விழும் உணர்வு ஏற்படுவதில்லை.

இப்போது இன்னொரு சோதனையும் செய்துப்பார்க்கிறேன் காற்றின் வேகம் அதிகமாக இருக்கும்போது ஸ்வெட்டர் அணிந்துக் கொண்டு செல்கிறேன் ஆனால் தலையை மூடாமல் வேகமாக நடக்க முயற்சித்தபோது பரவாயில்லை என்றுத் தோன்றுகிறது. தலையை மூடிக்-கொண்டு நடக்கும்போது இருக்கும் பாதுகாப்பு உணர்வு வேகமாக நடக்கும்போது சற்று குறைவுதான்.

இப்போதெல்லாம் மிகவும் எச்சரிக்கையாக இருக்கவேண்டி இருக்கிறது.

உற்றநோய் நோன்றல் உயிர்க்குறுகண் செய்யாமை

அற்றே தவத்திற் குரு. - குறள் 261

மணக்குடவர் உரை:

தமக்கு உற்றநோயைப் பொறுத்தலும்

பிறவுயிர்க்கு நோய் செய்யாமையுமாகிய அத்தன்மையே தவத்திற்கு வடிவமாம்

33

பௌத்திரம் (பவுத்திரம்) (*Fistula*)

மருந்தென வேண்டாவாம் யாக்கைக்கு அருந்தியது

அற்றது போற்றி உணின். - குறள் 942

கலைஞர் மு.கருணாநிதி உரை:

உண்ட உணவு செரிப்பதற்கான கால இடைவெளி தந்து,

உணவு அருந்துகிறவர்களின் உடலுக்கு வேறு மருந்தே தேவையில்லை.

நான் ஏற்கனவே குறிப்பிட்டதைப் போல 15 ஆனுடுகளுக்கு முன்பு ஆசனவாய்ப் பிளவு (Fissure) ஏற்பட்டது எனக்கு. ஒரு குழாயில் மண்ணைப்போட்டு அழுத்திக்கொண்டே இருந்தால் என்ன நடக்குமென்று நான் ஏற்கனவே குறிப்பிட்டு இருந்தேன் அதன் முதல் படி தான் இந்த ஆசனவாய்ப் பிளவு என்பது. மலச்சிக்கலினால் நீண்ட நாட்கள் அழுத்தம் கொடுத்து கொடுத்து மலம் கழிக்கும்பொது ஆசனவாய் தன்னுடைய இயல்பான அளவை-விட பெரிதாக விரிவது தான் இந்தப் பிளவு.

சிறுவயதினர் முதல் முதியவர்கள் வரை யாருக்கு வேண்டுமானாலும் ஏற்படலாம் இந்தப் பிளவு. உடனே செய்யவேண்டியது வேண்டிய அளவு தண்ணீர் அருந்துவது, அடுத்து உணவில் நிறைய காய்கறிகளைச் சேர்ப்பது அடுத்துச் செய்யவேண்டியது ஒரு மலக்குடலி-யல் (Proctologist) மருத்துவரைப் பார்த்து அவருடைய அறிவுரைகளை, மருந்து அல்லது மாத்திரைகளை எடுத்து முளையிலேயே கிள்ளி எறிவது, இல்லை என்றால் என்னைப் போல சிக்கலான பவுத்திரம் அல்லது மூலநோய் வந்தபிறகு அறுவைச் சிகிசிச்சை செய்துக்கொள்-வது.

15 வருடங்களுக்கு முன்பு நான் ஆசனவாய்ப் பிளவு (Fissure) என்ற வார்த்தையைக் கேள்விப்பட்டதுக் கூட இல்லை, மூலம் மற்றும் பவுத்திரம் வார்த்தைகளைக் கேள்விப்பட்டி-ருப்போம் எல்லோரும். மலம் கழிக்கும்போது மிகவும் கடினமாகவும் எரிச்சலாகவும் இருக்கும், என்னவென்று தெரிந்து மருந்து மாத்திரைகள் சாப்பிட்டு சரிச்செய்து கொள்ளலாம் என்று மருத்துவரிடம் சென்றபோது தான் அவர் அதைப்பற்றி விளக்கமாகச் சொன்னார். அந்த மருத்துவர் என்னை அடிப்பாகத்தைப் பார்க்கக்கூடிய (Bottom Cases) பார்க்கக் கூடிய

மருத்துவரைப் பார்க்கச் சொல்லி அனுப்பினார். எனக்கு அப்படி ஒரு மருத்துவர் இருக்கி-
றாரா என்றுத் தெரியவில்லை மற்றும் அதை அப்போது அவ்வளவுப் பெரிய விஷயமாக
நினைக்கவில்லை.

5 வருடங்களுக்கு முன்பு ஆசணவாயைச் சுற்றி சிறு சிறு கட்டிகள் 3, முகப்பருக்கள்
போன்று தோன்றின, நான் அதைப் பெரிதாக எடுத்துக்கொள்ளவில்லை, ஏதாவது சூடு கட்-
டியாக இருக்கும் என்று எண்ணினேன். ஒரு அகன்றப்பாத்திரத்தில் வெந்நீரில் உப்பு மற்றும்
மஞ்சள் கலந்து உட்கார்ந்து தொடர்ந்து ஒத்தடம் கொடுத்து வந்தேன், சில மாதங்களுக்குப்
பிறகு அந்த 3 பருக்கள் ஒன்றாக மாறிவிட்டன. நான் அதைப் பார்த்து மிகவும் மகிழ்ச்சி
அடைந்தேன், மீதமிருக்கும் இன்னொரு கட்டியும் கரைந்துவிடுமென்று ஆனால் அது நடக்-
கவில்லை.தொடர்ந்து அந்த ஒரு மிளகளவுக் கட்டி என்னை வாட்டி வதைத்துக்கொண்டே
இருந்தது .

3 வருடங்களுக்கு முன்பு கட்டி சற்றுப் பெரிதானது, வலி அதிகமாகவும் இல்லை குறை-
வாகவும் இல்லை, லேசான வலி இருந்துக்கொண்டே இருந்தது. லேசான வலியின் காரண-
மாக நான் மருத்துவரிடம் செல்லவில்லை. 3 கட்டிகள் இருக்கும்போது நான் அதை சுயபடம்
(selfie) எடுத்து வைத்திருந்தேன். மருத்துவரிடம் செல்லும்போது காண்பிப்பதற்காக. ஆண்
வைத்தியராக இருந்தால் கால்ச்சட்டையைக் கழற்றிப் பார்ப்பார் பெண் வைத்தியராக இருந்-
தால் பார்க்கமாட்டார் அவரிடம் காட்டலாம் என்று படம் எடுத்துவைத்திருந்தேன்.

நான் காலம் தாழ்த்தியதால் ஆசனவாய்ப் பிளவு இப்போது பவுத்திரமாக மாறி இருந்தது.
அது பவுத்திரம்தான் என்றும் உறுதிப்பட தெரியாது 2022-ல் MRI மற்றும் TRUS ஸ்கேன்
செய்யும் வரை.
(TRUST அல்ல TRUS தான் - நிறைய மருத்துவர்களுக்கே தெரியவில்லை - அப்படி
இருக்கும்போது போனில் தொடர்பு கொண்டால் எந்த வரவேற்பாளருக்கும் (Receptionist)
புரியவில்லை.

நான் பௌத்திரத்திற்கு தீர்வு காண சந்தித்த மருத்துவர்கள :
ஒரு சித்த மருத்துவர்
நான்கு ஆயுர்வேத மருத்துவர்கள்
மூன்று ஆங்கில மருத்துவர்கள்.
விளக்கங்கள் கீழே :
1. சித்த மருத்துவர் :
ஒரு நாள் சற்று வலி அதிகமாக இருந்ததால் சுயவைத்தியம் செய்துப்பார்க்கலாம் என்று
இயற்கை நல்வாழ்வுப் பொடிகள் விற்கும் கடை ஒன்றிர்குச் சென்றேன். என் நல்லநேரம்
ஒரு மாதத்திற்கு முன்புதான் அந்தக்கடையின் ஒரு பகுதியில் சித்த வைத்தியத்தில் முதுநி-
லைப் பட்டம் பெற்ற 50 வயதைக் கடந்த பெண் மருத்துவர் வாரத்தில் இரண்டு நாட்கள்
வைத்தியம் பார்ப்பதாக ஒரு காகிதத்தில் அச்சடித்து ஒட்டி இருந்தார்கள். அதைப்பார்த்தவு-
டன் எனக்கு மிகுந்த மகிழ்ச்சி என்னுடைய எல்லாப்பிரச்சினைக்கும் தீர்வு கிடைத்துவிட்ட-
தைப் போல்.

நான் சென்ற அன்று அவர் இல்லாததால் அவர் வரும் நாள் வரை காத்திருந்து அவரைச் சந்தித்து விவரத்தைக் கூறினேன். அவரிடம் நான் எடுத்து வைத்திருந்த போட்டோ இருக்கிறது பார்க்கிறீர்களா என்று கேட்டேன் அதற்கு அவர் ஒப்புகொண்டார், அதை எப்படி எடுத்தீர்கள் என்று கேட்டார் ஏனென்றால் அவர் உடல் பருமன் கொண்டவர் நானோ உடல் மெலிந்தவன் அவரைப்போன்ற உடல்வாகு கொண்டவர்களால் அது இயலாது அதனால் என்னை அப்படிக் கேட்டார், நான் யோகா செய்கிறேன் என்னால் உடலை வளைக்க முடியும் அதனால் எடுக்க முடிந்தது என்று. வலியில் எப்படி யோகா செய்கிறீர்கள் என்று கேட்டுவிட்டு 15 நாட்களுக்கு சில மருந்துகளை எழுதிக் கொடுத்துவிட்டு 15 நாட்-களில் சரியாகவில்லை என்றால் அவருக்குத் தெரிந்த அறுவைச் சிகிச்சை நிபுணரிடம் அனுப்புவதாக கூறினார். நான் நம்பிக்கை இழந்துவிட்டேன். இருந்தாலும் அவர் எழுதிக்-கொடுத்த மருந்துச் சீட்டை கடைக்காரரிடம் கொடுத்து மருந்துகளைக் கேட்டேன் அவரிடம் சில மருந்துகள் இல்லை, வரவழைத்துக் கொடுப்பதாகக் கூறினார், மருத்துவரின் வார்த்தை-கள் எனக்கு நம்பிக்கை கொடுப்பதாக இல்லாததால் பிறகு வாங்கிக்கொள்வதாகச் சொல்லி வந்துவிட்டேன்.

2. ஆயுர்வேத மருத்துவர் :

சித்த வைத்தியரைச் சந்தித்த 6 மாதம் கழித்து என் வீட்டிற்கு அருகில் ஒரு ஆயுர்வேத மருத்துவமனை இருப்பதைக் கேள்விப்பட்டு அங்கு சென்றேன், ஒரு ஒழுங்குமுறையோடு இயங்கும் மருத்துவமனை அது, ஆனால் அங்கு மருத்துவம் பார்க்க நிறைய செலவு ஆகும் என்றுத் தெரிந்தது, பார்த்த உடனேயே தீர்மானம் செய்துவிட்டேன் எப்போதும்போல், இங்கு நமக்கு நிரந்தரத் தீர்வு கிடைத்துவிடும் என்று. பெரிய மருத்துவரைச் சந்திப்பதற்கு முன்பே இளம் மருத்துவர்கள் என்னைப் பற்றிய முழு விவரங்களையும் கேட்டு எழுதி அதை ஒரு கோப்பில் இட்டு என்னை பெரிய மருத்துவரைச் சந்திக்க அனுப்பிவைத்தனர்.

பெரிய மருத்துவர் கோப்பில் உள்ளவற்றைப் படித்துப் பார்த்து என்னை ஒரு வாரத்திற்கு பஞ்சகர்மா சிகிச்சை எடுத்துக்கொள்ளுமாறு பரிந்துரை செய்தார். அது முடிந்தப் பிறகு சிகிச்சையை ஆரம்பிப்பதாகக் கூறினார். நானோ அவர் உடனடியாக மருந்து மாத்திரைகள் எழுதிக்கொடுத்துவிடுவார் என்ற நம்பிக்கையில் சென்றேன். எனக்குச் சப்பென்று ஆகிவிட்-டது.

7 நாட்கள் மருத்துவமனையிலேயே தங்கி பஞ்சகர்மா சிகிச்சையை எடுக்கச் சொன்னார் அல்லது வீடு அருகில் இருந்தால் காலை 5 மணிக்கெல்லாம் எழுந்து மருத்துவமனைக்குச் சென்று பஞ்சகர்மா சிகிச்சை எடுக்கச் சொன்னார். அதற்கு ஆகும் செலவு சற்று அதிகம்-தான் என்றாலும் நான் வீட்டில் இருந்து சென்று சிகிச்சை எடுத்துக்கொள்ள ஒப்புக்கொண்-டேன்.

ஆனால் வீட்டிற்கு வந்து நடந்தவற்றை என் மகளிடம் கூறினேன், அவள் வேண்டாம் உங்களுக்கு வெவ்வேறு பிரச்சினைகள் உள்ளன, என் மேலதிகாரி ஒருவர் பஞ்சகர்மா சிகிச்சை எடுத்தப்போது அவருக்கு மிகவும் சிரமமாகிவிட்டதாம், இத்தனைக்கும் அவர் ஆரோக்கியமான மனிதர், எந்த மருந்து மாத்திரையும் எடுக்காதவர் அவருக்கே அப்படி என்றால் உங்களுக்கு மிகவும் சிரமமாக இருக்கும் என்று தடுத்துவிட்டாள்.

மேலும் அதிகாலையில் மருத்துவர்கள் யாரும் இருக்கமாட்டார்கள் பஞ்சகர்மா சிகிச்சைப் பற்றி கற்றுக்கொண்டு இருக்கும் செவிலியர்கள் தான் இருப்பார்கள் சிகிச்சை எடுக்கும் அந்தக் காலை வேளையில் உங்களுக்கு ஏதாவது பிரச்சினை ஏற்பட்டால் அவசரத்திற்கு உதவ மருத்துவர்கள் இருக்கமாட்டார்கள் என்று கூறினாள் அவள் சொல்வதில் நியாயம் இருந்ததால் நான் பஞ்சகர்மா சிகிச்சைக்குச் செல்லவில்லை.

3. ஆயுர்வேத மருத்துவர் (தொலைகாட்சி மற்றும் யூடியூப் புகழ்)

இதற்கிடையில் தினசரிப் பத்திரிகை ஒன்றில் அரைப்பக்க விளம்பரம் பார்த்தேன், அதில் எனக்கிருக்கும் பெரும்பாலான பிரச்சினைகளுக்குத் தீர்வு அந்த மருத்துவரிடம் இருப்பதாக. அவரை ஏற்கனவே பல்வேறு தொலைக்காட்சி சானெல்களில் பேட்டிகளைப் பார்த்திருக்கி- றேன். யூடியூப் சானெலிலும் அவர் கூறும் மருத்துவங்கள கேட்டிருக்கிறேன். அவர் சொல்- லும் எல்லா மருந்துகளுமே நாமே தயாரித்தால் குறைந்தபட்சம் ரூ. 25/- அதிகப்பட்சம் ரூ. 100/-க்குள் தான் வரும். அவரைப்பார்த்தால் கையெடுத்துக் கும்பிடத் தோன்றும், தாடியும், விபூதியும், ஜிப்பாவும் தெய்வீகக்களை. விளம்பரத்தில் இருந்த எண்ணில் தொடர்புகொண்டு எவ்வளவு பீஸ் (Fees) கேட்டேன் ரூ. 200/- முன்பதிவுக்கு. ரூ. 200/- கட்டினால் மருத்- துவரைப் பார்க்க 3 லிருந்து 4 மணிநேரம் ஆகும் ரூ. 500/- முன்பதிவுப்பணம் காட்டினால் குறைந்த நேரத்தில் பார்க்கலாம் என்று கூறினார்கள்.

அவர் நோயாளிகளைப் பார்க்கும் நேரம் பற்றி கேட்டதற்கு காலை 6 மணிமுதல் மாலை 6 மணிவரை என்று கூறினார்கள். நான் மாலை 3 மணியளவில் வருகிறேன் ரூ. 200/- பணம் செலுத்தினால் என்னால் மருத்துவரைப் பார்க்க முடியுமா என்று கேட்டேன் முடியும் என்றார்கள்! பிறகு எதற்கு ரூ.500/- புரியவில்லை. வணிகத் தந்திரம்.

என்னுடைய பழைய வீட்டின் அருகில் அந்த இடம் இருப்பதால் என் புதிய வீட்டில் இருந்து சுமார் 10 கிமீ தூரம், 2.45 மணிக்கு கிளம்பினேன் சரியாக 3.30 க்குப் போய்ச் சேர்ந்தேன். பெரிய மண்டபம் ஒன்றை வாடகைக்கு எடுத்து மாதா மாதம் மருத்துவ முகாம் நடத்துகிறார். இளம் மருத்துவர்கள் என்னுடைய எல்லா விவரங்களையும் கேட்டு எழுதியும், பழைய மருத்துவ சீட்டுகளை நகல் எடுத்தும் எல்லாம் தயார் செய்து ஒரு மணி நேரம் கழித்து என்னுடைய முறை வரும்போது மருத்துவர் இருக்கும் அறைக்கு என்னை அனுப்- பினார்கள். நான் சென்றது பித்தப்பை கற்களை கரைப்பதற்கும் (அவருடைய யூடியூப் சான- லில் பித்தப்பைக் கற்களை கரைக்க இயலும் என்று கூறி இருந்தார்) பவுத்திரத்திற்கும்.

நான் எப்போதும் எந்த மருத்துவரிடம் சென்றாலும் எனக்கு இருக்கும் எல்லாப் பிரச்சி- னைகளையும் இலக்கமிட்டு எழுதிச் செல்வது வழக்கம் என்று ஏற்கனவே கூறி இருக்கிறேன். ஒரு முறை அவருடைய யூடியூப் சேனல் பார்த்துவிட்டு அவருடைய கல்வித் தகுதி மற்- றும் எந்த மருத்துவக் கல்லூரியில் படித்தார் என்று கேட்டிருந்தேன். நான் எழுதிச் சென்ற விவரங்களை வைத்து இவன் தான் நம்முடையக் கல்வித் தகுதி பற்றிக் கேட்டவன் என்று கண்டுபிடித்துவிட்டாரோ என்று நினைக்கிறேன்.

நான் எழுதிச் சென்றதுப் பிடிக்கவில்லையா அல்லது நான் அவருடையக் கல்வித்தகுதி பற்றிக் கேட்டது பிடிக்கவில்லையா என்றுத் தெரியவில்லை. ஓரிரு வார்த்தைகள் தான் பேசி- னார், என்னை நேர்மையான எண்ணங்களுடன் இருக்குமாறு அறிவுறுத்தினார், நான் சென்- றது வைத்தியத்திற்கு அவரிடம், என்னை நேர்மையான எண்ணங்களுடன் இருக்கச் சொன்-

னது ஏன்? என்னை நேர்மையற்றவன் என்று எப்படி முடிவுச் செய்தார் அவர்? தலை அசைத்தேன். பிறகு அவருடன் இருக்கும் இளம் மருத்துவரிடம் எனக்கான மருந்தும் MRI ஸ்கேன் எடுத்துக் கொண்டு வருமாறும் சீட்டு எழுதிக் கொடுத்து, அடுத்த மாத முகாமில் வந்து சந்திக்குமாறு கூறினார்.

என்னை நேர்மையான எண்ணங்களுடன் இருக்குமாறுக் கூறிய அந்த மருத்துவரின் வணிக நோக்கம் :

1. அந்த முகாமில் கலந்து கொண்ட யாருக்கும் நானறிந்தவரை மருந்துகளை அங்கேயே கொடுக்கவில்லை. தலைமை அலுவலகத்தில் இருந்துதான் நேரடியாக அனுப்பிவைப்பார்களாம்.

2. மருந்து 12 மாதத்திற்கு.

3. ஒரு மாத மருந்திற்கு 6100/- என்றார்கள். எனக்குத் தூக்கிவாரிப் போட்டது!!! 12 x 6100 = ரூ.73,200/-. அது என் சக்திக்கு மீறியது . நான் என்ன நினைத்துக்கொண்டு சென்றேன் என்றால் ரூ. 500 அல்லது அதிகபட்சமாக 1000 ரூபாய் கேட்பார் என்றுதான். அன்று மட்டும் சுமார் 150 லிருந்து 200 பேர் வரை வந்திருப்பார்கள். பெரும்பாலானவர்கள் நடுத்தர வர்க்கத்தினர் தான். இப்படி கொள்ளை அடிக்க இவர்களுக்கு எப்படி மனம் வருகிறது என்று வேதனைப் பட்டேன்.

அங்கு பணம் வாங்கும் இடத்தில் தான் 6100/-. பணம் கட்டச் சொன்னார்கள், என்னிடம் அவ்வளவுப் பணம் இல்லை பிறகு வாங்கிக்கொள்கிறேன் என்றுக்கூறி வந்துவிட்டேன், மறுநாள் அலைபேசியில் அழைத்தார்கள் எப்பொழுது மருந்து வாங்க வருகிறீர்கள் என்று , நான் இல்லையம்மா என்னிடம் அவ்வளவுப் பணம் இல்லை, ஒரு மாதத்திற்கு 6100/- என்று தெரிந்திருந்தால் வந்தே இருக்கமாட்டேன் என்றேன்.

நேர்மையான எண்ணம் கொண்ட அந்த மாபெரும் மருத்துவரின் அலுவலகத்தில் இருந்தவர்கள் எனக்கு 20 லிருந்து 30 விழுக்காடு வரை மருந்தின் விலையில் தள்ளுபடிச் செய்வதாகக் கூறினார்கள். மருந்துக்கு மட்டும் இவ்வளவு செலவு செய்ய இயலாது என்று கூறினேன். மேலும் எனக்கு வேறு பல பிரச்சினைகளும் இருக்கின்றன அவைகளுக்கும் மருந்து மாத்திரைகள் வாங்கவேண்டும் என்றுக் கூறினேன்.

நான் மட்டும் மருந்து வாங்கியே தீரவேண்டும் என்று நினைத்திருந்தால் அவர்கள் இன்னும் கூட 20 விழுக்காடு குறைத்திருக்கக் கூடும் என்பது என் எண்ணம். தொடர்ந்து 15 நாட்கள் அலைபேசியில் அழைத்துக்கொண்டே இருந்தார்கள். பிறகு நிறுத்திவிட்டார்கள். இப்போது மாதாமாதம் அழைக்கிறார்கள் இன்ன தேதியில் மருத்துவர் வருகிறார் முன்பதிவு செய்கிறீர்களா என்று கேட்டு.

சற்று யோசித்துப் பாருங்கள் எனக்கு வசதி இருந்து ரூ 6100/- கட்டிவிட்டு வந்திருந்தால்? அரைப்பக்க விளம்பர யுக்தியின் இரகசியம் புரிந்தது எனக்கு. பாவம் எத்தனைப் பேர் ஏமாந்தார்களோ அன்று, மாதாமாதம் ஏமாந்துகொண்டு தான் இருக்கிறார்கள். இது வணிகமா அல்லது மருத்துவமா?

ஒரு ஆங்கில மருத்துவம் பார்க்கும் வைத்தியரைப் பார்ப்பதற்கு முன் உங்களுக்கு கட்டாயம் தெரிந்திருக்கும் அவர் எவ்வளவு பீஸ் (Fees) வாங்குவார் மருந்துக்கு எவ்வளவு ஆகும் என்று. அப்படி தெரிந்திருக்காவிட்டாலும் கூட யாரையாவது கேட்டுத் தெரிந்து-

கொண்டே செல்வீர்கள் ஆனால் ஏமாற்றுக்காரர்களைப் பற்றி நாம் எப்படித் தெரிந்துக் கொள்வது அதனால் தான் நான் இங்கு எனக்கு ஏற்பட்ட அனுபவத்தைப் பதிவுச் செய்கி-றேன்.

இவர் வெறும் மருந்துக்கே இவ்வளவு பணம் கேட்கிறார் என்றால் உள் நோயாளியாக இவரிடம் மாட்டிக்கொண்டால் என்ன நடக்கும் யோசித்துப் பாருங்கள், பிச்சை எடுக்க வைத்துவிடுவார். இதன் பெயர் தான் வணிகம். பாவம் அவரிடம் ஏமாந்த/மற்றும் ஏமாற இருக்கும் மக்கள்.

இவர் மட்டும் இல்லை பெரும்பாலான (ஞாபகம் வைத்துக் கொள்ளுங்கள் பெரும்பாலான என்ற வார்த்தையை நான் எல்லோரும் என்றுக் கூறவில்லை காரணம் எனக்கு எல்லோரை-யும் பற்றித் தெரியாது) தொலைகாட்சி மற்றும் யூடியூப் புகழ் மருத்துவர்களிடம் மிகவும் எச்-சரிக்கையாக இருக்கவேண்டும். பெரும்பாலோர் இப்படித்தான் இருப்பார்கள். ஏற்கனவே ஒரு ஆசான் இப்படித்தான் கொள்ளையடித்துக் கொண்டிருக்கிறார். அவரை 8 வருடங்களுக்கு முன்புச் சந்தித்தேன். இவருக்கும் அவருக்கும் அவருக்கும் சற்றும் வித்தியாசம் இல்லை.

இவர்களிடம் தீர்க்க முடியாத நோய்களுக்கு மருந்து இருந்தால் அதைக் காப்புரிமைப்-பெற்று உலகம் முழுக்க விற்றால் உலகின் நெம்பர் 1 பணக்காரர் ஆகிவிடலாம், ஏன் ஏழை/ நடுத்தர மக்களிடம் கொள்ளை அடிக்கவேண்டும்.

அரசு இவர்களை மருந்து தயாரித்து விற்பனைச் செய்ய அனுமதிக்கக் கூடாது, இவர்க-ளின் சொந்தத் தயாரிப்பாக இருந்தால் கூட அரசு அனுமதியுடன் மருந்து தயாரிக்க பயன்-படுத்திய பொருட்கள், தயாரித்த வருடம் , காலாவதியாகும் வருடம். அதிகப்பச்ச விலை, மருந்து கட்டுப்பாட்டு அதிகாரியின் அனுமதி இவற்றை எல்லாம் பெற்றப் பிறகே நோயாளி-களுக்கு கொடுக்கச் சட்டம் கொண்டுவரவேண்டும். ஏற்கனவே இருக்கும் சட்டங்களை தீவி-ரமாக அமல் படுத்தவேண்டும்

4. கேரள ஆயுர்வேத மருந்துக்கடை மற்றும் மருத்துவர் :

ஒரு நாள் சைக்கிளில் சென்றுகொண்டு இருந்தபோது ஒரு கேரள ஆயுர்வேத மறுந்த-கத்தைப் பார்த்தேன், அங்கு காலை ஒரு மருத்துவரும் மாலையில் வேறொரு மருத்துவரும் வருகிறார்கள் என்று தெரிந்துகொண்டு அந்த மருந்தகத்திற்கு வாட்ஸப் செய்து என்னுடய பிரச்சினைகளைக் கூறி நான் ஏற்கனவே எடுத்து வைத்திருந்த போட்டோவை அனுப்பி அதை (இரண்டுபேரும் பெண் மருத்துவர்கள்) மருத்துவரிடம் காட்டி சிகிச்சை அளிக்க இயலுமா என்று கேட்கச் சொன்னேன் அவரும் மருத்துவரிடம் பேசி என்னை மாலை 6 மணிக்கு வரச்சொன்னார், மறுபடியும் அதே எதிரிப்பார்ப்பு எனக்கு இங்கு என்னுடைய பிரச்சினைத் தீர்ந்துவிடுமென்று. 6 மாதச் சிகிச்சைக்குப் பிறகும் ஒரு முன்னேற்றமும் இல்லை. அந்தப் பெண் மருத்துவர்தான் எனக்கு வந்திருப்பது பௌத்திரம் என்று உறுதி செய்தார். ஆனாலும் கூட 100% உறுதி செய்யப்பட்டது MRI மற்றும் TRUS ஸ்கேன் மூலமே. நானோ அது மலச்சிக்கலினால் ஏற்பட்ட சூட்டுக்கட்டி என்றுதான் இத்தனை வரு-டங்களாக நினைத்துக்கொண்டிருந்தேன்.

இவர்கள் யாரையும் ஏமாற்றுவதில்லை மருத்துவருக்கு ரூ.150/- அரச அனுமதியுடன் அவர்களின் சொந்தத் தயாரிப்பு மருந்துகளை மட்டுமே கொடுக்கிறார்கள்.நியாயமான விலை, தயாரித்த வருடம், காலாவதியாகும் வருடம் மற்றும் மருந்தின் எல்லா விவரங்களையும் அச்-

சடித்து விற்கிறார்கள்.மொத்த செலவே ரூ.300/- முதல் ரூ. 700-க்குள் தான் வந்தது.சந்-
தோஷமாக கொடுத்துவிட்டு வந்தேன்.

அந்த 6 மாதச் சிகிச்சையின்போது என் வாயில், நாக்கில் எல்லாம் புண் ஏற்பட்டது,
எனக்கு இதைப்போன்று வாய்ப்புண் அடிக்கடி வருவதுண்டு அதைப்போலவே இதையும்
நினைத்துவிட்டேன். மருத்துவரிடம் கூறியதற்கு ஆயுர்வேத மருந்தில் மது (alcohol) கலந்து
தயாரித்து இருப்பதால் உங்களுக்கு வாய்ப்புண் ஏற்பட்டு இருக்கிறது அதனால் அந்த
மருந்தை எடுத்துக் கொள்ள வேண்டாம் என்றும் வேறு ஒரு மருந்தை கொடுத்தார். அதனா-
லும் எந்த நன்மையும் ஏற்படவில்லை வாய்ப்புண் மட்டும் சற்றே குறைந்தது. அந்த மருத்து-
வத்தை நிறுத்திவிட்டேன்.

வாயில் ஏற்பட்ட புண்ணின் காரணமாக எல்லோரும் காரமாக இல்லை என்று கூறும்
உணவும் கூட எனக்கு மிகவும் காரமாக இருக்கிறது. காரம் தாங்கமுடியாவிட்டாத உணவு
நாக்கில் பட்டால் உடனே துப்பிவிட்டு தேன் எடுத்து சாப்பிடுவேன். மருந்தை நிறுத்தியப்
பிறகும் தொடர்ந்தது.

வீட்டில் எல்லோரும் வெளியூர் சென்ற காரணத்தால் 2 நாட்கள் வண்டியை எடுத்துக்-
கொண்டு ஊர் சுற்றக் கிளம்பிவிட்டேன், ஏற்கனவே சற்று வீங்கி இருந்த பவுத்திரம் மிக-
வும் பெரிதாக வீங்கிவிட்டது.உட்கார்ந்தால் வலி படுத்தால் வலி, நடந்தாலும் கூட. கவிழ்ந்து
படுத்து வந்தேன். 2 நாட்களில் கட்டி உடைந்து சீழ் வெளியேறியது உயிர் போகும் அளவுக்கு
வலி கட்டி உடைந்தப் பிறகும்.

5. ஆயுர்வேத அறுவைச் சிகிச்சை நிபுணர் :

ஆயுர்வேதத்தில் க்க்ஷார் சூத்ரா (Kshar Sutra) என்ற ஒரு அறுவைச் சிகிச்சை முறை
உள்ளது. இந்த முறையில் நிரந்தரத் தீர்வு கிடைக்கும் என்றுக் கேள்விப்பட்டு அதில் நிபு-
ணத்துவம் பெற்ற மருத்துவரைத் தேடும்போது என் புதிய வீட்டின் அருகிலேயே என்னை
பஞ்சகர்மா சிகிச்சைச் செய்யுமாறு சொன்ன மருத்துவமனையின் கிளை இருந்தது. அங்கு
சென்று காண்பித்தேன் ஒரு இளம் பெண் அறுவைச் சிகிசிச்சை நிபுணர் உள்ளே இருந்த
சீழை எல்லாம் எடுத்துச் சுத்தப்படுத்தி விட்டு அறுவைச் சிகிசிச்சை செய்து கொள்ளுமாறு
அறிவுறுத்தினார். நான் யோசித்துவிட்டு வருவதாகச் சொல்லி விட்டு வந்தேன். 2 மூன்று
நாட்களுக்கு வலியே இல்லை. வீக்கம் குறைந்து சமமாக இருந்தது, வலியும் இல்லை,பௌத்-
திரம் தொலைந்தது என்று மகிழ்ச்சி தாள முடியவில்லை. இரண்டே நாட்களில் திரும்பவும்
வீக்கம் லேசாக. மறுபடியும் அந்த மருத்துவரிடம் ஓடினேன் அவரும் முதல்முறை செய்தது
போலவே சுத்தப்படுத்தி மருந்திட்டார். வலி குறைந்தது.

க்க்ஷார் சூத்ரா பற்றி அவரிடம் விளக்கமாகக் கேட்டறிந்தேன். அவரோ மிகவும் இளம்-
பெண் மருத்துவர் ஏதாவது ஏதாகூடாக நடந்துவிட்டால் என்ன செய்வது என்ற பயம்
எனக்கு ஆதலால் உங்கள் மருத்துவமனையில் உள்ள வயது முதிர்ந்த மற்றொரு மருத்துவ-
ரையும் துணைக்கு அழைத்து எனக்கு அறுவைச் சிகிச்சை செய்யவேண்டும் என்று கேட்-
டுக்கொண்டேன் அவரும் சிரித்துக்கொண்டே ஒப்புக்கொண்டார்.

மேலும் க்க்ஷார் சூத்ரா பற்றி அவர் கூறியதாவது : இடுப்பிற்கு கீழே மறத்துப்போகச்
செய்து அறுவைச் சிகிச்சை செய்யப்படும், தொடர்ந்து 10 அல்லது 12 முறை வாரத்தில்
ஒரு நாள் அதே முறையில் சிகிச்சை செய்ய வேண்டும் அப்போது தான் முழுமையாக

குணமாகும் என்றார். எனக்கும் சரி என்றே தோன்றியது.

அவர் தான் என்னை ட்ரஸ் ஸ்கேன் (TRUS SCAN) செய்துக்கொண்டு வருமாறும் ஒரு குறிப்பிட்ட மருத்துவர் இதில் கைதேர்ந்தவர் என்றும் கூறினார். அதுவரை அப்படிப்-பட்டப் பெயரை நான் கேள்விப்பட்டே இல்லை. அவரே அந்த நிபுணரின் அலைப்பேசி எண்ணைக் கொடுத்தார், அவரின் எதிரிலேயே நான் அந்த எண்ணை அழுத்தினேன் மறு-முனையில் அவருடைய உதவியாளர் எடுத்து ஒரு வாரம் கழித்து வருமாறு கூறினார். ஒரு வாரம் வரை அவருடைய நேரம் முழுமையாக புக் ஆகிவிட்டது என்றார். வேறு யாரையா-வது பார்த்து ஸ்கேன் செய்து வருவதாகச் சொல்லி அவரிடம் விடைபெற்றேன். என் குறுக்-குப்புத்திக்குத் தோன்றியது இந்த மருத்துவருக்கு எதோ கமிஷன் கிடைக்கும்போல் உள்ளது என்று. ஆனால் நான் நினைத்தது மிக மிகத் தவறு என்று எனக்குப் பிறகு புரிந்தது. (பரிந்-துரைக்கும் மருத்துவருக்கு பணம் கிடைக்கலாம் அது வேறு விஷயம்)

ட்ரஸ் ஸ்கேன் (TRUS SCAN) செய்வதற்கு மாபெரும் நகரத்தில் நான்கைந்து பேர் தான் இருந்தார்கள். அதில் ஒரு மருத்துவரிடம் நேரம் கேட்டேன் மறுநாள் 3 மணிக்கு வருமாறு கூறினார் அவருடைய உதவியாளர். மறுநாள் 12 மணியளவில் அந்த உதவியாள-ரிடம் நான் வருவதற்கு முன் மருத்துவரிடம் பேசவேண்டும் எனக்கு நிறையப் பிரச்சினைகள் உள்ளன என்று கூறினேன், அதற்கு அவர் ஒரு மணி நேரம் கழித்துத் தான் மருத்துவர் வருவார் நீங்கள் பிறகு அழையுங்கள் என்றார், அழைத்தேன் மருத்துவர் பேசினார், என்-னைப் பற்றி விளக்கி வலி அதிகமாக இருக்குமா என்று கேட்டேன் அதற்கு அவர் உங்-களுக்கு சீழ் வருகிறதா என்று கேட்டார் ஆம் என்றேன் அப்படியானால் நீங்கள் MRI SCAN செய்துக்கொள்ளுங்கள் ட்ரஸ் ஸ்கேன் (TRUS SCAN) வேண்டாம் என்றார்.

நான் அளவற்ற மகிழ்ச்சி அடைந்தேன் காரணம் நான் அவ்வளவு வலியில் இருந்தேன். நான் செய்தது எவ்வளவுப் பெரிய முட்டாள்த்தனம் எனபதைப் பிறகு உணர்ந்தேன். நகரி-லேயே மிகவும் குறைந்த செலவில் ஸ்கேனிங் செய்யும் சென்டரில் நேரம் கேட்டேன் காலை 7 மணியில் இருந்து இரவு 7 மணிவரை சற்று அதிகமாகவும் இரவு 7 மணிமுதல் காலை 7 மணிவரை சற்று குறைவாகவும் பணம் கட்டவேண்டும் என்று கூறினார்கள் நான் இரவு 7 மணிக்குமேல் வருவதாகக் கூறி 7.30க்குச் சென்றேன், பிறகுதான் தெரிந்தது என்னைப் போல் பலர் எனக்கு முன்பிருந்தே அங்கு காத்திருந்தார்கள். எனக்கு ஸ்கேன் செய்யும்போது இரவு மணி 1. முடித்துவிட்டு வீடு வந்து சேரும்போது 2 மணி.

MRI ரிப்போர்ட் எடுத்துக்கொண்டு ஆயுர்வேத மருத்துவரிடம் சென்று காண்பித்தேன் அதற்கு அவர் இது பௌத்திரம் தான் க்க்ஷார் சூத்ரா (Kshar Sutra) அறுவைச் சிகி-சிச்சை செய்தே ஆகவேண்டும் என்று கூறினார். அவரிடம் ஒரு கேள்வி கேட்டேன் அது : இப்போது சுத்தம் செய்யும்போதும் மறதுப் போகும் மருந்தைத் தடவி தான் சுத்தம் செய்-தீர்கள் ஆனாலும் வலி தாங்க முடியவில்லை. க்க்ஷார் சூத்ரா அறுவைச் சிகிச்சைச் செய்-யும்போது ஏற்படப் போகும் வலிக்கும் இப்போது சுத்தம் செய்யும்போது ஏற்பட்ட வலிக்கும் எவ்வளவு வித்தியாசம் இருக்கும் என்று கேட்டேன், அறுவைச் சிகிச்சையின்போது 3 அல்-லது 4 மடங்கு அதிகமான வலி இருக்கும் என்றும் தொடர்ந்து 10 அல்லது 12 முறை தொடர்ந்து செய்யவேண்டும் அப்போது தான் அது முழுமையாக குணமாகும் என்றும் அது மன அழுத்தத்தை உண்டு பண்ணலாம் என்றும் உண்மையைக் கூறினார். பிறகு வருவதாகச்

சொல்லி வந்துவிட்டேன். பிறகு அந்த சிகிச்சையை வேண்டாம் என்று முடிவுச் செய்துவிட்-
டேன்.

6. முதல் ஆங்கில மலக்குடலியல் மூலப் பௌத்திர நிபுணர் (PROCTOLOGIST).

எனக்கு என்னவோ ஆங்கில மருத்துவரிடம் செல்லாமலே சித்தா, ஆயுர்வேதா மருத்து-
வர்களைப் பார்த்தது எல்லாம் போதும் ஒருமுறை ஆங்கில மருத்துவரைச் சந்தித்து அவரு-
டையக் கருத்தைக் கேட்க வேண்டும்போல் தோன்றியது.என் மகளும் அதையே கூறினாள்,
சரியென்று வீட்டிற்கு அருகாமையில் யாராவது மூலப் பௌத்திர நோய் நிபுணர் இருக்கி-
றாரா என்று தேடினேன் யாரும் கிடைக்கவில்லை அப்போது. 15 கிமீ. தொலைவில் ஒரு-
வர் இருந்தார் அவரிடம் முன்பதிவு செய்துவிட்டு சென்றேன், அவர் படம் வரைந்து மிக
விளக்கமாக எப்படி அறுவைச் சிகிச்சை செய்யப்படும் என்று கூறினார். அவர் என்னிடம்
நீங்கள் ஏதாவது ஸ்கேன் செய்து உள்ளீர்களா என்றார் நான் இருக்கிறது என்றேன் அந்தப்
பையையப் பார்த்த உடனே அவர் இவங்க தான் நகரிலேயே மோசமான ஸ்கேன் சென்-
டர் என்றார் அப்போது காரணம் புரியவில்லை. மேற்கொண்டு படிக்கும்போது உங்களுக்கு
விளக்கம் கிடைக்கும்.

இந்த மருத்துவர் பௌத்திர அறுவைச் சிகிச்சையில் மிகவும் அனுபவம் வாய்ந்தவர்,
அறுவைச் சிகிச்சைக்கு தனக்கு 15 நிமிடத்தில் இருந்து 20 நிமிடம் தான் ஆகும்
என்றார். அறுவைச் சிகிச்சையின்போது நெஞ்சுக்குக் கீழே எல்லாப் பாகமும் மறத்துப்போகும்
என்று கூறினார், எனக்குப் பயம் தொற்றிக்கொண்டது, எந்த மருத்துவமனையில் அறுவைச்
சிகிச்சை செய்வீர்கள் என்று கேட்டேன் அதற்கு அவர் 2 மருத்துவமனைகளின் பெயர்க-
ளைக்கூறி நீங்கள் விரும்பும் இரண்டில் ஒரு மருத்துவமனையில் நான் அறுவைச் சிகிச்சை
செய்கிறேன் என்றார்.

இவர் முதலிலேயே என்னிடம் சொல்லிவிட்டார் எவ்வளவு செலவு ஆகுமென்றும் அறு-
வைச் சிகிச்சை முடிந்து மறுநாள் வீட்டிற்கு சென்று விடலாமென்றும். இந்த மருத்துவர் 5%
திரும்பவும் பௌத்திரம் வருவதற்கு வாய்ப்பிருப்பதாகக் கூறினார்.

சிகிச்சைக்குப் பிறகு தினமும் சுத்தம் செய்ய வேண்டும் வீட்டில் யாராவது வந்தால்
அவருக்குச் சொல்லி கொடுக்கின்றேன் அதைச் செய்துவிட்டு வாரம் ஒரு முறை என்னிடம்
வரவேண்டும், ஒரு மாதத்தில் சரியாகிவிடும் என்றார். இரண்டு மருத்துவமனைகளும் என்
வீட்டில் இருந்து 15 கிமீ தூரத்தில் இருந்தன. பிறகு அவரைத் தொடர்பு கொள்வதாகக் கூறி
விடைபெற்றேன்.

எனக்கு மருத்துவர்மேல் நம்பிக்கை இருந்தது ஆனால் நெஞ்சுக்குக் கீழே மறத்துப்போகும்
என்றால் நான் நகரில் இருக்கும் மிகப் பெரிய மருத்துவமனைதான் சரியாக இருக்கும் என்று
நினைத்தேன். அதனால் வேறு யாராவது மருத்துவர் வீட்டிற்கு அருகில் இருக்கிறாரா என்று
தேட ஆரம்பித்தேன்.

7. இரண்டாவது ஆங்கில மூலப் பௌத்திர நிபுணர் (PROCTOLOGIST) :

இவர் வீட்டிற்கு மிகவும் அருகில் இருந்தார், அவர் இருந்த மருத்துவமனையைத்
தொடர்புகொண்டு எப்போது இருப்பார் என்று கேட்டேன் மறுநாள் காலை 9.30 மணிமுதல்
12 மணிவரை இருப்பதாகவும், எப்போது வேண்டுமானாலும் வரலாம் என்று கூறினார்கள்.
அன்று இரவு நீண்ட நேரம் தூக்கம் வரவில்லை எப்போது தூங்கினேன் அல்லது தூங்கி-

னேனா என்றும் ஞாபகம் இல்லை. குளித்து முடித்து மருத்துவரிடம் செல்லும்போது 11.30 அவரோ வேலை முடிந்து வேறு கிளைக்குச் செல்லத் தயாராக இருந்தார் நான் மன்னிப்புக் கேட்டுக்கொண்டு என்னைப்பற்றிய விவரங்களைக் கூறினேன். அவர் நீங்கள் விரும்பினால் நாளைக் காலை அறுவைச் சிகிச்சைச் செய்கிறேன் என்றார். செய்துக்கொள்கிறேன் என்று தலை ஆட்டி விட்டேன். அவர் ஒருங்கிணைப்பாளர் ஒருவரிடம் சென்று சம்பிரதாயங்கள் எல்லாவற்றயும் மற்றும் எவ்வளவு செலவு ஆகும் என்ற விவரங்களை கேட்டுக் கொள்ளு-மாறு கூறினார்.

இந்த மருத்துவரும் மேலே சொன்னது போலவே அதே அளவு பணமும் மறுநாள் வீட்-டிற்குச் சென்றுவிடலாம் என்றும் 4 டு 5% வாய்ப்பு இருக்கிறது திரும்பவும் வருவதற்கு என்றார்.

நான் என்னுடைய நரம்பியல் நிபுணரைச் சந்தித்து நெஞ்சுக்குக் கீழே மறத்துப்போகும் சிகிச்சைக்குத் தகுதியானவன் தானா என்று கேட்க விரும்புகிறேன் என்றேன், அதற்கு அவர் தாராளமாக கேட்கலாம், இந்த மருத்துவமனையிலேயே கூடக் கேட்கலாம் என்றார். மேலும் அங்கு உள்ள மறத்துப்போகும் (ANAESTHESIA)

சிகிச்சை மருத்துவரைத் தொடர்புகொண்டு பேசச் சொன்னார். நான் பேசினேன். எனக்கு இருக்கும் மூச்சுவிடுதல் பிரச்சினை மற்றும் நரம்பியல் பிரச்சினை எல்லாவற்றயும் சம்பந்தப்-பட்ட மருத்துவர்களிடம் பேசிவிட்டு அறுவைச் சிகிச்சைச் செய்துகொள்ளவதாகக் கூறினேன். அவரும் சில ஆலோசனைகளைக் கூறி என்னை என் நரம்பியல் நிபுணரைச் சந்தித்து ஆலோசனைக் கேட்டு அவருடைய ஒப்புதலை எழுதி வாங்கி வருமாறு கூறினார். நான் வீட்டிற்கு கிளம்பினேன்.

8. எனக்கு நீண்டகாலமாக நரம்பியல் மருத்துவம் பார்த்து வரும் நிபுணர் :

அவரின் உதவியாளரைத் வாட்ஸப் மூலமாகத் தொடர்பு கொண்டு எனக்கு அறுவைச் சிகிச்சை செய்ய இருக்கும் விஷயத்தைக் கூறினேன். அவர் வெளியூர் சென்று உள்ளார் 3 நாட்கள் ஆகும், மிகவும் அவசரம் என்றால் காணொளி அழைப்பு மூலமாகத் தொடர்பு கொள்ளுங்கள் என்றார். இப்போது மனம் குழம்ப ஆரம்பித்துவிட்டது. என் நரம்பியல் நிபு-ணர் வேலைப்பார்ப்பதோ இந்தியாவின் மிகவும் புகழ்ப்பெற்ற மருத்துவமனை. மாலையில் தனியாக ஆலோசனை வழங்குகிறார். நானோ மறுநாள் அறுவைச் சிகிச்சைக்கு ஒப்புக்-கொண்டு விட்டு இவரிடம் ஆலோசனையும் ஒப்புதல் கடிதமும் பெற நினைத்தேன் அனால் இவரோ ஊரில் இல்லை என்ன செய்யலாம் என்று யோசித்தேன்.

ஒரு முடிவு எடுத்தேன் அவர் ஊரில் இருந்து வரும்வரை அறுவைச் சிகிச்சை வேண்-டாம் என்று. அது ஒரு மிகச் சிறந்த முடிவு. ஏன்?

மூன்று நாட்கள் கழித்து 13-06-22 திங்கட்கிழமை மாலை 6.30 மணியளவில் என்-னுடைய நரம்பியல் நிபுணரைச் சந்தித்தேன், என்னுடைய நரம்பியல் பிரச்சினை இப்போது எவ்வாறு உள்ளது , தூக்கம் எவ்வாறு உள்ளது என்று எல்லாம் கேட்டார். முன்பை விட இப்போது மேல் என்று நான் சொன்னேன், அதற்கு அவர் பழைய மாத்திரைகளை தொட-ரச்சொல்லி விட்டு 10 நாட்களுக்கு மட்டும் எடுக்கப் புதிதாக ஒரு மாத்திரையை எழுதிக் கொடுத்தார்.

இப்போது அவரிடம் எனக்கு பௌத்திரம் உள்ளது அறுவைச் சிகிச்சை செய்ய வேண்டும் உங்களுக்கு யாராவது தெரியுமா என்று கேட்டேன் , அதற்கு அவர் இதற்கென்றே நம் மருத்துவமனையில் ஒரு துறை இன்ஸ்டிடியூட் ஆப் ப்ரோக்டோலஜி (Institute of Proctology) என்று இருக்கிறது, இரவு 8.30 மணிக்கு குறுஞ்செய்தி அனுப்பவும், வாட்ஸப் அல்ல, குறுஞ்செய்தி என்று சொன்னார். அதே போல் செய்தேன். அவர் அந்த நிபுணரிடம் பேசிவிட்டு மறுநாள் காலை 9.30 மணிக்கு என்னை மருத்துவமனைக்குச் சென்று அவரைச் சந்திக்குமாறு குறுஞ்செய்தி அனுப்பினார்.

மாலையே இந்த நோயாளி மயக்க மருந்துக்குத் தகுதியானவர் என்று எழுதிக் கொடுத்-துவிட்டார் என்னுடைய மருந்துச் சீட்டிலேயே.

9. மலக்குடலியல் துறை (Institute of Proctology)

மறுநாள் 14-6-2022 செவ்வாய்க்கிழமை காலை 9.30 மணிக்கெல்லாம் நான் மருத்துவ-மனையில் இருந்தேன் , மருத்துவ நிபுணர் செவ்வாய், வியாழன் மற்றும் சனிக்கிழமைகளில் மட்டும் வெளி நோயாளிகளைப் பார்ப்பாராம் மற்ற நாட்களில் அறுவைச் சிகிசிச்சை மட்டு-மாம். என் நல்ல நேரம் அன்று செவ்வாய்க்கிழமை என்பதால் மருத்துவர் இருந்தார் எல்லா விவரங்களையும் கேட்டறிந்தார். பிறகு அவர் சொன்னது தான் ஆச்சரியத்திலும் ஆச்சரியம். எதாவது ஸ்கேன் செய்து இருக்கிறீர்களா என்றார் MRI ஸ்கேன் ரிப்போர்ட்டை கொடுத்-தேன் அது வேண்டாம் என்றார்.

ஆம் அவர் என்னை ட்ரஸ் ஸ்கேன் (TRUS SCAN) செய்துக்கொண்டு வருமாறும் ஒரு குறிப்பிட்ட மருத்துவர் இதில் கைதேர்ந்தவர் என்றும் கூறினார். யார் அந்தக் குறிப்பிட்ட மருத்துவர் தெரியுமா ? அந்த க்க்ஷார் சூத்ரா (Kshar Sutra) அறுவைச் சிகிச்சை நிபுணர் என்னை (TRUS SCAN) செய்யச் சொன்னாரே, அவரை நான் சந்தேகக்கப்பட்டேனே அதே நிபுனரைத்தான் இவரும் குறிப்பிட்டு அவரிடமே செல்லச் சொன்னார். அவர் ஆசி-யாவிலேயே, ஏன் உலகிலேயே மிகச் சிறந்த ட்ரஸ் ஸ்கேன் (TRUS SCAN) நிபுணர்களில் ஒருவராம். அவரிடம் நேரம் கிடைப்பது மிகவும் கடினம் இருந்தாலும் அவர் எப்போது நேரம் கொடுக்கிறாரோ அப்போது ஸ்கேன் செய்துகொண்டு வரவும் என்று எழுதிக் கொடுத்துவிட்-டார். MRI க்கு அவசியம் இல்லாமல் போய்விட்டது.

அவரிடம் விடைபெற்றுக்கொண்டு வெளியே வந்து ட்ரஸ் ஸ்கேன் (TRUS SCAN) நிபு-ணருக்கு போன் பண்ணினேன் அவருடைய உதவியாளர் எடுத்து 22-06-22 அன்று மாலை 3.30க்கு வரவேண்டும் என்றும், குறைந்தபட்சம் 3 மணிநேரம் ஆகும் என்றும் கூறினார்;

ஆனால் எனக்கு 17-06-22 அன்று மாலை 5 மணிக்கெல்லாம் அறுவைச் சிகிசிச்சை வெற்றிகரமாக முடிந்துவிட்டது.

ட்ரஸ் ஸ்கேன் (TRUS SCAN) உதவியாளரிடம் நான் பேசியது 14-06-22 அன்று காலை 10.30 இருக்கும்.அவர் எனக்கு ஒதுக்கிய நாள் 22-06-22 3.30 மணிக்கு. நான் இருந்த மருத்துவமனைக்கும் ஸ்கேன் சென்டருக்கும் இடைப்பட்ட தூரம் சுமார் முக்கால் கிமீ. தான், வீடு இருப்பதோ பத்து கிமீ. தூரத்தில். அந்த உதவியாளரிடம் கெஞ்சும் தொனி-யில் மேடம் நான் இப்போது உங்கள் ஸ்கேன் சென்டர் பக்கத்தில் தான் இருக்கிறேன் இப்போதே அங்கு வந்துவிடுகிறேன் மாலை வரை அங்கேயே இருக்கிறேன் நேரம் வாங்-கிய எந்த நோயாளியாவது வரவில்லை என்றால் எனக்கு ஸ்கேன் செய்யுங்கள் என்றேன்.

இல்லை சார் உங்களுக்கு முன்பு நிறைய பேர் இருக்கிறார்கள் யாராவது வரவில்லை என்றால் கூட நான் அவர்களில் ஒருவரைத்தான் அழைக்க வேண்டும் உங்களை அல்ல அது தானே நியாயம் என்றார். ஒன்று செய்யுங்கள் வியாழன் அல்லது வெள்ளிக்கிழமை போன் செய்யுங்கள் யாராவது வரவில்லை என்றால் உங்களை அழைக்கிறேன் என்றார். சரிங்க மேடம் என்றேன்.

ஆச்சரியம் மறுநாள் புதன்கிழமை மதியம் 2.30 மணிக்கு நான் நடைப்பயிற்சி செய்துக்கொண்டு இருந்தேன் அந்தப்பெண் போன் செய்திருக்கிறார் நான் கவனிக்கவில்லை.10 நிமிடம் கழித்துப் பார்த்தால் போன் வந்திருந்தது கண்டு நான் அவரை அழைத்தேன், உங்கள் வீடு எங்கு இருக்கிறது இன்னும் அரைமணி நேரத்தில் வரமுடியுமா என்று கேட்டார் முடியும் என்றேன், உடனே கிளம்பி வாருங்கள் என்றார், 6.30 மணிக்கு ஸ்கேன் செய்து முடித்தார் அந்த நிபுணர்.

ரிப்போர்ட் எடுத்துக்கொண்டு மறுநாள் வியாழக்கிழமை 11 மணிக்கெல்லாம் அறுவைச் சிகிச்சை நிபுணரைச் சந்தித்து ஸ்கேன் ரிப்போர்ட் கொடுத்தேன். அதைப் பார்த்துவிட்டு வென் டு யு வாண்ட் டு கெட் ஆபெரேடெட் (எப்போது அறுவைச் சிகிச்சை செய்துக்கொள்ளப் போகிறாய்) என்று கேட்டார், ஐ ஹவ் கம் ரெடி ஃபார் ஆப்பரேஷன் (நான் அறுவைச் சிகிச்சைக்குத் தயாராகவே வந்துள்ளேன்) என்றேன். என் பையில் மாற்றுத் துணிகளை எடுத்துக்கொண்டேச் சென்றிருந்தேன்.

ஒகே நாளை காலை 7 மணிக்கெல்லாம் வந்துவிடவும் என்று கூறி அறுவைச் சிகிச்சை சம்பிரதாயங்கள் மற்றும் மருத்துவ காப்பீடு விவரங்களை எல்லாம் முடித்துவிட்டு வீட்டிற்கு 7.30 மணியளவில் வந்து சேர்ந்தேன்.

மறுநாள் யாராவது துணைக்கு கண்டிப்பாக வந்தாக வேண்டும் என்று கூறிவிட்டார்கள். எனக்கு யாரையும் தொந்தரவு செய்ய விருப்பம் இல்லை. என் மகளை அழைத்துக்கொண்டு காலை 8-30 மணிக்கு மருத்துவமனை அவசரச் சிகிச்சை மையத்திற்கு சென்றோம். வெளியே நின்று கொண்டிருந்தேன் மிகச்சரியாக 9 மணிக்கு மருத்துவரின் கார் வந்து நின்றது.

என்னை உள்ளே அழைத்துச் சென்றார்கள் ஒரு வார்டில் படுக்க வைத்தார்கள், பசி எடுத்தது, குளிர் வேறு, முதல் நாள் மருத்துவர் என்னிடம் கூறி இருந்தார் தேவை என்றால் ஒரு கப் காபி 2 பிஸ்கட் சாப்பிட்டு விட்டு வரலாம் என்று, நான் 10 பாதாம் மற்றும் ஒரு வாழைப்பழம் சாப்பிட்டுவிட்டு சென்றிருந்தேன் ஆனாலும் பசி எடுத்தது. தண்ணீர் கூட அருந்தக்கூடாது என்றார்கள் செவிலியர்கள். பசிக்கு வேண்டுமானால் ட்ரிப்ஸ் (சொட்டுக்கள்) போடுவதாகக் கூறினார்கள். போடுங்கள் என்றேன், அது மிகவும் உதவிகரமாக இருந்தது, இரவு 8 மணிவரை ஒன்றும் கிடையாது. அன்று மருத்துவருக்கு 5 அறுவைச் சிகிசிச்சைகள் எனக்கு நான்காவதாக. காலையில் இருந்து மாலை 4.30 மணிவரை வார்டிலேயே ட்ரிப்ஸ் இறங்கிக் கொண்டிருந்தது மொத்தமே 100 ml கூட இறங்கி இருக்குமா என்பது சந்தேகமே.

10. டியூட்டி டாக்டர்

டியூட்டி டாக்டரிடம் என்னை ஒரு இதய நோய் நிபுணர் வந்து சோதனைச் செய்து அறுவைச் சிகிச்சைக்கு என் உடல் தயார் என்று சொன்னப்பிறகே நான் சிகிச்சைச் செய்து-

கொள்வேன் என்று சொன்னேன் அவர் ஏற்பாடு செய்தார், என்னுடைய நரம்பியல் நிபுண-ரையும் பார்க்கச் சொன்னேன், அறுவைச் சிகிச்சை முடிந்தபிறகு வருவதாக அவர் சொல்லி அனுப்பினார்.

11. இதயநோய் இளம் மருத்துவர் வந்து என்னுடைய பழைய மற்றும் புதிய ரிப்போர்ட்கள் எல்லாவற்றையும் பார்த்துவிட்டு அவருடைய மூத்த நிபுணரிடம் கலந்தாலோசித்துவிட்டு ஒன்-னும் பிரச்சினை இல்லை என்றும் அறுவைச் சிகிச்சைச் செய்துகொள்ளலாம் என்றார். எக்கோ மற்றும் இசிஜி (ECHO & ECG) எல்லாம் பார்த்தார்கள் எல்லாம் நார்மல் என்று வந்தது.

12. மயக்க மருந்து நிபுணர் (Anaesthetist)

முதல் நாள் மாலையே என்னை மயக்க மருந்து நிபுணர் சந்தித்து எனக்கு இருக்கும் எல்லாப் பிரச்சினைகளையும் கேட்டறிந்து எனக்கு என்ன மாதிரி மயக்க மருந்து கொடுக்கப் போகிறார் என்பதை விளக்கி கையெழுத்து வாங்கிக்கொண்டார், மறுநாள் என்னோடு கட்-டாயம் ஒருவர் வந்து கையெழுத்திட வேண்டும் என்றும் கூறினார்.

நான் அவரிடம் 3 முக்கியமான கேள்விகள் கேட்டேன் :

ஒன்று : என் உடலில் எந்தெந்த பாகம் மறத்துப் போகும் அளவுக்கு எனக்கு மயக்க மருந்து கொடுப்பீர்கள் அதற்கு அந்த இளம் மயக்க மருந்து நிபுணர் நீங்கள் பயப்பட ஒன்-றும் இல்லை உங்கள் முதுகுத்தண்டுவடத்தில் மெல்லிய ஊசிக் கொண்டு மயக்க மருந்து கொடுக்கப்படும் உங்கள் தொப்புளுக்கு கீழ் உள்ள பாகங்கள் மறத்துப் போகும் அதனால் உங்களுக்கு அறுவைச் சிகிச்சை செய்வதே தெரியாது, நான் ஊசி செலுத்தும்போது வலியும் அதிகமாக இருக்காது மிகவும் மெல்லிய ஊசி என்றும் கூறினார்.

இரண்டாவது கேள்வி : என் இதயம் செயலிழக்க வாய்ப்பிருக்கிறதா என்று. அவர் கூறி-னார் உங்களுக்கு செய்யப்பட்ட டெஸ்ட்களில் அப்படி எதுவும் நடக்க வாய்ப்பில்லை, அப்-படியே நடந்தாலும் இங்கு எல்லா வசதிகளும் இருக்கின்றன நீங்கள் கவலைப்படத் தேவை இல்லை என்று.

மூன்றாவது கேள்வி : நீங்கள் செலுத்தும் மயக்க ஊசி என் மூளையைப் பாதிக்குமா : அவர் அப்படி ஆகாது ஏனென்றால் உங்களுக்கு கொடுக்கப் போவது தொப்புளுக்குக் கீழே மறத்துப் போவதற்கு மட்டுமே ஆனாலும் நாங்கள் ஏதாவது அசம்பாவிதங்கள் நடந்தால் அதை சந்திப்பதற்கு உண்டான எல்லா வசதிகளையும் இந்த மருத்துவமனை கொண்டுள்ளது என்றார்.

இதே கேள்விகளை ஆப்பரேஷன் தியேட்டருக்குள் இருந்த எல்லோரிடமும் கேட்டுக் கேட்டு என்னுடையப் பிரச்சினைகளை எல்லாம் கூறி எல்லோரையும் தொந்தரவு செய்தேன் எல்லோரும் இன்முகத்தோடு பதில் கூறினார்கள்.

ஆப்பரேஷன் ரூம் மிகவும் குளிர்ச்சியாக இருந்தது, குளிர் எனக்கு ஆகாத ஒன்று, டேபிள் மீது ஏறி என்னைப் படுக்கச் சொன்னார்கள் ஏறிப் படுத்தேன், அகலம் குறைவாக இருந்தது விழுந்துவிடுவோமோ என்ற பயம் ஏற்பட்டது. என்னை மேலே ஏறிப் படுக்கச் சொன்ன தியேட்டர் ஊழியர் என்னை விட்டு சற்று அகன்றார், யாரோ ஒருவர் அவரின் செயலைக் கடிந்துக் கொண்டார்.நோயாளி ஆப்பரேஷன் டேபிள் மீது படுத்து இருக்கும்போது அவரைவிட்டு அகலக்கூடாது என்றார் அந்த மருத்துவர், அதற்கு அந்த ஊழியர் எப்போதும்

இருக்க முடியாது சார் சில நேரங்களில் அவசரத்துக்காக நகரவேண்டி இருக்கிறது என்றார். என் யூகம் : கடிந்துகொண்டவர் மயக்க மருந்து நிபுணராக இருக்கலாம் என்று.

ஒரு 5 டு 10 நிமிடம் அவர்கள் டேபிளைச் சுற்றி ஒளிவிளக்குகளை சரி செய்தார்கள், வேறு என்னென்னவோ பொருட்களின் சத்தம் காதுகளில் விழுந்துகொண்டே இருந்தது. சற்று நேரத்தில் என் அருகில் ஒரு கிளாம்ப் (பற்றுக் கருவியா?) வைக்கப்பட்டது, முகத்திற்கு நேராக எதோ துணியை இழுத்து விட்டார்கள், அதற்குப் பிறகு மற்றொரு துணியால் மறைத்-தார்கள்.

பிறகு மயக்கமருந்து நிபுணர் வந்து சார் இப்போது உங்களுக்கு மயக்க மருந்து கொடுக்கப் போகிறேன் பயப்படுவதற்கு ஒன்றுமில்லை சின்ன ஊசி தான் என்றார். ஒருக்களித்துப் படுத்துக்கொண்டு கால் முட்டிகளை வயிற்றுக்குள் அடக்கச் சொன்னார் செய்தேன், பிறகு சில்லென்று எதோ என் முதுகின் மேல் ஊற்றப்பபட்டது நடுக்கம் ஏற்பட்டது, திரும்பவும் அதேபோல், இன்னும் நடுக்கம், திரும்பவும் நடுமுதுகில் மிகவும் சில்லென்று இருந்தது நடு-நடுங்கிவிட்டேன். மருத்துவர் சொன்னார் சாரி சற்று சில்லென்று இருக்குமென்று.

முதுகுத்தண்டுவெடத்தில் எதையோ வைத்து தேய்த்துவிட்டுப் பிறகு சார் இப்போது மயக்க ஊசிப் போடுகிறேன் மிகவும் சின்ன ஊசி பயப்படவேண்டாம் என்றார்.அவர் சொன்ன மாதி-ரியே மிகச் சின்ன (மெல்லிய) ஊசிதான் வலி அதிகமாக இல்லை, அதற்குத்தான் அந்தச் சில்லென்ற பொருள் ஊற்றப்பட்டதோ? ஊசிப் போட்டவுடன் வலியால் நடுக்கம், அவ்வளவு தான் முடிந்துவிட்டது சாரி சார் என்றார், திரும்பவும் அதே மாதிரி முதுகுத்தண்டுவெடத்-தைத் தேய்த்தார் பிறகு இன்னொரு சின்ன ஊசி சார் என்றார், ஊசி செலுத்தப்பட்டது, வலி சுருக்கென்றது,சாரி சார் முடிந்துவிட்டது என்றார். இரண்டு மயக்கமருந்து ஊசி செலுத்திய உடன் இவ்வளவு தானா தினமும் போட்டுக் கொள்ளத் தயார் என்றது மனம் விவரம் புரி-யாமல்.

நிமிர்ந்து படுக்கச் சொல்லி என் இரண்டு கால்களையும் அசைக்கச் சொன்னார்கள் அசைத்தேன், இன்னும் சற்று நேரத்தில் கால்களில் மின்சாரம் பாய்வதைப் போல் உணர்கி-நீர்களா என்றார்கள் இல்லை என்றேன். யாரோ இரண்டுபேர் இரண்டு கால்களையும் தூக்கி அந்தக் கிளாம்ப் மீது வைக்க தொட்டார்கள் ஷாக் (மின்சாரம் பாய்வதைபோல்) அடிப்-தைப் போல் உணர்ந்தேன். உடனே சத்தமாக நான் கூறினேன் டாக்டர் ஐ பீல் ஐ ஆம் கெட்டிங் எலக்ட்ரிக் ஷாக் இன் மை லெக்ஸ் (என் கால்களில் மின்சாரம் பாய்வதைப்போல் இருக்கிறது) என்றேன், அதன் பிறகு தொப்புளுக்குக் கீழ் எந்த உணர்வும் இல்லை.

அறுவைச் சிகிச்சை நிபுணர் வந்து ஐ ஆம் கோயிங் டு ஸ்டார்ட் ஆபரேஷன் (உங்க-ளுக்கு அறுவைச் சிகிச்சை ஆரம்பிக்கப் போகிறேன்) என்றார் என் கால் பக்கத்தில் இருந்து அவர் முகம் மிகவும் மங்கலாகத் தெரிந்தது எனக்கு மறைக்கப்பட்டத் துணிகளின் வழியாக. ஒரு அரைமணி நேரம் வயிற்றுப் பகுதியில் மட்டும் கொடக் கொடக் என்ற சத்தம் கேட்டது மற்றபடி எந்த வலியும் தெரியவில்லை.

அரைமணி நேரம் கழிந்தப் பிறகு டாக்டர் தலைப்பகுதிக்கு வந்து ஆபரேஷன் முடிந்து-விட்டது ரத்தப்போக்கு அதிகமாக இருக்கிறது அதனால் ஒரு பைப் (குழாய்) வைத்திருக்கி-றேன் 10 நாட்கள் கழித்து எடுத்துவிடலாம் என்றார். அவர் ஏற்கனவே சொல்லி இருந்தார் உங்களுக்கு சிக்கலான பிரச்சினையாக உள்ளது ஆபரேஷன் முடிந்தவுடன் நூல் கொண்டு

தைத்து விடுவேன் என்றும் மூன்று மாதம் கழித்து எடுத்துவிடலாம் என்றும். அதைப் பற்றி கேட்டேன் நீங்கள் நூலில் தைப்பதாக சொன்னீர்கள் என்று. அது தேவை இல்லை என்று சொல்லிவிட்டு விடுவிடுவென்று சென்றுவிட்டார் அடுத்த ஆப்பரேஷனுக்கு.

அவர் முதலிலேயே சொல்லிவிட்டார் அறுவைச் சிகிச்சைச் செய்தாலும் திரும்ப வரு-வதற்கான வாய்ப்பு 15% லிருந்து 20% வாய்ப்பிருப்பதாக காரணம் எனக்குச் சிக்கலான பௌத்திரம் இருப்பதாக. அறுவைச் சிகிச்சை முடிந்தபின்பும் இதையே சொல்லிவருகிறார். வாரத்தில் 2 முறைச் சோதனைக்கு வரச் சொன்னார் சென்று வந்துகொண்டிருக்கிறேன். 6 மாதத்திற்குப் பின் தான் தெரியவரும் மறுபடியும் வருமா இல்லையா என்று என்றார்.

என்னோடு பக்கத்துப் படுக்கையில் ஒரு வாலிபர் இருந்தார் அவருக்கும் என்னைப் போலவே சிக்கலான பௌத்திரம் தானாம் அவருக்கு கட்டாயம் இன்னொரு அறுவைச் சிகிச்சை செய்யவேண்டுமாம். அவரிடம் மருத்துவர்ப் பேசிக்கொண்டிருக்கும்போது என்னைப் பற்றி குறிப்பிட்டு இரண்டுபேருக்கும் சிக்கலான பௌத்திரம் தான் ஆனால் இரண்டும் ஒன்-றல்ல என்றார், அவர் ட்ரஸ் ஸ்கேன் (TRUS SCAN) படத்தை வைத்து என்னதான் விளக்கினாலும் நமக்குப் புரிவதில்லை. இன்னும் சில நாட்களில் அந்த வாலிபரின் தம்-பிக்குத் திருமணம் அதில் அண்ணன் கலந்துகொள்ளவேண்டும் என்று அவருடைய குடும்-பத்தார் மருத்துவரிடம் யோசனைக் கேட்க கீழிருக்கும் பாகத்தைக் காட்டி அது முக்கியமா அல்லது திருமணம் முக்கியமா என்று கேட்டாராம். அவருடையது தந்தை அலைபேசியில் யாருடனோ உரையாட்டிக்கொண்டிருந்தார். அந்த இளைஞர் எனக்குச் சிலமணிநேரங்கள் முன்பு வீட்டிற்கு செல்லும்போது "மீண்டும் இந்த நிலைமையில் சந்திக்க மாட்டோம் என்று நம்புகிறேன் (இந்த மாதிரி நோயாளிகளாக என்ற அர்த்தத்தில்) என்றார். அவருக்கு என்-னுடைய நல்வாழ்த்துக்களைக் கூறினேன். விடைபெற்றார்.

நான் விடைபெறும்போதும் மருத்துவர் 15 லிருந்து 20% திரும்பவும் வருவதற்கான வாய்ப்பு இருப்பதாகக் கூறினார். மூன்று நாட்களுக்கு நுண்ணுயிர் எதிர்ப்பு (ANTIBIOTICS) மருந்துகளும், வலி இருந்தாலும் இல்லாவிட்டாலும் ஒரு வலிநிவார-ணியை எடுத்துக்கொள்ளச் சொன்னார். மலமிளக்கி சுலபமாக வெளியேறுவதற்கு ஒரு மருந்-தும், மருந்து மாத்திரைகளால் ஏற்படும் வாயுப்பிரச்சினை / வயிற்று உப்புசம் ஏற்படாதிருக்க ஒரு மருந்தும் கொடுத்தார், அடுத்த முறைச் சென்றபோது எல்லா மருந்துகளும் தீர்ந்து விட்டன என்று சொன்னேன் போதும் நிறுத்திவிடுங்கள் அந்த மலமிளக்கி மருந்தை மாத்தி-ரம் தொடருங்கள் என்றார்.

உள்ளே ஒரு குழாய் (pipe) வைத்திருப்பதாகச் சொன்னேன் அல்லவா அது இன்னும் உள்ளேயே இருக்கிறது. (27-6-2022). இரண்டு நாட்களுக்கு முன்புச் சென்றபோது ரத்தம் கசிகிறது என்றேன் அதற்காகத் தானே உள்ளே குழாய் வைத்திருக்கிறேன் என்றார். அறு-வைச் சிகிச்சை 17-06-2022 நடந்தது அல்லவா? அப்போது 10 நாட்களில் எடுத்துவிடலாம் என்றார். அடுத்துபோகும்போது எடுத்துவிடுவார் என்று நினைக்கிறேன்.

மறுபடியும் வராமல் இருக்க என்ன நான் செய்ய வேண்டும் என்று கேட்டேன், அது என் கையிலோ உங்கள் கையிலோ இல்லை. வரவேண்டும் என்று இருந்தால் வந்தே தீரும் என்-றார். உணவுக் கட்டுப்பாடு என்று ஆரம்பிக்கும்போதே அவர் தலையை இடமும் வலமுமாக ஆட்டினார் புரிந்துக் கொண்டேன்.

ஆனாலும் நான் பத்தியம் இருக்கிறேன் ஏனென்றால் எனக்கிருக்கும் வேறு பிரச்சினை-களின் தீவிரத்தைக் குறைக்க. மலம் சுலபமாக வெளியேறுகிறது. வலி இருக்கிறது, லேசாக அரிப்பிருக்கிறது. குழாய் எடுத்தப் பிறகு மலம் இளகும் மருந்தை நிறுத்தியப் பிறகு தெரியும் மேற்கொண்டு மருத்துவர் என்ன சொல்கிறார் நான் என்னச் செய்யப்போகிறேன் என்று. மலம் முழுவதுமாக வெளியேறுவதால் நன்றாகப் பசியெடுக்கிறது. ஆனாலும் அறுவைச் சிகிச்-சைக்கு முன் இருந்த உணவு முறைகளையேத் தொடர விரும்புகிறேன்.

நாளை (28-06-2022) வரச் சொல்லியிருக்கின்றார் குழாய் எடுத்துவிடுகிறாரா என்றுப் பார்க்க வேண்டும்.

அடுத்து மருத்துவரைச் சந்தித்தப்பிறகு.

28-6-2022 அன்று அந்த மெல்லிய 2 அங்குல நீளமுள்ள குழாயை எடுத்துவிட்டார், அதை செவிலியரிடம் கொடுத்தார் நான் பார்க்க விரும்பினேன் நீங்களே வைத்துக்கொள்-ளுங்கள் என்றுக் கொடுத்துவிட்டார்.

அடுத்து வாரம் ஒரு முறை வரச்சொல்லி 2 அல்லது மூன்று வாரங்கள் சோதித்துவிட்டுப் பிறகு மாதம் ஒருமுறை வரச் சொன்னார். கடைசியாக 20-08-2022 அன்று சென்று சோதித்துக்கொண்டேன் முழுவதுமாகக் குணமாகிவிட்டதுப் போல் தெரிகிறது. வழக்கம்போல் செய்யும் எல்லா வேலைகளையும் செய்யலாம் என்றார்.

அதற்கு முன் ஒரு முறை சைக்கிள் ஓட்டலாமா என்றேன் ஓட்டலாம் என்றார் அப்போது 70% தான் சரியாகி இருந்தது சைக்கிள் ஓட்டியவுடன் காய்ந்திருந்த புண்ணிலிருந்து லேசாக இரத்தம் வந்ததால் நிறுத்திவிட்டேன், இப்போது முழுவதுமாகக் காய்ந்துவிட்டது போல் இருக்கிறது ஒருமுரை ஓட்டினேன் லேசான வலி இருந்தது, எச்சரிக்கையாகவே இருக்க விரும்புகிறேன்.

அடுத்து 3 மாதம் கழித்து வரச் சொல்லி இருக்கிறார். அநேகமாக டிசம்பர் மாதம் செல்-வேன்.

மூன்று மாதம் கழித்துச் சென்றேன் நன்றாக ஆறிவிட்டது 6 மாதம் கழித்து வரவும் என்று எழுதிக்கொடுத்து விட்டார்.

தட்டச்சு செய்யும் இன்று இன்று நாள் 20 / 02 / 2023. பயம் இருந்துகொண்டே இருக்கிறது மதியச் சாப்பாட்டுக்குப் பிறகு நிறைய வெல்லம் சாப்பிட ஆரம்பித்துவிட்டேன். சைக்கிள் ஓட்டுவதும் அதிகமாகிவிட்டது.

இகல்காணான் ஆக்கம் வருங்கால் அதனை
மிகல்காணும் கேடு தரற்கு. - குறள் 859

சாலமன் பாப்பையா உரை:

ஒருவனுக்கு நன்மை வரும் போது காரணம் இருந்தாலும்
மனவேறுபாடு கொள்ள மாட்டான்.

தனக்குத் தானேகேட்டை விளைவிக்க எண்ணுபவன்,
காரணம் இல்லாவிட்டாலும் மனவேறுபாடு கொள்ள எண்ணுவான்.

34

கல்லீரல் வீக்கம் (*Fatty Liver*)

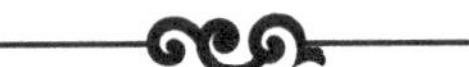

தீயள வன்றித் தெரியான் பெரிதுண்ணின்
நோயள வின்றிப் படும். - குறள் 947

மணக்குடவர் உரை:

பசியின் அளவின்றி ஆராயாதே மிகவுண்பானாயின் மிகநோய் உண்டாம்.

இது, நோய் தீர்ந்தாலும் பசியளவு அறியாதே உண்பானாயின்

மீண்டும் நோயா மாதலான் அளவறிந்து உண்ணல் வேண்டுமென்றது.

பவுத்திரத்திற்கு அறுவைச் சிகிச்சை முடிந்து 2 மாதம் கழித்து மருத்துவச் சோதனைக்கு செ்றபோது இப்போது முழுவதுமாக குணமாகிவிட்டது போல் தெரிகிறது அதனால் இனி-மேல் மலமிளக்கி மருந்தை எடுக்க வேண்டாம் என்றார் மருத்துவர். நீங்கள் எல்லா வேலை-களையும் செய்யலாம், யோகா செய்யலாம், சைக்கிள் ஓட்டலாம் என்றும் கூறினார்.

அவர் முழுவதுமாக குணமாகிவிட்டது (அறுவைச் சிகிச்சை செய்தபோது ஏற்பட்டப் புண் ஆறிவிட்டது) என்று சொன்னபோது எனக்கு மிகவும் சந்தோஷமாகிவிட்டது. மருத்துவரை சந்திக்க ஆட்டோவில் சென்றபோது புண் இருந்த பாகத்தை நன்றாக அழுத்திக்கொண்டு தான் உட்கார்ந்து சென்றேன் ஏனென்றால் அவர் சோதிக்கும்போது ஏதாவது கசிவு இருந்-தால் அவர் பார்க்கட்டும் என்று. ஆனால் அப்படி எதுவும் இல்லை.

மலமிளக்கி மருந்தை நிறுத்தி ஒரு வாரம் கழித்து லேசான வயிற்று உப்புசம் ஏற்பட்டது, எதைச் சாப்பிட்டாலும் தொண்டைக்குழியில் இருந்து இறங்கும்போது நெஞ்சுக்குக் கீழேயும் வயிற்றுக்கு மேலேயும் எரிச்சலாக இருந்தது. நன்றாகப் பசி எடுத்ததால் எனக்குத் தேவை-யான அளவு சாப்பிட்டேன். காரம் சிறிது கலந்திருக்கும். வயிறு உப்புசம் ஏன் என்று புரிய-வில்லை.

பித்தப்பை இருக்கும் பகுதியைச் சுற்றி வலி இருந்தது, ஏற்கனவே ஒரு மருத்துவர் சொல்லி இருந்தார் எப்போது கடுமையான வலி அல்லது வாந்தி வருவதுபோல் தோன்று-கிறதோ அப்போது உடனடியாக எந்த மருத்துவமனைக்காவது சென்று அறுவைச் சிகிச்சை செய்து பித்தப்பையை நீக்கிவிடுங்கள் என்று. இப்போது அந்த அளவுக்கு வலி இருக்கென்-

றும் சொல்ல முடியவில்லை வலியே இல்லை என்றும் சொல்ல முடியவில்லை. குழப்பத்தில் இருந்தேன். என் மகள் சொன்னாள் நாங்கள் 8-ஆம் (செப்டம்பர் 2022) தேதி ஊருக்குச் செல்கிறோம் நாங்கள் சென்றபிறகு வலி என்றால் தனியாக என்ன செய்வீர்கள் இப்போதே பார்த்துவிடுங்கள் என்று.

எனக்கு தோன்றியது மருத்துவமனைக்குச் செல்லும் அளவுக்கு வலி இல்லை அதனால் ஒரு அல்ட்ராசவுண்ட் ஸ்கேனிங் செய்துப்பார்த்தால் நல்லது என்று, பல ஸ்கேனிங் சென்டர்-களுக்கு போன் செய்து கேட்டபோது விநாயக சதுர்த்தி முடிந்தபிறகுதான் மருத்துவர் வருவார் என்றார்கள். நான் உடனே எனக்கு அறுவைச் சிகிச்சை செய்த மருத்துவமனையில் பேசி-னேன் அவர்கள் வரச் சொன்னார்கள். ஸ்கேனிங் செய்துபார்த்துவிட்டு பயப்படும் அளவுக்கு ஒன்றுமில்லை என்று கூறினார். ப்ரோஸ்டேட் வீக்கம் எவ்வளவு இருக்கிறது என்று கேட்-டேன் மிகச் சிறிய அளவு வீக்கம் தான் என்றார்.

என்னைச் சோதித்துக்கொண்டே மற்றொரு மருத்துவரிடம் இவர் சொல்ல அவர் தட்டச்சு செய்து கொண்டிருந்தார் அப்போது சோதனை செய்த மருத்துவர் என்னிடம் கம்ப்யூட்டர் ஸ்க்ரீனைக் காட்டி பித்தைப்பை கற்களையும் காட்டினார். கற்கள் பித்தப்பையை விட்டு வெளியேறினால் தான் பிரச்சினை உங்களுக்கு அப்படியில்லை. எப்போதாவது ஒரு நாள் எடுத்தே ஆகவேண்டும் ஆதலால் உங்களுக்கு வலி அதிகமாக வரும் வரை காத்திருக்காமல் நீங்களாகவே திட்டமிட்டு அறுவைச் சிகிச்சை செய்து நீக்கிவிடுங்கள் என்றார்.

தட்டச்சு செய்துகொண்டிருந்த மருத்துவரிடம் கல்லீரல் (liver) என்று எதோ கூறினார், என்னவென்று கேட்டேன் கல்லீரல் லேசாக வீங்கி உள்ளது என்றார். பயப்படும்படியாக ஒன்-றுமில்லையா என்றேன் அப்படி ஏதும் இல்லை இது முதல் டிகிரி வீக்கம் தான் என்றார். 20 வருடங்களுக்கு முன்பே ஒருமுறை மாஸ்டர் செக் அப் செய்தபோது கொலஸ்ட்-ரால் (கொழுப்பு) அதிகமாக இருந்தது, அப்போது அந்த மருத்துவர் என்னை கேட்டார் கொழுப்பு கரைக்க மாத்திரை எடுத்துக்கொள்கிறீர்களா என்று, வேண்டாம் என்று மறுத்து-விட்டேன். இப்போதைய உணவு முறையின் காரணமாக ஏற்பட்ட கல்லீரல் வீக்கமா அல்லது அப்போது கொழுப்பு கரைக்க மருந்து வேண்டாம் என்று கூறிவிட்டேனே அது தான் கார-ணமா என்று புரியவில்லை.

இருக்கும் நோய்கள் போதாதென்று மற்றொன்றும் சேர்ந்துகொண்டது.

கடைசியாக அறுவைச் சிகிச்சை நிபுணரைச் சந்தித்துவிட்டு வந்தபிறகு ஆறிவிட்டிருந்த புண்ணிலிருந்து மிகவும் லேசான கசிவு வரத் தொடங்கியது, மறுபடியும் மருத்துவர் சொன்ன அறிவுரைகள் எல்லாவற்றையும் பின்பற்றத் தொடங்கிவிட்டேன்.

உணவிலும் காரத்தைக் குறைத்துவிட்டேன். உணவில் மோர் சேர்க்க தொடங்கியுள்ளேன். இப்போது வயிறு உப்புசம் குறைந்துள்ளது. சாப்பிடும்போது ஏற்பட்ட எரிச்சலும் குறைந்துள்-ளது. இப்படியே இருக்குமா என்று பொறுத்திருந்து பார்க்கவேண்டும்.

செவுக்குண வில்லாத போழ்து சிறிது
வயிற்றுக்கும் ஈயப் படும் - குறள் 412
சிவயோகி சிவக்குமார் உரை :
கேட்பது குறையும் பொழுது
வயிற்றுக்கு உணவு சிறிதாவது கொடுக்கப்பட வேண்டும் .

(பசிஎடுப்பதால் காதடைக்கும்)

(பசிஎடுப்பதால் காதடைக்கும்)

35

பாரம்பரிய மருத்துவம் *vs* மாற்று மருத்துவம் (*Traditional vs Modern Medicine*)

கருவியும் காலமும் செய்கையும் செய்யும்
அருவினையும் மாண்டது அமைச்சு. - குறள் 631

பரிமேலழகர் உரை: கருவியும் -

வினை செய்யுங்கால் அதற்கு வேண்டும் கருவிகளும்;

காலமும் - அதற்கு ஏற்ற காலமும்;

செய்கையும் - அது செய்யுமாறும்;

செய்யும் அருவினையும் - அவ்வாற்றில் செய்யப்படும் அவ்வரிய வினைதானும்;

மாண்டது அமைச்சு - வாய்ப்ப எண்ண வல்லவனே அமைச்சனாவான்.

(மருத்துவரும் ஆவார் - இதை நான் சேர்த்தேன்)

ஆங்கில மருத்துவம் (modern medicine) நோயைக் கட்டுப்படுத்தும் ஆனால் நோயை முழுமையாக தீர்க்காது எல்லோருக்கும் தெரிந்ததே. அதே ஆங்கில மருத்துவம் தான் உயிர்காப்பான் தோழன் என்பார்களே அப்படிப்பட்ட மருத்துவம். உலகில் எண்ணற்ற மருத்துவமுறைகள் இருப்பினும் ஆங்கில மருத்துவம் மட்டும் அபரிமிதமான வளர்ச்சியடைந்-ததற்குக் காரணம் ஆபத்துக் காலங்களில் உயிர்க்காப்பதில் அதைவிடச் சிறந்த மருத்துவ-முறை எதுவும் இல்லை என்பதால் தானே?

உலகில் பல்நூறு மருத்துவமுறைகள் உள்ளன அதில் எந்த மருத்துவத்தைப் பின்பற்றும் மருத்துவராவது தனக்கு விபத்து ஏற்பட்டாலோ அல்லது மாரடைப்பு அல்லது பக்கவாதம் அல்லது வேறு ஏதாவது அவசர உதவி தேவைப்படும்போதோ தான் பார்த்துவரும் வைத்திய முறையிலேயே சிகிச்சைக்கு ஏற்பாடு செய்யுமாறு தன் குடும்பத்தாரிடம் கூறுவாரா அல்லது

அருகில் இருக்கும் ஆங்கில மருத்துவம் பார்க்கும் மருத்துவமனையில் அனுமதித்து சிகிச்சை அளிக்குமாறு கூறுவாரா?

உலகின் மாபெரும் தலைவர்கள் / பணக்காரர்கள் எல்லோரும் ஆங்கில மருத்துவம் பார்த்து இதய அறுவைச் சிகிச்சை, சிறுநீரக சிகிச்சை / சிறுநீரக / கல்லீரல் மாற்று அறு வைச் சிகிச்சை போன்ற சிகிச்சைகள் தானே செய்துக் கொள்கிறார்கள். பாரம்பரிய மருத்து வங்கள் செல்லவேண்டிய தூரம் மிக மிக அதிகம், ஒரு காகிதத்தில் பெரிய வட்டம் வரை யுங்கள் அதற்குள்ளே பேனா முனையளவு ஒரு புள்ளி வையுங்கள், அந்த பெரிய வட்டம் தான் ஆங்கில மருத்துவம் அந்தப் புள்ளி தான் பாரம்பரிய மருத்துவங்கள் எல்லாம் சேர்ந்து.

அந்த ஆங்கில மருத்துவம்தான் பலமுறை என் உயிரைக் காப்பாற்றியது/காப்பாற்றிக் கொண்டிருக்கிறது. இருக்கிறது 40 ஆண்டுகளாக. நான் பாரம்பரிய மருத்துவங்களும் எதி ரானவன் அல்லன் ஆனால் என்ன செய்வது உண்மையைத் தானே சொல்ல முடியும்.

நான் எலும்பும் தோலுமாகப் பிறந்தபோது 2 நாட்கள் அடைகாக்கும் (incubator) கரு வியில் வைத்து என்னைக் காப்பாற்றியது.

3 அல்லது 4 முறை வலிப்புநோய் வந்தபோது என்னை ஆங்கில மருத்துவம் தான் காப்பாற்றியது 40 வருடமாக. இன்னமும் காப்பாற்றிக்கொண்டிருக்கிறது. எண்ணற்றப் பக்க விளைவுகளும் உண்டு, மறுக்கவில்லை. பாரம்பரிய மருத்துவத்தில் யாராவது இதற்கு என் னிடம் மருந்து உண்டு வலிப்பு மறுபடியும் வரவே வராது என்று கூறி இருந்தால் நான் அவ்வளவுப் பக்கவிளைவுகள் கொண்ட மருந்து மாத்திரைகளை எடுத்திருப்பேனா?

குடல்வால் அறுவைச் சிகிச்சைச் செய்து ஆங்கில மருத்துவர்தான் என்னைக் காப்பாற் றினார்.

சிக்கலான பவுத்திரம் காரணமாக பல மருத்துவர்களைப் பார்த்தும் சரியாகாததால் கடை சியில் ஆங்கில மருத்துவம் தான் என்னைக் காப்பாற்றியது.

எனக்குத் தெரிந்து பவுத்திரத்திற்கே இன்னொரு அறுவைச் சிகிச்சைச் செய்வதற்கு வாய்ப்புகள் அதிகம்.

சுக்கிலச் சுரப்பிக்கு அறுவைச் சிகிச்சை செய்ய வேண்டியது வரலாம்.

விரைவீக்கத்திற்கும் அறுவைச்சிகிச்சைத் தேவைப்படலாம்.

உலகத்தில் உள்ள எந்தப் பாரம்பரிய மருத்துவராவது நீ என்னிடம் வா நான் உன்னு டைய நோய்களுக்கெல்லாம் மருத்துவம் பார்க்கிறேன் அறுவைச் சிகிச்சை இல்லாமல் என்று கூறுவார்களா? அப்படிக் கூறினால் நான் எவ்வளவு மகிழ்ச்சி அடைவேன். பணமும் மிச்ச மாகும் அறுவைச்சிகிச்சை / மயக்கமருந்து பயமும் இருக்காது அல்லவா?

நான் பல மருத்துவமுறைகளைச் செய்துப் பார்த்துவிட்டே அறுவைச் சிகிச்சையைத் தவிர வேறு வழியில்லை என்ற நிலையில் தான் பவுத்திரத்திற்கு அறுவைச்சிகிச்சை செய் துகொண்டேன். சிகிச்சையின் போதே மருத்துவர் தெளிவாகக் கூறிவிட்டார் 15% லிருந்து 20% வரை மறுபடியும் அறுவைசிகிசிச்சை செய்யவேண்டி வரலாமென்று.

நானே என் வயிற்றுப்புண்ணுக்கு 6 மாதகாலம் இயற்கைவைத்திய முறையில் சுயமாக வைத்தியம் செய்துக்கொண்டு புண்ணை ஆற்றிக்கொண்டேன். ஆனால் என்னால் பௌத் திரத்தைக் கட்டுப்படுத்த இயலவில்லை. நான்காண்டுகளாக உணவுக்கட்டுப்பாடு இருந்தும். ஆனால் வீட்டில் இருக்கும் எல்லோரும் மிளகாயை பயன்படுத்துவதால் அதை நான் சாப்

பிடவேண்டிய கட்டாயத்தில் இருக்கிறேன்.

எனக்கு நன்றாகத் தெரியும் 40 ஆண்டுகளாக நான் எடுத்துக் கொண்ட மருந்து மற்றும் மாத்திரைகளின் பக்கவிளைவாகத் தான் எனக்கு இத்துன்பங்கள் என்று, வேறு வழி இல்லை.

அதனால் நானே கூறுகின்றேன் தயவு செய்து ஆங்கில மருத்துவத்தைத் தவிர்க்க முயற்சி செய்யுங்கள் என்று, நிபந்தனைகள் உண்டு, என்னவென்றால் நீங்கள் உங்கள் வாழ்க்கை முறை மற்றும் உணவு முறையை கட்டாயம் மாற்றிக்கொள்வதாக இருந்தால் மட்-டுமே சாத்தியம்.

8 மணிநேரத் தூக்கம்

8 மணிநேரம் வேலை, எட்டு மணிநேரத்திற்கு மேல் ஒரு நிமிடம் கூட வேலை செய்யக்கூ-டாது. எவ்வளவு பணம் வேண்டுமானாலும் சம்பத்தியுங்கள் 8 மணிநேரத்திற்குள். அதற்கு-மேல் வேலைச் செய்து சம்பாதிப்பது கண்ணை விற்று சித்திரம் வாங்குவதுபோல்.

2 மணி நேரம் விளையாட்டு எல்லா வயதினருக்கும் சேர்த்தே சொல்கிறேன். விளையாடப் பிடிக்காதவர்கள் மற்றும் இயலாதவர்கள் நடைப்பயிற்சி, யோகா, சைக்கிள் ஓட்டுவது, ஜிம்-முக்கு செல்வது என்று ஏதாவது கட்டாயம் செய்யவேண்டும்.

2 மணிநேரம் படிக்க மாணவர்களுக்கு மட்டுமில்லை. படிக்கத் தெரிந்த எல்லோருக்குமே.

3 மணி நேரம் சமைக்க, சாப்பிட மற்றும் வேறு வேலைகளுக்கு.

1 மணிநேரம் குடும்பத்தோடு டிவி பார்க்க அல்லது பிடித்தமானப் பொழுதுப்போக்கு.

இப்படி 24 மணி நேரத்தை சரியாக உபயோகப்படுத்தினால் நோய்கள் அண்டாது.

மருத்துவர் உங்களுக்கு சர்க்கரை / இரத்தக் கொதிப்பு / தைராய்டு இருக்கிறது என்று சொல்லி மருந்து எழுதிக்கொடுத்தால், மருத்துவரிடம் சொல்லுங்கள் நான் மருந்து மாத்தி-ரைகளை எடுக்க விரும்பவில்லை, மருந்து மாத்திரைகள் எடுக்காமல் என்னுடைய நோய்க-ளிலிருந்து விடுபட ஆலோசனைக் கூறுங்கள் என்று.

அவர் மருந்து மாத்திரைகளை எடுத்தே ஆகவேண்டும் என்று கட்டாயப்படுத்தினால் வேறு மருத்துவரைப் பாருங்கள், பாரம்பரிய மருத்துவர் அல்லது யோக அறிவியல் படித்த-வரிடம் சென்று ஆலோசனைப் பெற்று அவர்கள் கூறுவற்றைத் தவறாமல் கடைப்பிடித்து மருந்து மாத்திரைகளின்றி ஆரோக்கியமாக வாழுங்கள்.

நான் உங்களுக்கு கூறும் இந்த அறிவுரையை என் மனைவிக்கு கூறும் அளவுக்கு எனக்கு அப்போது அனுபவமில்லை, அதனால் அவளை இழந்து நிற்கிறேன்.

எந்த மருத்துவம் உயர்ந்தது எந்த மருத்துவம் தாழ்ந்தது என்று கூறுவது என் நோக்-கமில்லை. அந்தந்தச் சூழ்நிலைக்கு ஏற்ப நாமே முடிவெடுத்துச் செயல்படுத்த வேண்டும். குழந்தைப் பெறுவதற்கு அந்தக் காலத்தில் யாரும் மருத்துவமனைக்குச் செல்லவில்லை கார-ணம் மருத்துவமனைக்கும் ஊருக்கும் உள்ள தூரம், ஊருக்கு ஊர் மருத்துவச்சிகள் இருந்-தார்கள் இப்போது அப்படிப்பட்ட மருத்துவச்சிகள் எங்கு இருக்கிறார்கள் இருந்தாலும் யார் அவர்களை நம்பி செல்வார்கள்.

மருத்துவ விஞ்ஞானம் மிகவும் வளர்ந்துவிட்டது. இதய தானம், சிறுநீரக தானம், கல்-லீரல் தானம் கொடுத்தால் மற்றொருவர் பெற்றுக்கொண்டு சிலகாலமாவது உயிர் வாழலாம் அல்லவா?

ஆங்கில மருத்துவமுறையைக் குறைகூறிக் கொண்டே இருப்பதால் எந்தவித நன்மையும் ஏற்படப் போவதில்லை. நம் அரசுகள் நம்முடைய மருத்துவ முறைகளை உலகத்தரத்தில் ஆராய்ச்சி செய்ய அதிகபட்சமாக செலவு செய்தால் ஆங்கில மருத்துவத்திற்கு வேலை இருக்காது. எங்கள் பாரம்பரிய மருத்துமுறைகள் 5000 வருடம் 10000 ஆயிரம் வருடம் பழமையானது அப்போதே எங்கள் மருத்துவர்கள் மூளையில் அறுவைச் சிகிச்சை செய்-திருக்கிறார்கள் என்றுப் பழம்பெருமை பேசுவதால் என்ன நன்மை விளையும். உலகத்தரம் வாய்ந்த ஆராய்ச்சிக்கூடங்களை அமைத்து உலகதரத்திற்கு சற்றும் குறைவில்லாமல் ஆராய்ச்சிச் செய்து ஆங்கில மருத்துவத்துடன் போட்டியிடவேண்டும்.

முதல் போட்டு வியாபாரம் செய்வது எதற்கு? சம்பாதிப்பதற்குத் தானே. உலகமே சம்-பாதிக்கும் போது ஆங்கில மருந்து நிறுவனங்கள் மட்டும் முதல் போட்டுவிட்டு சம்பாதிக்-கக் கூடாது என்றால் என்ன நியாயம். அவர்கள் கொள்ளை அடிக்கிறார்கள் என்றால், எங்கோ இருக்கும் ஒருவன் அவனுடைய பணத்தைப் போட்டு மருந்தை தயாரித்து நம்மிடம் எவ்வளவு விலையில் விற்கட்டும் என்று கேட்டுவிட்டுத்தான் விற்கவேண்டுமா? நாம் நம்மு-டைய மருத்துவமுறைகளை ஆராய்ச்சிச் செய்து மருந்தை கண்டுபிடித்து நாம் நினைக்கும் விலைக்கு விற்க நமக்கும் உரிமை இருக்கிறது அல்லவா?

நம்முடைய யோகாவைக் கற்கவும் இயற்கைச் சிகிச்சைக்காகவும் (Nature Cure) வெளிநாடுகளில் இருந்து வந்து லட்சக்கணக்கில் பணம் செலவு செய்துவிட்டுப் போகிறார்கள் அல்லவா? அவர்கள் யாரும் நம்மைப் பார்த்து பணத்தைக் கொள்ளை அடிக்கிறார்கள் என்-றுக் கூறுவதில்லை. அவர்களுக்குத் தெரியும் பணத்திற்கான மதிப்பு (Value for money). சேவைக்கான மதிப்பு (Value for service).

முதலில் நாம் விரல் நீட்டுவதை விட்டுவிட்டு அதே விரலை நம் நெஞ்சிருக்கும் பக்-கத்திற்குத் திருப்பி நம்மிடம் இருக்கும் குறைகளைக் களையவேண்டும். பல தலைமுறைக-ளாக இரகசியம் காக்கும் மருத்துவர்கள் இருக்கத்தானே செய்கிறார்கள், அவர்கள் தங்கள் மருந்தின் மீது அசைக்கமுடியாத நம்பிக்கை இருந்தால் அந்த மருந்தின் மீது காப்புரிமைப் பெற்றால் உலக மகா கோடிஸ்வரர் ஆகலாமே ஏன் செய்வதில்லை. அவர்களின் இரகசிய மருந்து பலகோடி மக்களைக் காப்பாற்றும் அல்லவா?

என்னடா இவன் ஆங்கில மருத்துவத்துக்கு இவ்வளவு வக்காலத்து வாங்குகிறான் என்று நினைக்கவேண்டாம், ஒரு சில ஆங்கில மருத்துவர் மற்றும் மருத்துவமனைகளிலும் புல்லு-ருவிகள் இருக்கத்தான் செய்கிறார்கள்.

எனக்கு ஏற்பட்ட மிகவும் ஒரு கசப்பான அனுபவம், என் மகனுக்கு உடல் நலமில்லாமல் இருந்தது அவனிடம் மருத்துவரிடம் செல்லச் சொன்னேன் காலந்தாழ்த்தினான் அதனால் நானே அவனை அழைத்துக்கொண்டு சென்றேன். மருத்துவர் சோதித்துவிட்டு மருந்துச் சீட்டை கொடுத்து எதிரில் இருக்கும் கடையில் வாங்கிக்கொள்ளுங்கள் என்றார். அங்கு கூட்டமாக இருந்ததால் பக்கத்துத் தெருவில் நிறைய கடைகள் இருந்தன அங்கு சென்றேன் எல்லோரும் இல்லை இல்லை என்றே கூறினார்கள். ஒரு மருந்து கடையில் மட்டும் தெளி-வாகக் கூறினார்கள் நீங்கள் எங்கு சென்றாலும் கிடைக்காது அவர் கூறிய கடையில் மட்டும் தான் கிடைக்கும் என்று. பிறகு அவர் கூறிய கடைக்கே வந்தோம்.

கடைக்கு வந்தபிறகு என் மகனுக்கு வேறொரு பிரச்சினை இருந்த ஞாபகம் வந்தது அதையும் கூறி அதற்கும் சேர்த்து மருந்து வாங்கிவிடலாம் என்று மருத்துவரிடம் சென்றோம், இன்னொரு மருந்தின் பெயரையம் எழுதிக் கொடுத்துவிட்டு அதற்கும் பணம் கேட்டார், அழுதுவிட்டு வந்தோம்.

அவர் கூறிய கடையில் மருந்து வாங்கிவிட்டு எவ்வளவுப் பணம் என்று கேட்டோம், நாங்கள் எதிர்பார்த்ததை விட மூன்று மடங்கு அதிகம், தேவை இல்லாமல் நிறைய மருந்து மாத்திரைகளை எழுதி இருந்தார். ஏற்கனவே அவருடைய கல்வித் தகுதிக்குமேல் என்னிடம் பணம் வாங்கினார். அநியாயமாக பிணத்துக்கு உயிர் இருப்பதைப் போல் நாடகமாடி பணம் பறிப்பதாக படித்திருக்கிறேன்.

ஒரு மிகப்பெரிய மருத்துவமனையில் நுரையீரல் ஸ்கேன் செய்ய மருத்துவர் எழுதி இருந்தார் ஸ்கேன் செய்ததோ வயிறோ சிறுநீரகமோ மாற்றி ஸ்கேன் செய்துவிட்டார்கள்.

என் எதிர்வீட்டு அக்கா வயது 75 இருக்கலாம் இதயநோய் உள்ளவர் பல் நோய்க்காக மருத்துவரிடம் சென்றார் மருத்துவர் ஊசி போட்டார் அக்கா மயங்கிவிட்டார், உடன் சென்-றவர்களை உடனே மருத்துவமனைக்கு அழைத்துச்செல்லச் சொன்னார் மருத்துவர், செல்லும் வழியிலேயே அக்கா இறந்துவிட்டார். மருத்துவரிடமும் தவறு அக்காவிடமும் தவறு.

மருத்துவர் ஊசிபோடுவதற்கு முன் வேறு ஏதாவது நோய் இருக்கிறதா என்று கேட்டு என்ன மருந்து மாத்திரை எடுக்கிறார் என்பதைக்கேட்டு அதற்குத்தகுந்தார் போல் வைத்தியம் செய்திருக்கவேண்டும் செய்தாரா என்றுத் தெரியவில்லை. அக்காவாவது தனக்கு இருக்கும் பிரச்சினைகளையம் அதற்கு தான் எடுக்கும் மருந்து மாத்திரைகளைப் பற்றி கூறி இருக்-கவேண்டும், சொன்னாரா என்றுத் தெரியவில்லை. அக்கா வயதானவர் அதிக படித்தவ-ரில்லை. ஆனால் மருத்துவர் தான் நோயாளியின் எல்லா விவரங்களையும் கேட்டு அதற்குத் தகுந்தாற்போல் வைத்தியம் செய்யவேண்டும்,

என் தாத்தா ஒருமுறை ஊருக்கு வந்திருந்தார் பல்வலி காரணமாக பல் மருத்துவரிடம் சென்றார் மாத்திரை கொடுத்துவிட்டு 2 நாட்கள் கழித்து வந்தால் பல்லை எடுத்துவிடுவதாகக் கூறியுள்ளார் தாத்தாவும் இரண்டுநாட்கள் கழித்து சென்றார் மருத்துவர் பல்லை எடுத்து-விட்டார் பிறகு தான் தெரிந்தது தாத்தாவுக்கு வலிக்கும் பல்லை விட்டுவிட்டு நல்லப்பல்லை எடுத்துவிட்டார் என்று, தாத்தாவுக்கு மொழிப் பிரச்சினை, உடன் வந்த மகனிடம் சொல்லி இருக்கிறார், மகன் மருத்துவரிடம் கேட்டதற்கு மருத்துவர் சொன்ன பதில்.

நான் டாக்டரா அவர் டாக்டரா?

தாத்தா கேட்டார் எந்த பல் வலிக்கிறது என்று எனக்குத் தெரியுமா மருத்துவருக்கா?

சிறுவனாக இருந்தபோது என் வீட்டிற்கு அந்த தாத்தா வந்தபோது என் தந்தையிடம் பேசிக்கொண்டிருந்தபோது நான் கேட்டது.

அண்மையில் மூன்று உயிர் காக்கும் அறிய கண்டுபிடிப்புகள் நிகழ்ந்துள்ளன :

1. IIT - கான்பூரைச் சேர்ந்த விஞ்ஞானிகள் செயற்கை இதயத்தை உருவாக்கியிருக்கி-றார்கள், இன்னும் சில ஆண்டுகளில் மனிதர்களுக்குப் பொருத்திப் பார்த்து சோதிப்பார்கள், வெற்றி பெற்றால் லட்சக்கணக்கான உயிர்கள் காப்பாற்றப்படும்.

2. ஆய்வகத்தில் வளர்க்கப்பட்ட இரத்தம், உலகின் முதல் மருத்துவ பரிசோதனைக்காக மக்களுக்கு கொடுக்கப்பட்டுள்ளது என்று இங்கிலாந்து ஆராய்ச்சியாளர்கள் கூறுகின்றனர்.

3. பெங்களூருவைச் சேர்ந்த டாக்டர் விஷால் ராவ் இரண்டு முக்கியமான கண்டுபிடிப்-புகளை செய்திருக்கிறார்.

a) இந்த மருத்துவர் தொண்டை புற்றுநோயாளிகளுக்கு மீண்டும் குரல் வரவழைக்கும் ஒரு கருவியைக் கண்டுபிடித்திருக்கிறார் அதன் விலை வெறும் ரூ.50/-

b) Dr. விஷால் ராவ் மற்றும் மருந்தியல் நிபுணர் ஸ்ரீனிவாஸ் H. என்பவரும் சேர்ந்து புற்றுநோய் சிகிச்சைக்கான தாவர அடிப்படையிலான மருந்து ஒன்றை கண்டுபிடித்துள்ளனர். அந்த மருந்தை மனிதர்களுக்கு கொடுத்து சோதனைச் செய்ய ஆயுஷ் அமைச்சகம் ஒப்பு-தலைக் கொடுத்துள்ளது.

4. உலகின் முதல் பணக்காரர் எலோன் மஸ்க் பல்வேறு நிறுவனங்களை நடத்தி வரு-கிறார் அதிலொன்று நியூராலின்க் (NEURALINK) என்பதும் அடங்கும். அந்த நிறுவனம் கம்பியில்லா (wireless brain chip) மூளை சிப் ஒன்றைத் தயாரித்து இருக்கிறது. அந்த வயர்லெஸ் மூளை சிப் நடப்பதற்கு இயலாத நோயாளிகள் மீண்டும் நடக்க உதவும். இது பார்வையை மீட்டெடுப்பதையும் இலக்காகக் கொண்டுள்ளது என்று எலோன் மஸ்க் கூறு-கிறார். இந்த சிப் வேறு பல மூளை சம்பந்தப்பட்ட நோய்களுக்கும் உதவக்கூடும். அமெ-ரிக்க உணவு மற்றும் மருந்து (FDA) நிர்வாகம் விலங்குகள் மீது சோதனைகளை நடத்து-வதற்கு அனுமதி வழங்கியுள்ளது. இன்னும் ஆறு மாதங்களில் அவர்கள் மனிதர்களுக்கும் பரிசோதனைகளை தொடங்க இருப்பதாக செய்தி வந்திருக்கிறது. இவையெல்லாம் நவீன மருத்துவத்தின் கொடை. எல்லா உறுப்புக்களையும் தயாரிக்க இயலும் ஆனால் மூளையை தயாரிக்க இயலாது, ஒரு மூளை சிப் மூளையை தயாரிக்க வேண்டிய அவசியமில்லாமல் செய்கிறது. 50 ஆண்டுகால வளர்ச்சியே இந்த அளவுக்கு இருந்தால் வருங்காலங்களில் விஞ்ஞான வளர்ச்சி மனிதனின் ஆயுளைக் குறைந்தபட்சம் இரட்டிப்பாக்கிவிடுமென்று நான் உறுதியாக நம்புகிறேன். இப்போதிருக்கும் மனிதர்களுக்கு அந்த வாய்ப்பு இல்லை என்பது சோகம்.

அழக்கொண்ட எல்லாம் அழப்போம் இழப்பினும்
பிற்பயக்கும் நற்பா லவை. - குறள் 659

கலைஞர் மு.கருணாநிதி உரை:
பிறர் அழத் திரட்டிய செல்வம் அழ அழப் போய்விடும்.
நல்வழியில் வந்த செல்வமென்றால் அதனை இழந்தாலும் மீண்டும் வந்து பயன் தரும்.

36

இப்போதைய என் வாழ்க்கைமுறை

தெய்வத்தான் ஆகா தெனினும் முயற்சிதன்
மெய்வருத்தக் கூலி தரும். - குறள் 619

மு.வரதராசனார் உரை:

ஊழியின் காரணத்தால் ஒரு செயல் செய்ய முடியாமல் போகுமாயினும்,
முயற்சி தன் உடம்பு வருந்திய வருத்தத்தின் கூலியையாவது கொடுக்கும்.

1. உறங்கி எழுந்தவுடன் முதலில் செய்வது கழுத்துவலி மற்றும் தலைச்சுற்றலுக்கு படுக்-
கையில் உட்கார்ந்தவாறே பயிற்சி. மாலையில் ஒரு முறை.

2. அடுத்து 1200 ml தண்ணீர் அருந்துகிறேன், அருந்தும்போதே வாட்ஸப், முகநூல்,
ட்விட்டர் மற்றும் தினசரிகளைப் பார்த்துவிடுகிறேன். பிறகு காலைக்கடன் மற்றும் குளியல்.
பிறகு காலை (இயற்கை) உணவைத் தயார் செய்து வைத்து விடுகிறேன்.

3. அரை மணிநேரம் மூச்சுப்பயிற்சி.

4. காலை உணவு.

5. அரைமணி நேர நடைப்பயிற்சி.

6. பிறகு 300 ml தண்ணீர் அருந்துகிறேன்

7. தட்டச்சு செய்கிறேன் அல்லது வெளியில் வேலை இருந்தால் செல்கிறேன்.

8. ஒரு மணி நேரம் கழித்து மற்றொரு முறை 300 ml தண்ணீர் அருந்துகிறேன்.

9. மதிய உணவு, வீட்டில் என்ன சமைத்து இருக்கிறார்களோ அதை உண்கிறேன்.

10. அரைமணி நேரம் உறக்கம் (உறங்குவதைப் போல் படுத்திருப்பது)

11. மற்றொரு முறை 300 ml தண்ணீர் அருந்துகிறேன்.

12. யோகா ஆசனங்கள் செய்கிறேன்.

13. பிறகு 300 ml தண்ணீர் அல்லது மோர் அல்லது எலுமிச்சை டீ + பிஸ்கட் சாப்-
பிட்டுவிட்டு நடைப்பயிற்சிக்குச் செல்கிறேன். அரைமணிநேரம் நடைப்பயிற்சி மற்றும் அரை-
மணிநேரம் சைக்கிள் ஓட்டுகிறேன். வந்தவுடன் இரவு (இயற்கை) உணவைத் தயார் செய்-
துவிடுகிறேன்.

14. பிறகு மூச்சுப்பயிற்சி

15. இரவு உணவு. அரைமணிநேரம் கழித்து 300 ml தண்ணீர் அருந்துகிறேன்.

16. அரைமணி நேரம் மெதுவான நடைப்பயிற்சி.

17. மொபைல் / டிவி பார்க்கிறேன்

18. மாத்திரை எடுத்துக் கொள்கிறேன்.

19. உறங்கச் செல்கிறேன்.

20. அவ்வப்போது மேலே கொடுக்கப்பட்டுள்ளவற்றில் மாற்றம் செய்துகொள்வேன் தேவைக்கேற்ப.

ஒரு நாளைக்கு குறைந்தது 10,000 (steps) அடிகள் நடக்கின்றேன்

மேற்கண்ட நேர அட்டவணை ஓய்வு பெற்றவர்கள் செய்யக்கூடியவை.

அலுவலகம் செல்பவர்கள் தங்களுக்கு ஏற்றவாறு திட்டமிட்டுக் கொள்ளலாம்.

வருமுன் காப்பதே சிறந்தது. வந்தபிறகு பார்த்துக்கொள்ளலாம் என்றால் கண்கெட்டப் பின் சூரிய நமஸ்காரம் என்று சொல்வார்களே அதைப்போல் தான்.

செய்யக்கூடாதவைகள் :

10 மணிநேரம் 12 மணிநேரம் அசையாமல் உட்கார்ந்து வேலைப்பார்ப்பது.

ஓய்வு பெற்றபிறகு எப்போதும் டிவி பார்ப்பது மொபைல் போன் பார்த்துக்கொண்டே இருப்பது. எந்த நேரமும் உட்கார்ந்துக்கொண்டே இருப்பது, பகலிலும் படுத்துக்கொண்டு இருப்பது.

தேவைக்கு அதிகமாக உண்பது. எளிதில் செரிமானம் ஆகாத உணவுகளை உண்பது. குளிர்பானம் அருந்துவது. புகை/மது. சூரிய ஒளி உடம்பில் படாதது. இப்படி செய்யக்கூடா-தவைகள் பல இருக்கின்றன.

செய்ய வேண்டியவைகள் :

1. ஏதாவது காரணத்துக்காக தினமும் 4 மணிநேரம் நின்றிருத்தல், நடைப்பயிற்சியாக இருக்கலாம், விளையாட்டாக இருக்கலாம், யோகா அல்லது உடற்பயிற்சியாக இருக்கலாம். நின்றுக்கொண்டே வேலை செய்யலாம். வீட்டு வேலையோ அல்லது அலுவலக வேலையோ எது வேண்டுமானாலும் இருக்கலாம். தினமும் குறைந்தபட்சம் ஒரு 4 மணிநேரம் நின்-றுகொண்டு இருந்தால் நம் உடலில் உள்ள 5 ராஜ உறுப்புக்களான நுரையீரல், இதயம், கல்லீரல், சிறுநீரகம் மற்றும் மண்ணீரல் இவைகள் சரியாக இயங்கும்.

நான் காலையில் அரைமணி மூச்சுப்பயிற்சி செய்கிறேன், அரைமணி நேரம் நடைப்-யிற்சி செய்கிறேன். மாலையில் ஒருமணி நேரம் யோகா, அரைமணி நேரம் நடைப்பயிற்சி, அரைமணி நேரம் சைக்கிள் ஓட்டுகிறேன், இரவு உணவுக்குப் பின் அரைமணி நேரம் நடைப்பயிற்சி. ஆக மொத்தம் மூன்றரை மணிநேரம் உடலுக்கு வேலை கொடுக்கிறேன்..

2. நமக்கு மிகவும் பிடித்த உணவுகளை காலையிலோ அல்லது மதியமோ விரும்பிய அளவு நன்றாக மென்றுச் சுவைத்து சாப்பிட்டுவிட்டு இரவில் எளிதில் செரிமாணமாகக் கூடிய உணவையோ அல்லது பழங்களை மட்டுமோ சாப்பிடலாம்.

3. காலையில் எழுந்ததிலிருந்து இரவு படுக்கப் போகும் வரை மணிக்கொரு கிளாஸ் தண்ணீர் அருந்தலாம்.

4. என்னால் காபி / டி அருந்தாமல் இருக்க முடியும் என்பவர்கள் எலுமிச்சை டி அருந்தலாம் ஏதாவது சூப் குடிக்கலாம்.

5. வாரத்தில் ஒரு நாள் முருங்கைக் கீரை சாப்பிடலாம்.

6. Badminton என்று சொல்லக்கூடிய பூப்பந்து விளையாட்டு பெண்களுக்கு ஒரு வரப்பிரசாதம் ஆண்களுக்கும் தான். ஓட வேண்டிய அவசியம் இல்லாத விளையாட்டு, கீழே குனிந்து, நிமிர்ந்து, வளைந்து வளைந்து விளையாடுவதால் உடலின் எல்லா பாகத்திற்கும் வேலை கொடுத்த மாதிரி இருக்கும். நன்றாக வியர்க்கும். கணவன் மனைவி இருவரும் விளையாடலாம், அல்லது நண்பர்கள்/தோழிகள் இருந்தால் அவர்களோடு சேர்ந்து விளையாடலாம். பழகிவிட்டால் ஒரு நாள் கூட விளையாடாமல் இருக்க முடியாது நம் உடலும் மனமும் நம்மை விளையாட அழைக்கும். எத்தனையோ நாட்கள் இன்று ஒரு நாள் நடைப்-பயிற்சி வேண்டாம் என்று படுத்து இருக்கிறேன் ஆனால் சிறிது நேரத்திற்கெல்லாம் மனம் மாறிவிடும் எழுந்து கிளம்பி விடுவேன். Habits die hard என்று ஆங்கிலத்தில் கூறு-வார்களே அதைப்போல் ஏதாவது ஒன்றைப் பழகிவிட்டால் விடுவது கடினம். நல்லதைப் பழகுவோம்.

7. ஓய்வுபெற்ற ஆண்கள் சமையல் கற்றுக்கொண்டு தங்கள் மனைவிக்கு சற்று ஓய்வு கொடுக்கலாம்.

8. தினமும் கட்டாயம் செய்யவேண்டியது நண்பர்களை அல்லது தோழிகளை சந்திப்பது அவர்களோடு மனம் விட்டுப் பேசுவது மிகவும் இனிமையானது.

ஒரு தலைவர் வெளிநாட்டிற்குச் சென்றிருந்தார் அப்போது அங்கு மைனஸ் 30 டிகிரி, பனி பொழிந்துக் கொண்டிருந்ததாம், அவர் மேலே டி-ஷர்ட்டும் சாதாரன பேண்டும் அணிந்-திருந்தாராம் அந்த நாட்டுக்காரர்களே உடலை முழுவதுமாக கம்பளி ஆடைகளால் மூடிக்-கொண்டு அவரை வரவேற்க வந்திருந்தார்களாம், அப்போது அந்தத் தலைவரை உங்களுக்கு குளிரவில்லையா என்று கேட்டார்களாம் அதற்கு அவர் குளிர் என்பது மனம் சம்பந்தப்பட்-டது உடல் சம்பந்தப்பட்டது இல்லை என்றாராம். என் வாழ்க்கையில் 15 டிக்ரீக்கு கீழேயே பார்த்தது இல்லை. பனிப்பிரதேசங்களுக்கும் சென்றதில்லை.

மனமது செம்மையானால் மந்திரம் செபிக்க வேண்டா
மனமது செம்மையானால் வாயுவை உயர்த்த வேண்டா
மனமது செம்மையானால் வாசியை நிறுத்த வேண்டா
மனமது செம்மையானால் மந்திரம் செம்மை யாமே

- அகத்தியர்.

ஒழுக்கத்தின் ஒல்கார் உரவோர் இழுக்கத்தின்
ஏதம் படுபாக் கறிந்து. - குறள் 136

கலைஞர் மு.கருணாநிதி உரை:
மன உறுதி கொண்டவர்கள் ஒழுக்கம் தவறுவதால் ஏற்படும் இழிவை உணர்ந்திருப்பதால், நல்லொழுக்கம் குன்றிடுமளவிற்கு நடக்க மாட்டார்கள்.

37

வருமுன் காப்போம்

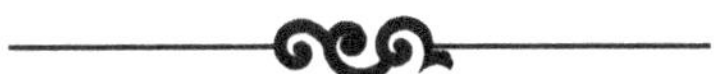

வருமுன்னர்க் காவாதான் வாழ்க்கை எரிமுன்னர்
வைத்தூறு போலக் கெடும். - குறள் 435

தேவநேயப் பாவாணர் உரை :

வருமுன்னர்க் காவாதான் வாழ்க்கை -

குற்றம் நேர்வதற்கு முன்பே அதை அறிந்து தடுக்காத அரசனது வாழ்க்கை;

எரிமுன்னர் வைத்தூறு போலக் கெடும் -

அது நேர்ந்த பின் நெருப்பு முகத்து நின்ற வைக்கோற்போல அழிந்து விடும்.

குற்றம் என்பது அதிகாரத்தால் வந்தது. முன் - முன்னம் - முன்னர்.

குற்றத்தை அது வருமுன் காக்க வேண்டு மென்பதும் குற்றஞ் சிறிதாயினும்

அதனால் பேரிழப்பு விரைந்து நேருமென்பதும், உவமையாற் பெறப்பட்டன.

மேற்கண்ட குறளை அரசனுக்கு எழுதிய குறளாக எண்ணாமல் மனிதகுலத்துக்கு எழு-
தியது என்று எடுத்துக் கொண்டு நாம் நம் உடல்நலனில் அக்கரை கொண்டு நோய்கள்
தாக்காமல் உடலைப் பேணவேண்டும். என்னை நோய்கள் தாக்கியப் பிறகு எப்படிப் போரா-
டுகிறேனோ அப்படியே எல்லோரும் நோய்கள் தாக்காமல் இருக்க நடைப்பயிற்சி மற்றும்
உடற்பயிற்சிச் செய்து உடலை காப்பாற்றவேண்டும்.

உணவே மருந்தே! மருந்தே உணவு! இது சித்தர்களின் வாக்கு. நாம் உண்ணும் உணவே
நமக்கு மருந்தாக அமைந்துவிட்டால் நோய்கள் நம்மை எப்படித் தாக்கும்? இதை ஆரோக்-
கியமான மனிதன் கடைப்பிடிக்கமாட்டான் ஏனென்றால் அவனுக்கு வலி என்றால் என்ன-
வென்றுத் தெரியாது. வயிற்றுவலி வந்தபிறகு தான் வயிற்றுவலி என்றால் என்னவென்று
நமக்குத் தெரிகிறதல்லவா?

1986 - ல் நான் யோகா கற்கும் காலத்தில் இருந்தே எனக்கு உணவே மருந்து மருந்தே
உணவு என்பதைப் பற்றித் தெரிந்திருந்தது ஆனால் அதை நடைமுறைக்குக் கொண்டுவர
முப்பது ஆண்டுகள் ஆனது, அதற்குள் நான் பலநோய்களினால் தாக்கப்பட்டேன். மலச்சிக்-
கலுக்கு மருந்து சாப்பிடப்போய் 20 ஆண்டுகளாக வராமல் இருந்த வலிப்பு நோய் வந்து-
விட்டதைப் போன்ற சூழ்நிலை ஏற்பட்டப்போது தான் எனக்கு ஞானம் பிறந்தது. இனியும்
நாம் உணவுமுறையை மாற்றாமல் இருக்கக்க்கூடாது என்று. நான்காண்டுகளுக்கு முன்பு-

தான் இயற்கை உணவுமுறைக்கு மாறினேன். உச்சி முதல் உள்ளங்கால் வரை நோய்கள் உள்ளன. என்னுடைய உணவுமுறையும், நடைப்பயிற்சியை, யோகா மற்றும் பிராணாயாமம் கலந்த தியானம் என்னைக் காப்பாற்றிக்கொண்டு இருக்கின்றன.

இரு நாட்களுக்குமுன் (நவம்பர் 22) சமூக ஊடகத்தில் ஒரு மருத்துவரிடம் பேசிக்கொண்டிருந்தேன், அவர் சார்ந்தத் துறையைப் பற்றி அவர் பதிவிட்டிருந்தார், எனக்கிருக்கும் நோய்களில் அதுவும் ஒன்று. யாருக்காவது ஏதாவது கேட்க வேண்டுமானால் கேட்கலாம் என்றார், கேட்டேன். நீங்கள் மருத்துவரைச் சந்தித்து சோதித்துக் கொள்ளுங்கள் என்றார். எனக்கு உச்சி முதல் உள்ளங்கால் வரை நோய்கள் உள்ளன நான் எதற்கென்று மருத்துவம் பார்த்துக் கொள்வது வருவது வரட்டும் என்று விட்டுவிட்டேன் என்றுக் கூறினேன். இயற்கை மருத்துவம் மற்றும் யோகா, நடைப்பயிற்சி செய்கிறேன், நோய்கள் முற்றினால் நான் மருத்து-வரிடம் செல்கிறேன் என்றேன். நீங்கள் மற்றவர்களுக்கு உத்வேகம் அளிக்கும் நபராக இருக்-கிறீர்கள், உங்கள் புத்தகம் வெளிவந்தபிறகு எனக்கு ஒன்று கொடுங்கள் என்றார், சரி என்-றேன்.

ஆதலால் மக்களே இயங்க ஆரம்பியுங்கள், பலமணி நேரம் உட்கார்ந்தே வேலைப் பார்க்க வேண்டிய கட்டாயத்தில் இருக்கிறோம் வேறு வழியில்லை, உணருகிறேன். காலை/மாலை/இரவு எப்போது நேரம் கிடைக்கிறதோ அப்போது நடைப்பயிற்சி அல்லது உடற்-பயிற்சி செய்யுங்கள், ஞாபகம் வைத்துக்கொள்ளுங்கள் 365 நாட்களும் செய்யவேண்டும். மேலே உள்ளக்குறளை மறுபடியும் படிக்கவும். 1981/82 - ல் வாயுத்தொல்லைக்கு நிறையத் தண்ணீர் அருந்தச் சொன்னார் என்னுடைய முதலாளி அப்போதிலிருந்து இன்றுவரை கடைப்பிடித்து வருகிறேன்.

உடல் ஆரோக்கியத்துடன் இருக்க திருமூலர் கூறுவது

அரை வயிறு உணவு, தண்ணீர் கால் வயிறு, காற்று கால் வயிறு. இந்த அளவில் உணவெடுத்துக்கொண்டால் நீண்ட நாட்கள் உயிருடன் வாழ முடியும் என்கிறார். புணர்ச்சி-யையும் குறைக்கச் சொல்கிறார்.

காலை வேளையில் யோகம் பயின்றால் உடலிலுள்ள பித்தம் நீங்கும்.
மாலை வேளையில் யோகம் பயின்றால் உடலிலுள்ள கபம் நீங்கும்.
மதிய வேளையில் யோகம் பயின்றால் வாதம் நோய் நீங்கும்.
யோகத்தை முறையாக கற்று பயிற்சி செய்தால் மேலே குறிப்பிட்ட மூன்றும் நீங்கி இளமை-யோடு வாழலாம் என்கிறார்.

இந்தப் புத்தகத்தில் பல இடங்களில் குறிப்பிட்டிருக்கிறேன். நடைப்பயிற்சி, உடற்பயிற்சி, யோகா உணவு முறைப்பற்றி. பிடித்த உணவைப் பிடித்த அளவு உண்ணவேண்டும் உடற்ப-யிற்சி செய்வதாக இருந்தால். இல்லை என்றால் உணவக்கட்டுப்பாடு வேண்டும் என்று. 40 வயதுக்குமேல் கட்டாயம் உணவுக்கட்டுப்பாடு தேவை. எல்லா உணவுகளையும் சாப்பிட்டுப்-பார்த்து எவற்றையெல்லாம் நம் உடல் எளிதில் ஜீரணிக்கிறதோ அவற்றை அதிகமாகவும் மற்றவற்றை குறைவாகவும் எடுத்துக்கொள்ளலாம்.

யூட்யூப் முழுக்க மருத்துவர்கள் தான், காற்றவர் கல்லாதவர் என்று எல்லோரும் ஆலோ-சனைகளை அள்ளித் தெளிக்கிறார்கள். நீங்கள் தான் எச்சரிக்கையாக இருக்கவேண்டும். நிறையபேர் பச்சைக் காய்கறிகளை அப்படியேச் சாப்பிடச் சொல்கிறார்கள். எதோ உலகம்

முழுக்க இயற்கை விவசாயம் நடப்பதைப் போல்.

நானே என்னுடைய நிலத்தில் இயற்கை முறையில் விளைவித்த காய்கறிகளாக இருந்தாலும் கூட அப்படியே பச்சையாகச் சாப்பிட மாட்டேன். கொதிக்கும் தண்ணீரில் ஒரு 10 நிமிடம் போட்டு முடிவிட்டு பிறகு எடுத்துத்தான் சாப்பிடுவேன். அப்படி இருக்க எங்கோ யாரோ பூச்சிக்கொல்லி மற்றும் இரசாயன உரங்களையும் உபயோகித்து விளைவிக்கும் காய்க்கறிகளை நாம் எப்படி பச்சையாக சாப்பிடுவது? ஆதலால் கொதிக்கும் நீரில் போட்டு வைத்து சாப்பிடுங்கள், அதில் இருக்கும் சத்துக்கள் குறைந்தாலும் பரவாயில்லை. எல்லாப் பழங்களையும் உப்பும் மஞ்சளும் கலந்தத் தண்ணீரில் 15 நிமிடம் ஊறவைத்து சாப்பிடுங்கள். நான் அப்படித்தான் சாப்பிட்டு வருகிறேன்.

உங்கள் அன்பான தகவலுக்கு : நான் என் கண்ணால் கண்டது. அந்த ஊரில் ஒரு குட்டை இருந்தது, எல்லோரும் மலம் கழித்துவிட்டு அந்தக் குட்டையில் தான் கழுவ வருவார்கள். எல்லோரும் தண்ணீரைக் இருபக்கமும் விலக்கிவிட்டு நடுவில் இருக்கும் தண்ணீரில் (சுத்தப்படுத்துகிறார்களாம்) கழுவிவிட்டு வந்தார்கள். என் தந்தையும் அப்படியே செய்திருக்கிறார் வேறு குட்டையில். ஒரு நாள் மூட்டை மூட்டையாக கேரட் மிதந்துக் கொண்டிருந்தது அந்தக் குட்டையில், விவசாயிகள் அவற்றைக் கழுவிக் கொண்டிருந்தார்கள் அவற்றின் மேல் ஒட்டி இருந்த மண் போக. வெளியே எடுத்தபோது சுத்தமாக இருந்தன கேரட்கள். நடந்தது 1979-81. இப்போது யாரும் அப்படி செய்யமாட்டார்கள் என்று நம்புவோம். நான் என் தந்தையோடு வியாபாரத்திற்குச் சென்றுகொண்டிருந்தபோது நான் பார்த்தது.

நம்மில் பலபேருக்கு அறுசுவை என்றால் என்னவென்றால் ஆறையும் சொல்லத் தெரியாது

1. இனிப்பு 2. புளிப்பு 3. கசப்பு 4. உவர்ப்பு 5, துவர்ப்பு 6. கார்ப்பு.

இந்த ஆறு சுவைகளையும் கொண்டது தான் உணவு.

கசப்பையும் துவர்ப்பையும் நாம் சாப்பிடுவதே இல்லை.

ஆறு சுவைகளும் உடல் ஆரோக்கியத்திற்கு மிகவும் அவசியம்.

அளவுக்கு மீறினால் அமிர்தமும் நஞ்சே. எதுவாக இருந்தாலும் சரிசமமாக உண்பது நல்லது.

நாம் ஆரோக்கியமாக வாழ நடைப்பயிற்சி, ஓடுதல், விளையாடுதல், உடற்பயிற்சி (ஜிம்), யோகா, பிராணயாமம் மற்றும் தியானம் இவைகளை செய்யலாம். இவை எல்லாவற்றிலும் நான் நடைப்பயிற்சிக்குத் தான் முன்னுரிமைக் கொடுப்பேன் காரணம் இது மிகவும் எளிமையானது, இதற்கென்று ஆசிரியர் தேவை இல்லை, பணம் செலவு செய்யவேண்டியது இல்லை. 24 நான்கு மணி நேரத்தில் எப்போது வேண்டுமானாலும் நடக்கலாம் எந்த வயதிலும் நடைப்பயிற்சி செய்யலாம், நம் வாழ்வின் கடைசி நிமிடம் வரை நடக்கலாம். நடைப்பயிற்சிக்கு இணை நடைப்பயிற்சி தான். காலை முக்கால் மணி நேரமும், மாலையிலோ அல்லது இரவு படுப்பதற்கு முன்போ அவரவர் சூழ்நிலைக்கு ஏற்றவாறு நடைப்பயிற்சி செய்யலாம். உடலில் உள்ள எல்லா அங்கங்களும் உறுதிபெற்று சரியாக இயங்கும். இதில் ஒரே ஒரு குறை மட்டும் உண்டு, குனிவது, நிமிர்வது, வளைவது மற்றும் முறுக்குவது கிடையாது. அதனால் நடைப்பயிற்சியோடு சேர்த்து யோகாவும் செய்கிறேன்.

யோகாவுக்கு இரண்டாம் இடம் கொடுக்கிறேன் நான். புதிதாக யோகா கற்க விரும்-புபவர்கள் அவர்களைவிட குறைந்தபட்சம் 10 வயது மூத்த யோகா ஆசிரியரிடம் யோகா கற்பது நல்லது. யோகா கற்பதற்கு சிறிதளவுப் பணம் தேவைப்படும் ஆசிரியருக்கு கொடுப்-பதற்கு. வேறு எந்த உபகரணங்களும் தேவை இல்லை. தொடர்ந்து ஓராண்டாவது ஆசி-ரியரிடம் யோகா கற்க வேண்டும், கற்கத் தொடங்கிய மூன்று மாதத்திலேயே எல்லாமே கற்றுக்கொண்டதுபோல் தோன்றும் ஆனாலும் ஆசிரியருக்குத் தெரிந்த எல்லாவற்றையும் கற்றுக்கொண்டு வெளியே வரவேண்டும். வேண்டுமானால் வெவ்வேறு ஆசிரியர்களிடம் கற்-றுக்கொள்ளலாம். விரும்பினால் காலம் முழுக்க ஆசிரியரிடம் இருந்து கற்றுக்கொள்ளலாம் தவறு இல்லை. இதில் ஒரு இலாபம் உண்டு நீங்களும் ஆசிரியர் ஆகி பகுதி நேரமாகவோ முழு நேர ஆசிரியராகவோ மாறி பணம் சம்பாதிக்கலாம்.

ஓடுதலுக்கு எல்லோராலும் இயலாது, மெலிந்த உடல் கொண்டவர்கள் விருப்பப்பட்டால் ஓடலாம், நல்ல காலணிகள் வேண்டும், மூட்டுக்களுக்கு தொந்தரவு உண்டாகும், விருப்பப்-பட்டால் சில நிமிடங்கள் ஓடலாம், எச்சரிக்கையாக இருக்கவேண்டும், விளையாட்டு வீரர்-கள் ஓய்வுக்குப் பிறகு கால்களுக்கு தொந்தரவு ஏற்பட வாய்ப்பு உண்டு என்று கேள்விப்பட்டு இருக்கிறேன். ஓடுபவர்களுக்கும் ஏற்படலாம்.

மூன்றாவது தான் உடற்பயிற்சி தான். இதற்குப் பணச்செலவு அதிகம். முறையான பயிற்சிக்குப் பிறகு உபகரணங்களை வாங்கி வீட்டிலேயே செய்யலாம் பணமும் இடமும் இருந்தால். சிறிது காலம் தான் பயிற்சிச் செய்தேன் நான். அதன் பிறகு யோகா கற்கத் தொடங்கிவிட்டேன். (GYM) ஜிம்மில் உடற்பயிற்சிச் செய்பவர்கள் மிகவும் எச்சரிக்கையாக இருக்கவேண்டும், பத்திரிக்கைகளில் பார்க்கிறோம் எத்தனைப் பேர் பாதிக்கப்பட்டிருக்கிறார்-கள். பயிற்சியாளர் இல்லாமல் செய்தல் கூடவே கூடாது. தொடங்கிய உடனேயே எதிர்ப்-பார்த்த பலன் கிடைத்துவிட வேண்டும் என்று நினைத்து ஜிம்மிலேயே காலத்தை கழிப்பது தவறாகிவிடக்கூடும். விளையாட்டு (Sports Medicine) மருத்துவம் பயின்ற மருத்துவரிடம் ஆலோசைக்கேட்டு செய்யலாம் தவறில்லை. எச்சரிக்கையாக இருக்கவேண்டும். பயிற்சியை விட்டுவிட்டால் தசைகள் எல்லாம் தொங்கி விடுவதாகக் கேள்விப்பட்டிருக்கிறேன்.

நடைப்பயிற்சியும் யோகாவும் மிகவும் பாதுகாப்பானவை எப்போது வேண்டுமானாலும் தொடங்கலாம் எப்போது வேண்டுமானாலும் நிறுத்திவிடலாம். நடக்கும்போது பாதுகாப்பான இடமாக தேர்ந்தெடுக்கவேண்டும் குறிப்பாக பெண்கள்.

ஒரு வருடமாக தொடர்ந்து தலைக்குத் தேங்காய் எண்ணெய் தேய்த்துக் கொள்கிறேன். வாரத்திற்கு இருமுறை முழு குளியல் 5 நாட்கள் தலையில் தண்ணீர் படாது. இடம் பொருள் ஏவல் என்பார்களே அதைப்போல் உங்களால் இயன்றால் செய்யுங்கள் இல்லையென்றால் வாரம் ஒருமுறை எண்ணெய்த் தேய்த்துக் குளியுங்கள். மீண்டும் சொல்கிறேன் இயன்றால் செய்யுங்கள். குளிர்பிரதேசங்களில் இயலாது. நான் வாரத்தில் 5 நாட்கள் தலைக்கு எண்-ணெய்த் தேய்த்துக்கொள்வதால் முகம் பளிச்சென்று மாறியது.

வைத்தியனுக்குக் கொடுப்பதை வாணியனுக்கு கொடு என்றுப் பெரியவர்கள் சொன்ன-தைக் கேட்டோமா? கேட்கவில்லை தானே? அனுபவித்துத் தானே ஆகவேண்டும்? ஆம் அனுபவிக்கிறேன். இப்போது நான் வயதில் பெரியவனாகிவிட்டேன் சொல்கிறேன், கேட்பீர்-களா?

உடம்பார் அழியின் உயிரார் அழிவார்

திறம்பட மெய்ஞானம் சேரவும் மாட்டார்

உடல் வளர்க்கும் உபாயம் அறிந்தே

உடம்பை வளர்த்தேன் உயிர் வளர்த்தேனே.

என்கிறார் திருமூலர்.

எனக்குப் புரிந்தது :

இந்த உடலை ஆரோக்கியமாக வைத்துக்கொள்ளவேண்டும்

ஆரோக்கியம் இல்லாத உடலைவிட்டு உயிர் விலகி விடும்

உயிருக்கு இணையான மெய்ஞ்ஞானத்தை அடையவேண்டுமானால்

உடல் ஆரோக்கியமாக இருக்கவேண்டும். அதனால் மேலே குறிப்பிட்டபடி இயங்கி உடலை வளர்த்து உயிரையும் வளர்க்கவேண்டும் என்கிறார் திருமூலர்.

கெட்டது நடந்த பிறகு அதைச் சமாளிப்பதை விட அதைத் தடுப்பது நல்லது.

இளைதாக முள்மரம் கொல்க களையுநர்

கைகொல்லும் காழ்த்த இடத்து. - குறள் 879

கலைஞர் மு.கருணாநிதி உரை:

முள்மரத்தை, அது சிறிய கன்றாக இருக்கும்போதே கிள்ளி எறிவது போல, பகையையும், அது முற்றுவதற்கு முன்பே வீழ்த்திட வேண்டும்.

(பகை என்கிற இடத்தில் நோய் என்றுப் படிக்கவும்).

38

களவும் கற்று மற

உண்ணற்க கள்ளை உணில்உண்க சான்றோரான்
எண்ணப் படவேண்டா தார். - குறள் 922

பரிமேலழகர் உரை:

கள்ளை உண்ணற்க -

அறிவுடையராயினார் அஃதிலராதற்கு ஏதுவாய கள்ளினை உண்ணாதொழிக;
உணில் சான்றோரான் எண்ணப்பட வேண்டாதார் உண்க -
அன்றியே உண்ணல் வேண்டுவார் உளராயின்,
நல்லோரால் எண்ணப்படுதலை வேண்டாதார் உண்க.
(பெறுதற்கரிய அறிவைப் பெற்று வைத்தும் கள்ளான் அழித்துக் கொள்வாரை,
இயல்பாகவே அஃது இல்லாத விலங்குகளுடனும் எண்ணாராகலின்
'சான்றோரான் எண்ணப்பட வேண்டாதார் உண்க' என்றார்.).

களவும் கற்று மற : இது ஒரு பழமொழி - பொருள் : திருட்டுத் தொழிலைக் கூட கற்-
றுக்கொண்டு பின்னர் மறந்துவிடு, இப்படிப்பட்டப் பழமொழியைக் கற்றோர் யாரும் கூற மாட்-
டார்கள். தமிழறிஞர்கள் கூறுவது என்னவென்றால் கெட்டப் பழக்கங்களான திருடு, பொய்
பேசுதல் மற்றும் புறம் பேசுதல் போன்ற கெட்டப் பழக்கங்களைக் கற்றுக்கொண்டு விட்டால்
அவற்றை உடனே விட்டுவிட வேண்டும் என்பது தான் அதன் பொருள். யாரையும் திருடச்
சொல்லவில்லை அந்தப் பழமொழி.

நானும் மது அருந்தி இருக்கிறேன், புகைப்பிடித்திருக்கிறேன். நானே விரும்பிச் செய்த
செயல்கள் அவை. சிறுவயதில் ஒரு நண்பன் எனக்கு கற்றுக்கொடுத்தான். அப்போதே
அதை மறந்துவிட்டேன். அனால் உள்ளே கன்றுக்கொண்டே இருந்தது அந்தத் தீ. நான்
வியாபாரத்திற்குச் சென்றுக்கொண்டிருந்தபோது ஒரு நாள் என்னை என் தந்தை சைக்கிளில்
வீட்டுக்குப் போகச் சொல்லிவிட்டார், எனக்கு மிகவும் மகிழ்ச்சியாகிவிட்டது. என்னிடம் 25
காசுகள் இருந்ததாக நினைவு எப்படி வந்தது ஞாபகம் இல்லை. வீட்டிற்கு குறைந்தது 10
கிமீ இருக்கும் வழியில் ஒரு பெட்டிக்கடையில் பீடி வாங்கி எல்லோரும் பற்ற வைப்பதைப்
போல் பற்றவைக்க முயற்சிச் செய்தேன் காற்றடித்ததால் முடியவில்லை. எனக்கு வெட்கமா-
கிவிட்டது. அக்கம் பக்கம் என்னை யாராவதுப் பார்க்கிறார்களா என்றுப் பார்த்தேன் யாரும்

"

பார்க்கவில்லை. வாயிலிருந்தப் பீடியை கையில் எடுத்து பீடி முனையை தீயிலே காட்டி பற்ற வைத்துக் கொண்டு சைக்கிளில் ஏறி பறந்தேன்.

பிறகு மாலை நேரக் கல்லூரிக்குப் போகும்போது என் தாயார் 25 காசுகள் கொடுப்பார் பிள்ளை ஏதாவது வாங்கிச் சாப்பிடட்டும் என்று. நான் கல்லூரி விட்டு வீடு வரும்போது பீடி வாங்கி பிடிப்பேன். இப்படி மொத்தமாக 50 லிருந்து 100 சிகரட் மற்றும் பீடி பிடித்திருப்பேன் என் வாழ்நாளில். 50 மது பாட்டில்கள் குடித்திருப்பேன்.

2011-ல் கடைசியாக என் மகளின் சட்டக் கல்லூரி பரீட்சைக்கு காரில் நானும் என் மகள் மற்றும் என் மனைவி மூவரும் சென்றோம், என் மகள் பரீட்சைக்குச் சென்றுவிட்டாள் நானும் என் மனைவியும் காரில் உட்கார்ந்து இருந்தோம் .அப்போது நான் சிகரட் பிடிக்கட்-டுமா என்று கேட்டேன், பிடியுங்கள் என்றாள். 2 வாங்கி பிடித்தேன். அது தான் கடைசி.

5 ஆண்டுகளுக்குமுன் வயிற்றுவலிக் காரணமாக வயிற்றைக் குளிர்ச்சிப் படுத்தும் என்று நம்பப்படுகிற இரண்டு மது பாட்டில்கள் வாங்கி அருந்தினேன். அதுவே கடைசி. நான் யாரு-டனும் கூட்டுச் சேர்ந்து இவைகளைச் செய்யவில்லை. அப்படிக் கூட்டுச் சேர்ந்திருந்தால் விட்டிருப்பது கடினம், உயிருடன் இருந்திருப்பேனா என்பதே சந்தேகம் தான்.

அதேபோல் யாருக்காவது மது அருந்தும் பழக்கம், புகைப்பிடிக்கும் பழக்கம் அல்லது வேறு ஏதாவது கெட்டப் பழக்கம் இருந்தால் உடனே அந்தப் பழக்கங்களிலிருந்து விடுபடுங்-கள். மது அருந்துவதால் ஏற்படும் தீமைகள் என்னவென்று என் குடும்பக் கதையில் ஒரு சிறு சின்னப் பெட்டிச் செய்தியைப் போல் நான் கூறி இருக்கிறேன். கூறாமல் விட்டது ஏரா-ளம்.

எல்லோரும் ஆரம்பிக்கும்போது உயர்தர வகைகளைத்தான் உபயோகிக்க ஆரம்பிப்பார்-கள். ஆண்டுகள் போகப்போக கழுதை தேய்ந்து கட்டெறும்பு ஆன கதையாக இருப்பதி-லேயே மிகவும் மலிவான வகைகளை உபயோகித்தி மாண்டுப் போவார்கள்.

வெட்கம், மானம், சூடு, சொரணை என்று எதுவும் தெரியாது தீயப்பழக்கங்களுக்கு அடி-மையானவர்களுக்கு, அவற்றை எல்லாம் கண்கூடாகப் பார்த்தவன் நான், அவர்கள் குடித்-துவிட்டு மகிழ்ச்சியாக இருந்தார்கள் ஆனால் பாதிக்கப்பட்டது குடும்ப உறுப்பினர்கள் தான்.

குடியை விட்டுவிடுவதாக என் மூத்த சகோதரன் கூறியதால் நான் அவனை ஒரு மனநோய் மருத்துவமனையில் சேர்த்தேன் அப்போது என்னோடு துணைக்கு வந்தவன் எனக்கு அடுத்த சகோதரன், பிற்காலத்தில் அவனும் குடிகாரன் ஆனான். அதன் பிறகு கடைசித் தம்பி அதாவது ஒன்பதாவதாகப் பிறந்தவன் அவனும் மிகப்பெரிய குடிகாரனாக இருக்கிறான் இப்போது. காலையில் இருந்து இரவுவரை குடிக்கிறான். 20 ஆண்டுகளுக்கு முன் வயிற்றுவலிக் காரணமாக மருத்துவமனையில் சேர்த்தபோது (Acute Pancreatitis) கடுமையான கணைய அழற்சி என்று ரிப்போர்ட் வந்தது. அதைப்பார்த்து உயிர்ப்பயம் வந்து சில மாதங்கள் குடிக்காமல் இருந்தான், பிறகு குறைந்த பாதிப்பு ஏற்படுத்தும் வகைகளை தொடர்ந்து குடித்து வருகிறான்.

சென்றமாதம் அவனும் அவன் மனைவியும் என் சகோதரியின் வீட்டிற்கு வந்து அங்கி-ருந்துகொண்டு என்னை எதோ பிரச்சினை என்றும் அதைத் தீர்த்துவைக்க வேண்டும் என்று அழைத்தார்கள். நான் அவர்களை என் வீட்டிற்கு வரவழைத்தேன், வந்தவன் ஏதேதோ பிரச்சினைகளைக் கூறிக்கொண்டு இருந்தான் அப்போது அவன் மது அருந்தி இருக்-

வில்லை. அவன் கூறிய பிரச்சினைகள் பெரும்பாலும் ஞாயமானவைகளாக இருந்தாலும் அவனின் மகள் வேறு மதத்தைச் சேர்ந்த பையனைத் திருமணம் செய்ய இருப்பதாகக் கூறி-னான். அந்தத் திருமணத்தை ஏற்க முடியாது என்று அடம்பிடித்தான். நான் அவனிடம் கூறினேன் காலம் மாறிவிட்டது, இனி எல்லாமே இப்படித்தான் நடக்கும் என்று. மேலும் உன் மகள் உன் அனுமதியை கேட்கவில்லை என்றேன். அவன் வீட்டில் அவன் மட்டும் தனியாகவும் மற்ற எல்லோரும் ஒற்றுமையாகவும் இருக்கிறார்கள்.

நான் எவ்வளவு சொல்லியும் அவன் கேட்காததால் அவனை ஒரு மறுவாழ்வு இல்லத்தில் சேர்த்தேன். அது ஒரு சிறைப்போன்றது உள்ளே சென்றுவிட்டால் மூன்று அல்லது நான்கு மாதங்கள் வெளியே வரமுடியாது. என் மூத்த சகோதரனையும் இப்படித்தான் சேர்த்தேன், 25 வருடங்களுக்குப் பிறகு மற்றொருவனை சேர்த்தேன். மூன்றே நாட்களில் நானே அவனை வெளியே அழைத்து வந்து வேறு ஒரு மனநல மருத்துவரிடம் அழைத்துச் சென்றேன். காரணம் அவனுக்கு சர்க்கரை வியாதி மற்றும் கடுமையான கணைய அழற்சி நோய் இருப்ப-தாலும் அங்கு இருப்பவர்களால் இவனுக்கு வேறு ஏதாவது தொந்தரவு ஏற்படுமோ என்று என் உள்மனம் கூறியது. மனநோய் மருத்துவர் இரண்டு நாட்கள் வைத்திருந்துவிட்டு மருந்து மாத்திரைகள் எழுதிக்கொடுத்து அனுப்பி இருக்கிறார். ஒரு வாரம் குடிக்காமல் இருந்தவன் மறுபடியும் குடிக்க ஆரம்பித்து குடும்பத்தில் சண்டையும் சச்சரவுமாக இருப்பதாகக் கேள்விப்-பட்டேன். இவன் குடியை விடுவதாக என்னிடம் கூறவில்லை, நானே சுயமாக முடிவெடுத்து தான் அவனை மறுவாழ்வு இல்லத்தில் சேர்த்தேன். அவனே குடியை விட முடிவு செய்யா-தவரை நான் அவனைத் திருத்த நினைப்பது முட்டாள்தனம்.

என் மகள் வேலைப் பார்க்கும் அலுவலகத்தில் அவளின் உயர் அதிகாரி ஒருவர் தொடர் புகைப்பிடிப்பவர் அவருக்குப் புற்றுநோய் வருவதற்கு 6 ஆண்டுகளுக்கு முன்புவரை. என் மனைவிக்கு புற்றுநோய் வந்தபோது என் மகளிடம் ஒரு குறிப்பிட்ட மருத்துவரின் பெயரைச் சொல்லி அவரிடம் அழைத்துச் செல்லுங்கள் திறமையான மருத்துவர் என்று பரிந்துரைத்-தார். நாங்களும் அவர் கூறியாவரே செய்தோம், அவரும் மற்ற அலுவலக நண்பர்களும் கூட மருத்துவமனைக்கு வந்து என் மனைவியைப் பார்த்துவிட்டுச் சென்றார்கள். ஆனால் என் மனைவிக்கு நான்காவது கட்டத்தில் தான் தெரியவந்தது அதனால் அவள் இரண்டே மாதங்களில் இறந்துவிட்டாள். என் மனைவி இறந்ததைக் கேள்விப்பட்டு தான் தவறு செய்-துவிட்டோமோ என்ற குற்ற உணர்வின் காரணமாக வருத்தம் தெரிவித்தார்.

அந்த அதிகாரிக்கு அந்த மருத்துவரை எப்படித் தெரியும் என்றால் அவர் புகைப்பதை நிறுத்தி 5 வருடங்களுக்குப் பிறகு தொண்டையில் புற்றுநோய் வந்திருக்கிறது அப்போது அவருக்கு அறுவைச் சிகிச்சை செய்தவர் தான் அவர் பரிந்துரைத்த மருத்துவர். சோகம் என்னவென்றால் எங்களுக்குப் பரிந்துரைத்த அந்த நல்ல மனிதர் என் மனைவி இறந்து 2 வருடத்தில் இறந்துவிட்டார். என் மனைவியைப் பார்க்கவந்தபோது அவ்வளவு ஆரோக்கி-யமாக இருந்தார். அவருடைய வயது 40 லிருந்து 45 க்குள் இருக்கலாம். வெளிநாட்டில் எதோ ஒரு (check-up) செக்கப் செய்ய வேண்டுமாம் அதற்கு ரூ.ஒருகோடி ஆகும் என்று சொல்லி இருக்கிறார்கள், அவர் வேண்டாம் என்று சொல்லிவிட்டிருக்கிறார், குடும்பத்தா-ரைக் கடன்காரர்கள் ஆக்க விரும்பாமல். நான் சொன்னேன் கூட்டு நிதி சேர்க்க யாராவது முன்னெடுத்தால் தாராளமாக பணம் சேர்ந்துவிடும் என்று. அது அவர்கள் அலுவலகத்தில்

யாராவது யோசித்து இருக்கவேண்டும் இதில் எனக்கு சம்பந்தம் இல்லை. இப்படிப்பட்டச் சூழ்நிலை உலகில் எந்த மனிதருக்கும் ஏற்படக்கூடாது. பணம் இல்லை என்றக் காரணத்-தால் ஒருவர் இறப்பது என்பது மனிதக்குலத்துக்கே அவமானம். உணவு, உடை, உறைவிடம், மருத்துவம் மற்றும் கல்வி எல்லோருக்கும் கிடைக்கத்தான் அரசாங்கங்கள் இருக்கின்றன.

ஒளவையார் அருளிய மூதுரை

தீயாரைக் காண்பதுவும் தீதே; திரு அற்ற
தீயார் சொல் கேட்பதுவும் தீதே-தீயார்
குணங்கள் உரைப்பதுவும் தீதே; அவரோடு
இணங்கி இருப்பதுவும் தீது.

சிவயோகி சிவக்குமார் உரை :
தீயவரை பார்ப்பதும் தீமையானது,
மனித மாண்பற்ற தீயவரின் சொல்லைக் கேட்பதும் தீமையானது.
தீயவரின் குணத்தைப் பற்றி பேசுவதும் தீமையானது.
அவருடன் இணங்கி இருப்பதும் தீமையே.

தீயவை செய்தார் கெடுதல் நிழல்தன்னை
வீயாது அடஉரைந் தற்று. - குறள் 208

கலைஞர் மு.கருணாநிதி உரை:
ஒருவருடைய நிழல் அவருடனேயே ஒன்றியிருப்பதைப்போல்,
தீய செயல்களில் ஈடுபடுகிறவர்களை விட்டுத் தீமையும் விலகாமல்,
தொடர்ந்து ஒட்டிக் கொண்டிருக்கும்.

39

ஆரோக்கியம் உங்கள் கைகளில்

அன்போடு இயைந்த வழக்கென்ப ஆருயிர்க்கு
என்போடு இயைந்த தொடர்பு. - குறள் 73
கலைஞர் மு.கருணாநிதி உரை:
உயிரும் உடலும்போல் அன்பும் செயலும்
இணைந்திருப்பதே உயர்ந்த பொருத்தமாகும்.

ஆரோக்கியமான வாழ்வுக்கு தேவையானவைகள் :
பசித்தப் பின் நல்ல உணவு
நேர்மறை சிந்தனை
நன்றாக இருப்பதாக உணர்வது
வழக்கமான உடற்பயிச்சி

பசித்தப் பிறகு தான் சாப்பிடவேண்டும் என்று முன்னோர்கள் கூறி இருக்கிறார்கள். விரும்பியதை பசிக்கும்போது உண்டால் செரிமானம் சீராக இருக்கும். முன்னிரவு 9 மணிக்கு உண்பதாக வைத்துக் கொள்வோம் மறுநாள் காலை 8 மணிக்கு உணவு உண்டால் 11 மணிநேரம் நாம் சாப்பிடாமல் இருந்திருக்கிறோம் அல்லவா? ஆனால் பகலில் உட்கார்ந்துகொண்டே வேலை செய்யும் நாம் பசி எடுக்காமலே மதியம் 12 மணிக்கோ அல்லது 1 மணிக்கோ ஏன் சாப்பிடவேண்டும் நேரத்தைப் பார்த்து?

அது உணவு இடைவேளை என்று எனக்குத் தெரிகிறது. வயிற்றிற்கு நேரம் தெரியாது, பசி எடுத்தால் நம் மூளைக்கு சமிக்ஞை போகும் அதுவரை காத்திருந்துவிட்டுத் தான் சாப்பிடவேண்டும். உணவு இடைவேளையின்போது பசியெடுக்கவில்லை என்றால் என்ன செய்வது? எல்லோரும் சாப்பிட்டுக்கொண்டிருக்கும்போது நீங்கள் மட்டும் ஒரு கிளாஸ் தண்ணீர் குடித்துவிட்டு அலுவலகத்துக்கு உள்ளேயோ வெளியேயோ நடைப்பயிற்சிச் செய்ய ஆரம்பித்துவிடுங்கள், கண்டிப்பாக அரைமணிநேரத்திற்குள் பசியெடுக்க ஆரம்பித்துவிடும். சூரிய ஒளியும் உடலில் படும். உடனே வந்து நிறுத்தி நிதானமாக நன்றாக மென்றுச் சுவைத்துச் சாப்பிடுங்கள். உங்கள் அதிகாரி உங்களைக் கேள்வி கேட்பதற்கு முன்பே அவரிடம்

கூறுங்கள் மாலையில் அரைமணிநேரம் கூடுதலாக வேளைச் செய்வதாக. உங்கள் நண்பர்-கள் பலரும் உங்களைப் பின்பற்ற வாய்ப்பிருக்கிறது.

அலுவலக நேரத்தில் என்னால் வெளியில் செல்ல முடியவே முடியாது என்பவர்கள் அலுவலகத்துக்கு நடந்தே செல்லலாம் அல்லது சைக்கிளில் சென்று வரலாம். இப்படிச் செய்வதால் காலை உணவு சாப்பிட்ட இரண்டு அல்லது மூன்று மணி நேரத்திற்குள் பசி எடுக்க ஆரம்பிக்கும். எப்படியும் உங்கள் அலுவலகத்தில் காபி டீ பிஸ்கட் கொடுப்பார்கள் அவைகளை வைத்துச் சமாளிக்கலாம் மதிய உணவு நேரம் வரை.

ஒரு நபர் அலுவலகத்துக்கு சைக்கிளில் தான் சென்று வருகிறார். அலுவலகம் சென்றப்-பிறகு அங்கு வேறு உடைக்கு மாறிவிடுவதாகவும் நான் கேள்விப்பட்டேன், அவர் 20 கிமீ தூரம் செல்கிறார். குறைந்த தூரம் செல்பவர்கள் மெதுவாக சென்றால் வியர்வை குறைவாகச் சுரக்கும்.

பக்கத்தில் வீடு இருப்பவர்கள் நடந்து அல்லது சைக்கிளில் வீட்டிற்குச் சென்று சாப்-பிட்டுவிட்டு வரலாம். (போக்குவரத்து நெரிசல் - பாதுகாப்பு மிகவும் முக்கியம்) சூடான ருசியான உணவு கிடைக்கும். இவன் போகாத ஊருக்கு வழி சொல்கிறான் என்று நினைக்க வேண்டாம். மனம் இருந்தால் மார்க்கம் உண்டு. பசிக்காதபோது சாப்பிடும் உணவு விஷத்-துக்குச் சமம்.

நிறையப்பேர் நேரமில்லை என்பதற்காக பசியெடுத்தப் பின்பும் சாப்பிடாமல் வேலைச் செய்துக் கொண்டிருப்பார்கள். பசி எடுத்தப் பிறகும் சாப்பிடாமல் இருப்பது மிகவும் தவறு. அதைவிட பசி எடுக்காதபோதே சாப்பிட்டுவிடுவது மேல். இப்போது பலரும் பசிக்காத-போது சாப்பிடுகிறார்கள், பசி எடுக்கும்போது சாப்பிடுவதில்லை. அப்படிப்பட்டவர்களுக்கு ஏன் நோய்கள் வரக்கூடாது? வேலை செய்வதே பிடித்ததை சாப்பிட்டு, விருப்பப்பட்டதை உடுத்தி, வீடு வாகனம் வாங்கி மகிழ்ச்சியாக இருப்பதற்குத் தானே? சாப்பிடாமல் பணம் சம்-பாதித்தால் அனுபவிப்பதற்கு இருக்கமாட்டிர்கள்.

ஒரு நாள் உணவை ஒழி என்றால் ஒழியாய்
இரு நாளுக்கு ஏல் என்றால் ஏலாய்-ஒரு நாளும்
என் நோவு அறியாய் இடும்பை கூர் என் வயிறே!
உன்னோடு வாழ்தல் அரிது.
- ஒளவையார்
பொருள் : ஒரு நாள் உணவு கிடைக்கவில்லை சாப்பிடாமல் இரு என்றால் மாட்டேன் என்கிறாய்
இன்று நிறைய உணவு இருக்கிறது இருநாள் உணவை இன்றே சாப்பிட்டுவிடு என்றால் மாட்டேன் என்கிறாய், இந்த உணவுக்காக நான் நடத்தும் போராட்டம் உனக்குப் புரிய-வில்லை,
வயிறே! என் துன்பத்தைப் புரிந்துகொள்ள முடியாத உன்னோடு நிம்மதியாக வாழவே முடி-யாது.

உலக மக்கட்தொகையில் 10% மக்கள் இரவில் பட்டினியாக படுக்கிறார்கள். வயிற்றுப்-பசிக்குத் திருடுவோரின் எண்ணிக்கை எவ்வளவோ தெரியாது. பணமிருக்கிறது உணவிருக்-கிறது, ஒரு கூட்டம் எப்போதும் திண்றுக்கொண்டே இருக்கிறது மற்றொரு கூட்டம் சாப்பிட

நேரமில்லை என்று உழைத்துக்கொண்டிருக்கிறது.

சிலநேரங்களில் எப்போது பசி எடுக்கும் என்று எனக்குத் தெரியாது, உடனே கைகால்கள் நடுங்க ஆரம்பித்துவிடும், தலைச்சுற்றல் அல்லது வலிப்பு வந்துவிடுமோ என்று நடுநடுங்கி விடுவேன் அந்த அளவுக்குப் பசி எடுக்கும். நான் குறைந்த இரத்த அழுத்தம் உள்ளவன். எப்போதாவது நான் யோகா செய்யத் தொடங்கும்போது பசி இருக்காது பாதி யோகா தான் செய்திருப்பேன் லேசாகப் பசி எடுக்க ஆரம்பிக்கும் சற்று நேரத்திற்கெல்லாம் பசி உச்சத்தைத் தொடும் உடனே யோகாவை நிறுத்திவிட்டு முதலில் ஒரு கிளாஸ் தண்ணீரைக் குடித்துவிட்டு எதையாவது எடுத்துச் சாப்பிட்டுவிடுவேன், உடனே நடுக்கம் குறைந்துவிடும்.

யாதும் ஊரே; யாவரும் கேளிர்

தீதும் நன்றும் பிறர்தர வாரா

நன்மையும் தீமையும் பிறர் கொடுப்பதால் வருவதில்லை என்கிறார் திருமூலர். அவரவர் வாழ்வில் நடக்கு நன்மைகளுக்கும் தீமைகளுக்கும் அவரவரே பொறுப்பேற்க வேண்டும். நாம் தான் பணம் கொடுத்து வாங்குகிறோம் தீமைகளை.

மனிதராய்ப் பிறந்துவிட்டோம், வாழும்வரை ஆரோக்கியமான வாழ்வு வாழ்வோம்.

அல்லல் அருளாள்வார்க்கு இல்லை வளிவழங்கும்

மல்லன்மா ஞாலங் கரி. - குறள் 245

கலைஞர் மு.கருணாநிதி உரை:

உள்ளத்தில் ஊறிடும் அருளின் இயக்கத்தினால்

துன்பத்தை உணராமல் கடமையாற்றலாம் என்பதற்கு,

காற்றின் இயக்கத்தினால் வலிமையுடன் திகழும் இந்தப் பெரிய உலகமே சான்று.

40

ஆசையே துன்பத்திற்கு முக்கியக் காரணம்.

வேண்டாமை அன்ன விழுச்செல்வம் ஈண்டில்லை
ஆண்டும் அஃதொப்பது இல். - குறள் 363

கலைஞர் மு.கருணாநிதி உரை:

தீமை விளைவிக்கும் ஆசைகளை வேண்டாம்
என்று புறக்கணிப்பதைப் போன்ற செல்வம் இங்கு எதுவுமில்லை;
வேறு எங்கும் கூட அத்தகைய ஒப்பற்ற செல்வம் இல்லையென்றே கூறலாம்.

பௌத்தம் கூறுகிறது, ஆசையும், அறியாமையும் துன்பத்தின் வேரில் உள்ளது என்று. ஆசை என்பது ஏங்குதல், இன்பம், பொருட்கள் மற்றும் அழியாமை இவை அனைத்தும் ஒருபோதும் திருப்தி அடைய முடியாத தேவைகள். இதன் விளைவாக, அவற்றை விரும்பு-வது துன்பத்தை மட்டுமே தரும்.

நோய்களும் என் மனைவியின் மரணமும் எனக்குக் கற்றுக்கொடுத்தப் பாடங்களில் மிக முக்கியமானது (minimalism) குறைந்தத் தேவைகளில் நிறைவான வாழ்க்கை எப்படி வாழ்வது என்பதை. இரண்டாவது, தனியாக இருப்பதற்கு என்னைப் பழக்கியது. மூன்றாவது, நம்முடைய துன்பங்களைப் பங்கு கேட்க யாரும் வரமுடியாது அந்தச் சூழ்நிலையை சமா-ளிக்கக் கற்றுக்கொடுத்தது. அடுத்தது (attachment) ஒருவர் மீது அதிகமான விருப்புணர்-வும் (பற்று) அதே அளவு விறுப்புணர்வு அவர்களுக்கு நம்மீது இல்லாததை உணரும்போது ஏற்படும் வெறுமை, அதையும் எதிர்கொள்ளக் கற்றுக்கொண்டேன்.

துன்பம் நெருங்கிவந்த போதும் - நாம்
சோர்ந்துவிட லாகாது பாப்பா!
அன்பு மிகுந்த தெய்வ முண்டு - துன்பம்
அத்தனையும் போக்கிவிடும் பாப்பா!
- பாரதியார்

பற்றற்ற வாழ்க்கை வாழ நான் கூறவில்லை, அப்படிக் கூறுவதாக இருந்தால் நம் வாழ்-வில் மகிழ்ச்சி என்ற சொல்லுக்கு அர்த்தம் இல்லாமல் போய்விடும். எல்லாவற்றின்மீதும

பற்று கொள்ளலாம் அளவோடு.

(minimalism) குறைந்தத் தேவைகளில் நிறைவான வாழ்க்கை பற்றிக் கூறினேன் அல்லவா? அது ஏன் என்றால் ஒரு வேளை என் குடும்பத்தைவிட்டு நான் தனியாக சென்று வாழ நினைத்தால் எனக்கு ஒரு மாதத்திற்கு எவ்வளவு செலவாகும் என்று யோசித்துப் பார்த்தேன். ஒரு படுக்கை அறைக்கொண்ட ஒரு வீட்டிற்கு வாடகை ரூ.5000/- தண்ணீர் மற்றும் மின்சாரத்திற்கு ரூ. 1000/- என்னுடைய மாத்திரைக்கு ரூ. 500/- உணவுக்கு ஒரு நாளைக்கு ரூ. 100/- அல்லது அதிகபட்சம் ரூ. 150/- இருந்தால் போதும் என்னுடைய உணவை நான் தயார் செய்துவிடுவேன். கடந்த நான்காண்டுகளில் இதில் எந்தவித மாற்றமும் செய்யவில்லை.

ரூ. 150 X 30 = 4500 + 5000 + 1000 + 500 = ரூ. 11000/- கூடுதல் தேவைகளுக்காக இன்னுமொரு ஆயிரம் ரூபாயைச் சேர்த்துக்கொண்டால் கூட என்னுடைய மிக மிக அதிகபட்சத் தேவை ரூ.12000/- ஆகத்தான் இருக்கும். மருத்துவக் காப்பீடு உள்ளது. காப்பீடு இல்லை என்றால் அரசு மருத்துவமனைதான் வேறு வழி இல்லை.

தீயப்பழக்கங்கள் உள்ளவர்களால் இவ்வளவு குறைந்த செலவில் வாழ இயலாது.

என்னைவிட 2 வயது இளையவள் என் மனைவி, இவ்வளவு சீக்கிரத்தில் அவள் இறப்பாள் என்றுக் கனவிலும் நினைக்கவில்லை. நானோ அவளோ யாரும் இறப்பைப் பற்றி நினைவே இல்லாமல் வாழ்ந்தோம். இன்று என்னுடைய (Minimalism) குறைந்தப்பட்சத் தேவைகள் பற்றிக் கணக்குப் போடவேண்டிய நிலையில் இருக்கிறேன். பொதுவாக கணவன் இல்லாத பெண்கள் மிகவும் ஆரோக்கியமாகவும், மகிழ்ச்சியாகவும் இருக்கிறார்கள் டிவி சீரியல்கள் பார்க்கிறார்கள், பிடித்த உணவைச் சாப்பிடுகிறார்கள், பிள்ளைகள் மற்றும் பேரப் பிள்ளைகளோடு அந்நியோன்னியமாக இருக்கிறார்கள் ஆனால் ஆண்களால் அப்படி அந்நியோன்னியமாக இருக்க இயலுவதில்லை. பிள்ளைகள் வீட்டில் இருப்பதே யாரோ வீட்டில் விருந்தாளி போல் இருப்பதாக நான் நினைக்கிறேன்.

ஆசையே துன்பத்திற்கு முக்கியக் காரணம். என்னுடையத் தேவைகளை கணக்குப் போட்ட நான் இன்றும் ஆசைக்கு அடிமையானவன் தான். இந்த வயதிலும் அளவற்றச் செல்வம் சேர்க்க வேண்டும் என்று விரும்புகிறேன் அதற்குக் காரணம் இருக்கிறது அதை சொல்வதற்கில்லை. ஆனால் நான் எவ்வளவு சம்பாதித்தாலும் என்னுடைய மினிமலிசத்திலிருந்து விலகமாட்டேன் விலகவும் முடியாது காரணம் என் உடல் என் இப்போதைய உணவுமுறைக்கு ஏற்ப மாறிவிட்டது.

எல்லாவற்றுக்கும் ஆசைப்படுங்கள், இது ஒரு போட்டி உலகம். சம்பாதித்துதான் ஆகவேண்டும் மனைவி குழந்தைகள் மற்றும் பெற்றோர் எல்லோருக்கும் நாம் பட்ட கடனை அடைக்கவேண்டும் அல்லவா? அதற்காக இரவு பகல் பாராமல் உழைக்கக் கூடாது. சரியான நேரத்திற்கு வேலை, சரியான நேரத்திற்கு உறக்கம், சரியான நேரத்திற்கு குடும்பத்துடன் நேரத்தைச் செலவு செய்வது, சரியான நேரத்திற்கு உடற்பயிற்சி என்று நேரத்தை ஒதுக்கி செய்தால் மகிழ்ச்சியான மற்றும் ஆரோக்கியமான வாழ்க்கை நிச்சயம்.

எல்லாவற்றுக்கும் ஆசைப்பட்டு ஏராளமான பணம் சம்பாதித்து என்ன செய்யப் போகிறோம் என்பது தான் நாம் யார் என்பதைக் காட்டும் கண்ணாடி. நமக்குத் தேவையானதைச் சம்பாதித்து வருங்காலத்திற்கும் சேமித்துவைத்துவிட்டு எஞ்சியதை சமூகத்திற்குச் செலவிட

லாம். இலவசக் கல்வி, மருத்துவம், வயதானவர்களுக்கு தங்கும் இடங்கள் என்று ஏதாவது செய்தால் நம் பிறப்பிற்கு அர்த்தம் உண்டாகும்.

வாதுற்ற திண்புயர் அண்ணாமலையர் மலர்ப் பத்தைப்
போதுற்ற எப்போதும் புகலுநெஞ் சே! இந்தப் பூதலத்தில்
தீதுற்ற செல்வமென்? தேடிப் புதைத்த திரவியமென்?
காதற்ற ஊசியும் வாராது காணுங் கடைவழிக்கே!
- பட்டினத்தார்.

பொருள் : துன்பங்களையேத் தரும் செல்வத்தை சம்பாதித்து அதை யாரும் பார்க்காத-வண்ணம் மறைத்து வைக்க மட்டுமே உதவும் பஞ்சபூதங்களினாலான இந்த உடலால் எந்த உபயோகமும் இல்லை. நிலையற்ற பொருட்களும் உடலும் மறையும்போது காதருந்த ஊசி-யும் பயனளிக்காது, ஆதலால் நெஞ்சே நீ எப்போதும் வலிமையான தோள்களை உடைய அண்ணாமலையாரின் மலர் போன்ற பாதத்தைப் போற்றி புகழ்ந்து கொண்டிருக்கவேண்டும்.

பட்டினத்தாருக்குக் குழந்தைப் பாக்கியமில்லை. கடவுள் அருளால் அவருக்கு ஒரு வளர்ப்பு மகன் கிடைத்தான் அவனுக்கு மருதவாணன் என்று பெயரிட்டு அழைத்து வந்தார். வளர்ந்தபின் அவனும் தந்தையைப்போல் கடல்கடந்து வாணிபம் செய்துவந்தான். ஒருமுறை வாணிபம் முடிந்து வந்தபோது ஒரு பெட்டியிலே ஓலை ஒன்று இருந்தது அதில் "காதற்ற ஊசியும் வாராது காணுங் கடைவழிக்கே" என்று இருந்தது அதைப்படித்த உடனே பட்டினத்-தாரின் வாழ்க்கைத் தலைக்கீழாக மாறிவிட்டது.

அரசனுக்கே கடன் கொடுக்கும் அளவுக்குச் செல்வந்தராக இருந்த பட்டினத்தார் துறவ-றம் பூண்டார், கோவணம் அணிந்தார், பிச்சை எடுத்து உண்டார்.

21-ஆம் நூற்றாண்டான இந்த கணினி யுகத்திலும் சில கோடிஸ்வர ஜைனர்கள் எல்லா-வற்றையும் விட்டுவிட்டு துறவிகளாக மாறுவதைப் பார்க்கின்றோம். எவ்வளவு கஷ்டப்பட்டு அத்தனைக் கோடிகளை சம்பாதித்து இருப்பார்கள் அவர்கள்? எல்லாவற்றையும் விட்டுவிட எவ்வளவு மனத்துணிவு வேண்டும் அவர்களுக்கு? குடும்பத்தோடு துறவறம் மேற்கொள்பவர்-களும் இருக்கிறார்கள் அவர்களில். ஒரே குடும்பத்தில் தாத்தாப் பாட்டி, மகன், மருமகள், பேரன், பேத்தி என்று எல்லோரும் ஒரே நேரத்தில் துறவறம் மேற்கொண்டார்கள் என்றுப் பத்திரிகையில் படித்தேன் சில ஆண்டுகளுக்கு முன்.

ஒரு நடிகர் இருந்தார், அவரின் பாட்டனார் மிகப்பெரிய வழக்கறிஞர், ஏராளமான சொத்துக்கள் இருந்தன அவருக்கு, ஒரு நாள் முடிவு செய்துவிட்டார் காசிக்குச் சென்று இயற்கை எய்த வேண்டுமென்று. அதனால் சொத்துக்களை எல்லாம் தன் வாரிசுகளுக்குப் பிரித்துக் கொடுத்துவிட்டு, தான் காசிக்குச் சென்று அங்கேயே இயற்கை எய்த விரும்பு-வதாகவும் தன்னைப் பார்க்க யாரும் வரக்கூடாது என்றுக் கட்டளையிட்டு விட்டு கிளம்-பிவிட்டார். அவரின் உறவினர்கள் யாரும் அவரின் கட்டளையை மீறவில்லை. பல வரு-டங்களுக்குப் பிறகு அவர்கள் காசிக்குச் சென்றபோது அவர் மறைந்த விவரங்களை அறிந்துகொண்டார்கள்.

எனக்கு மிகப்பெரிய ஆச்சரியம் என்னவென்றால் மிகப்பெரும் தொழிலதிபர்கள் பல ஆண்டுகளாக தாங்கள் சம்பாதித்தச் சொத்துக்களின் ஒரு பகுதியை (பல ஆயிரம் கோடி-கள்) தரும் காரியங்களுக்கு பயன்படுத்துகிறார்கள் ஆனாலும் உலக மக்கட்தொகையில் 10%

பேர் உணவில்லாமல் உறங்கச் செல்கிறார்கள் என்று புள்ளிவிவரம் கூறுகிறது. முதலில் இந்த நிலை மாற வேண்டும், அப்போது தான் நாம் மனிதர்கள் என்று சொல்லிக்கொள்வதற்கு தகுதியானவர்களாவோம்

ஊடுதல் காமத்திற்கு இன்பம் அதற்கின்பம்
கூடி முயங்கப் பெறின். - குறள் 1330

மு.வரதராசனார் உரை:

காமத்திற்கு இன்பம் தருவது ஊடுதல் ஆகும்,
ஊடல் முடிந்த பின் கூடித் தழுவப் பெற்றால் அந்த ஊடலுக்கு இன்பமாகும்.

வாழ்க நலமுடன் ? வாழ்க வளமுடன் ? வாழிய பல்லாண்டு ?

நன்றி ?

ஈமெயில் : djockbooks@gmail.com

புதிய வலிப்பு நோய் நிபுணரின் மருந்துச் சீட்டு.

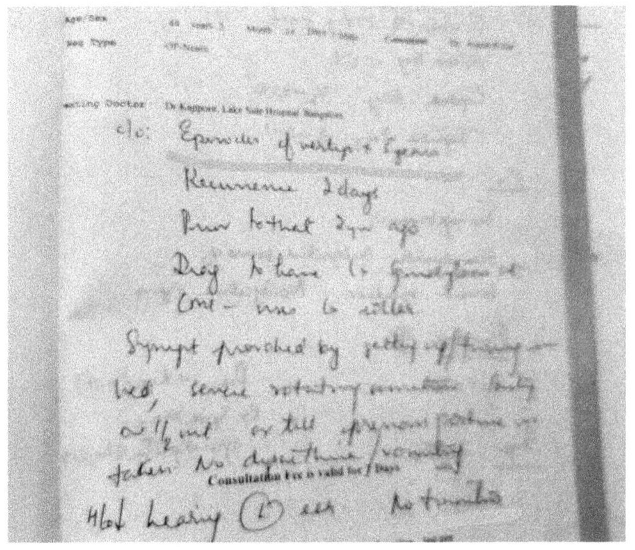

புதிய வலிப்புநோய் நிபுணர் இரண்டே மாத்திரைகளின்
துணையோடு இன்றுவரை வலிப்பு நோய் வராமல்
கட்டுப்படுத்தி வைத்திருக்கிறார்.

கழுத்துவலி

Part X-Rayed.................... C : SPINE AP LAT

Referred by Dr.................... H : M : FAREED

REPORT :

Cervical lordosis is obliterated

Early spondylotic changes noted

C4-5 disc space is narrowed

இந்த ரிப்போர்ட் வந்தபிறகுதான் என் அச்சகத்தின் எதிரில் இருந்த பொது மருத்துவர் என்னை கழுத்துப்பட்டை அணியச்சொன்னார். வலிப்புநோய் நிபுணர் கழுத்துப்பயிற்சிக் கொடுத்து பட்டையை அணியவேண்டாம் என்றுக்கூறிவிட்டார்.

தூக்க கண்காணிப்பு நாட்குறிப்பு

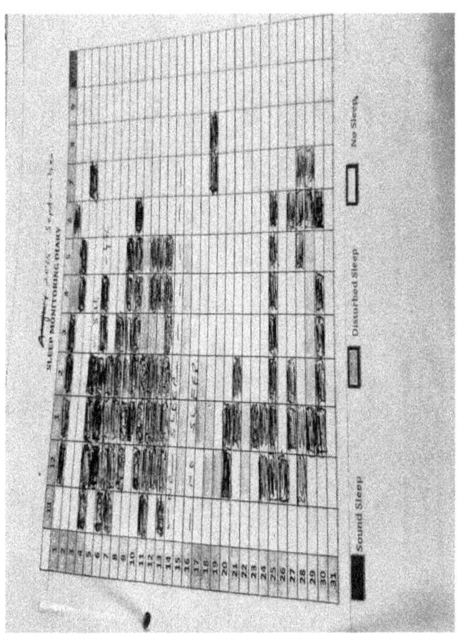

உளவியலாளர் சில பயிற்சிகளை சொல்லிக் கொடுத்து
இந்தக் காகிதத்தில் தூக்க விவரங்களை பேனாவைக்கொண்டும்
பென்சிலைக்கொண்டும் கட்டங்களை நிரப்பச் சொன்னார்.

என் மருத்துவர் இல்லாதபோது வேறொரு மருத்துவரிடம் சென்றபோது

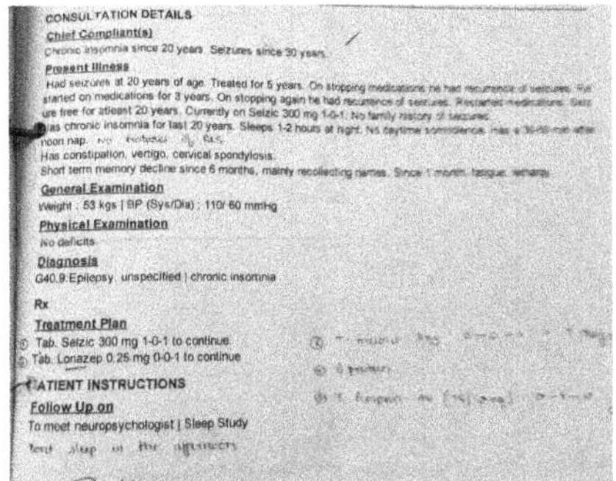

இருதய நோய் தாக்காமல் இருக்க வற்புறுத்தி எழுதிவைத்த மருந்துச் சீட்டு. அவர் தான் நரம்பியல் உளவியலாளரைச் ஆலோசிக்கச் சொன்னவர்.

புதிய மனநல மருத்துவர்.

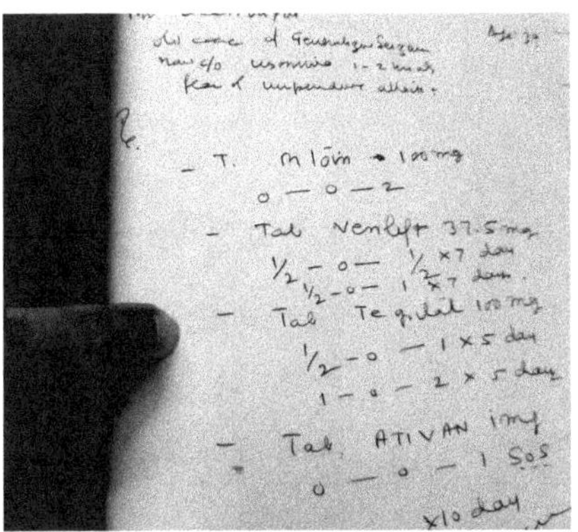

மனநல மருத்துவர்களிடமே தொடர்ந்திருந்தால் என்ன நடந்திருக்கும்
என்று நினைக்கவே பயமாக இருக்கிறது.

3 புள்ளிகளைப் போல் இருந்தது ஒன்றாக மாறியது பௌத்திரம்

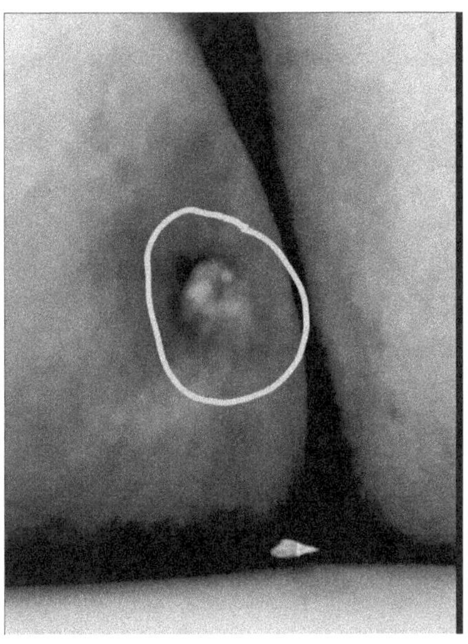

முகப்பருவைப்போல் தோன்றிய மூன்று புள்ளிகள்
ஒன்றாக இணைந்துவிட்டன.

நரம்புச் சுற்றல் (*varicose Veins*)

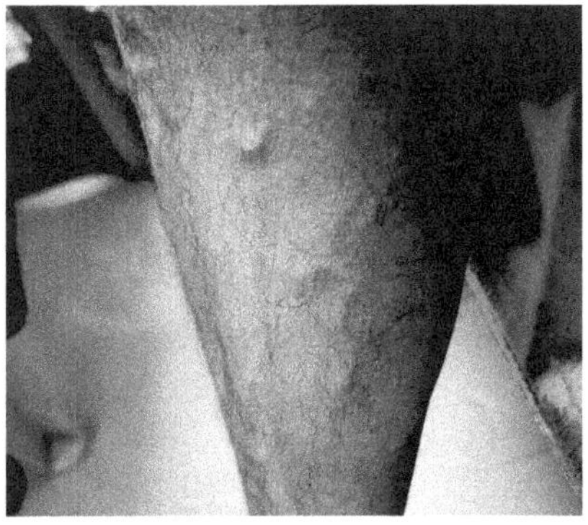

கால்களின் அடுத்தப்பக்கத்தில் உள்ளது தெளிவாக இல்லை.

2001-ல் தலைச்சுற்றல் *(vertigo)* உறுதி செய்யப்பட்டிருக்கிறது

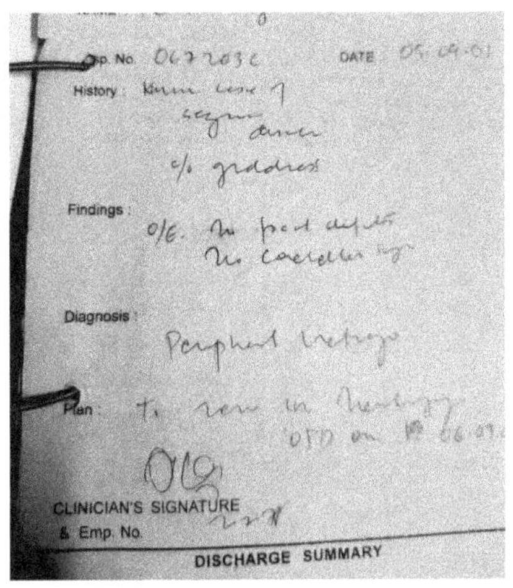

இந்த மருத்துவர் தான் முதன்முதலில் எனக்கு vertigo எனும் தலைச்சுற்றல் இருப்பதை உறுதிசெய்தவர்.

நரம்பியல் உளவியலாளர் எனக்குக் கொடுத்துப் படிக்கச் சொன்னார்.

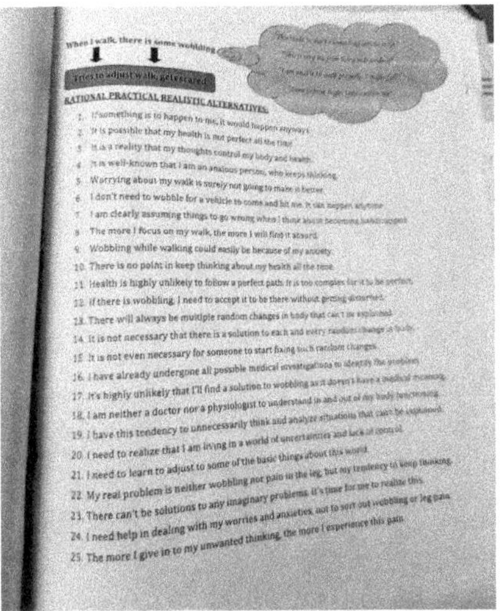

When I walk, there is some wobbling

Tries to adjust walk; gets scared

RATIONAL PRACTICAL REALISTIC ALTERNATIVES

1. If something is to happen to me, it would happen anyways.
2. It is possible that my health is not perfect all the time.
3. It is a reality that my thoughts control my body and health.
4. It is well-known that I am an anxious person, who keeps thinking.
5. Worrying about my walk is surely not going to make it better.
6. I don't need to wobble for a vehicle to come and hit me. It can happen anytime.
7. I am clearly assuming things to go wrong when I think about becoming handicapped.
8. The more I focus on my walk, the more I will find it absurd.
9. Wobbling while walking could easily be because of my anxiety.
10. There is no point in keep thinking about my health all the time.
11. Health is highly unlikely to follow a perfect path. It is too complex for it to be perfect.
12. If there is wobbling, I need to accept it to be there without getting alarmed.
13. There will always be multiple random changes in body that can't be explained.
14. It is not necessary that there is a solution to each and every random change in body.
15. It is not even necessary for someone to start fixing such random changes.
16. I have already undergone all possible medical investigations to identify the problem.
17. It's highly unlikely that I'll find a solution to wobbling as it doesn't have a medical meaning.
18. I am neither a doctor nor a physiologist to understand in and out of my body functioning.
19. I have this tendency to unnecessarily think and analyze situations that can't be explained.
20. I need to realize that I am living in a world of uncertainties and lack of control.
21. I need to learn to adjust to some of the basic things about this world.
22. My real problem is neither wobbling nor pain in the leg, but my tendency to keep thinking.
23. There can't be solutions to any imaginary problems. It's time for me to realize this.
24. I need help in dealing with my worries and anxieties, not to sort out wobbling or leg pain.
25. The more I give in to my unwanted thinking, the more I experience this pain.

நடப்பதில் சிக்கல், தலைச்சுற்றல் மற்றும் பல்வேறு பிரச்சினைகளை அவரிடம் சொன்னபோது இதைக் கொடுத்துத் தினமும் படிக்கச் சொன்னார்.

முதல் முறை கான்செர் செக்கப் செய்துகொண்டபோது.

Thank you for reporting to our Cancer Detection Centre on 1.7.1992. I am very happy to say that there is no evidence of malignancy detected in your body.

With regards,

Yours faithfully,

கேன்சர் செக்-அப் செய்துக்கொண்டதின் ரிப்போர்ட்
என் மகன் 6 மாதக் குழந்தை அப்போது.

1991-ல் முதல் எண்டோஸ்கோப்பியில் தான் சிறுகுடலில் புண் இருப்பதாக தெரியவந்தது.

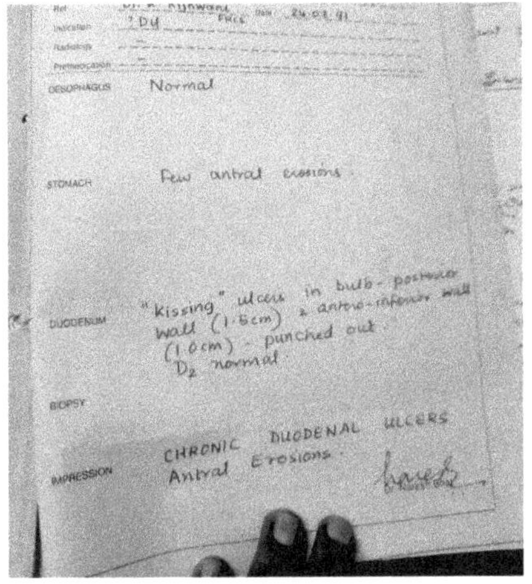

இதற்குப்பிறகு குறைந்தது 4 முறை எண்டோஸ்கோப்பி செய்திருப்பேன். சிறுகுடல்புண் இருப்பதாக எந்த மருத்துவரும் கூறவில்லை. உணவுக்கட்டுப்பாடு + இயற்கை மருத்துவம். ஹோமியோபதி மருந்தும் எடுத்தேன் அது வேலை செய்ததா என்றுத் தெரியவில்லை.

சுத்தப்படுத்தியப்பிறகு மாலையில் மறுபடியும் கட்டி உடைந்தது.

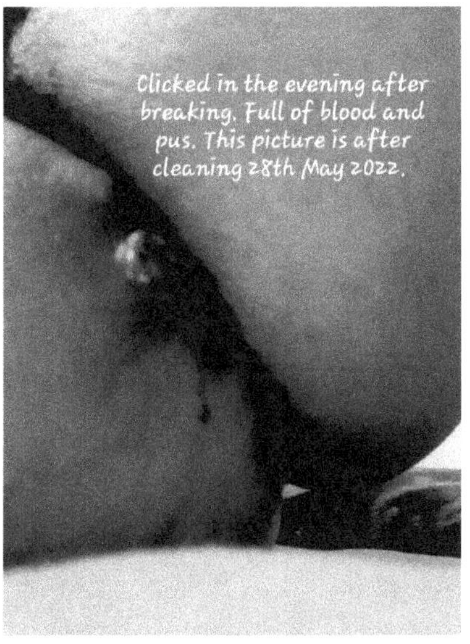

வீட்டில் யாரும் இல்லாத இரண்டு நாட்கள் வண்டியை எடுத்துக்கொண்டு சுமார் 100 கிமீ ஊர் சுற்றியதால் வந்த வினை.

க்கூஷார சூத்ரா அறுவைச் சிகிச்சை நிபுணர் காலையில் சுத்தப்படுத்துவதற்குமுன்.

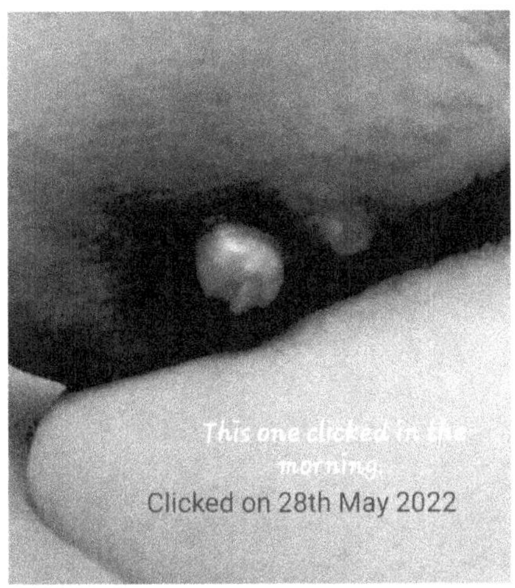

உட்கார முடியவில்லை, படுக்க முடியவில்லை, நடக்கவும் முடியவில்லை. கவிழ்ந்துத் தான் படுத்திருந்தேன் சுத்தம் செய்வதற்குமுன்.

அறுவைச் சிகிச்சையின் போது உள்ளே செருகி இருந்த குழாய்

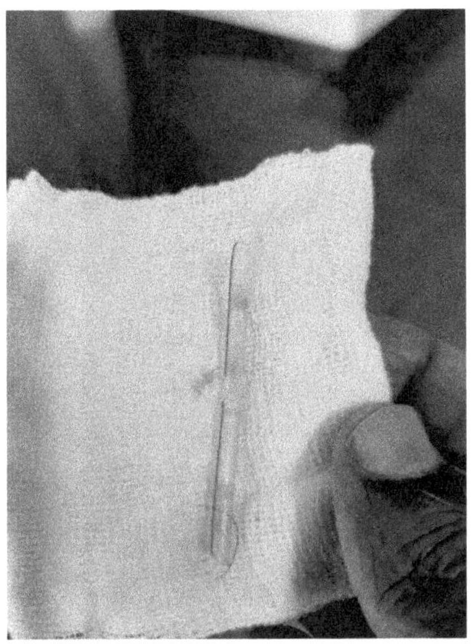

இதை வெளியே எடுத்தபிறகுப் பார்க்கட்டுமா
என்றுக் கேட்டதற்கு நீயே வைத்துக்கொள் என்று
ஒரு கவரில்போட்டுக்கொடுத்துவிட்டார் மருத்துவர்.

அறுவைச் சிகிச்சையின் போது உள்ளே செருகி இருந்த குழாயை எடுத்தப்பிறகு.

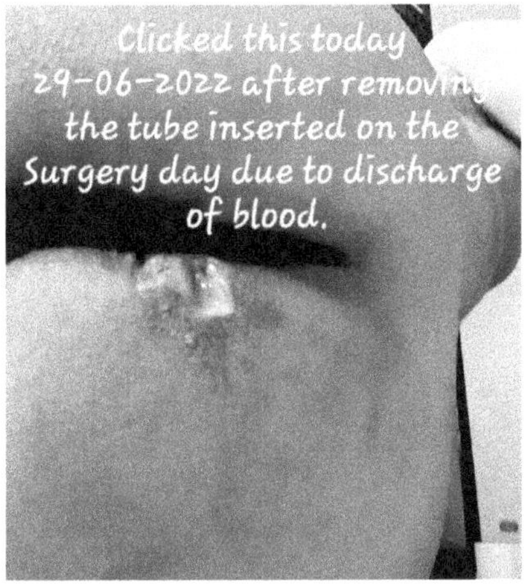

முதல் முறையாக படம் எடுத்துப்பார்த்தேன்
டியூபை வெளியே எடுத்துப்பிறகு.

அறுவைச் சிகிச்சை முடிந்தபிறகு டிஸ்சார்ஜ் சம்மரி மற்றும் மருந்து மாத்திரைகள் எழுதிக் கொடுத்தது.

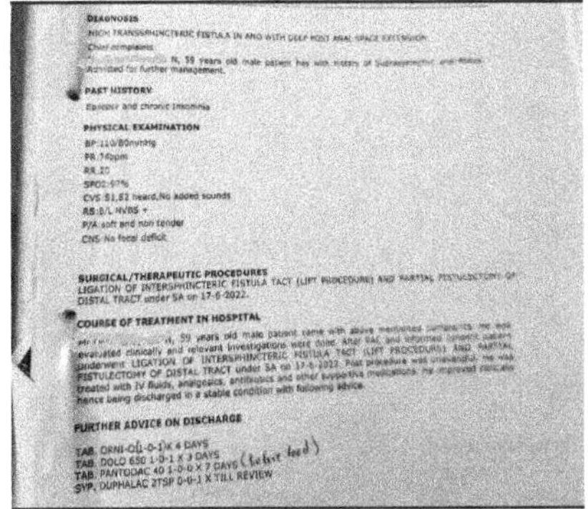

மூன்றே நாட்கள் மருந்துதான் கொடுத்தார்.
மலமிளக்கி 1 மாதத்திற்குமேல் எடுக்கச் சொன்னார்.

Trus Scan ரிப்போர்ட்

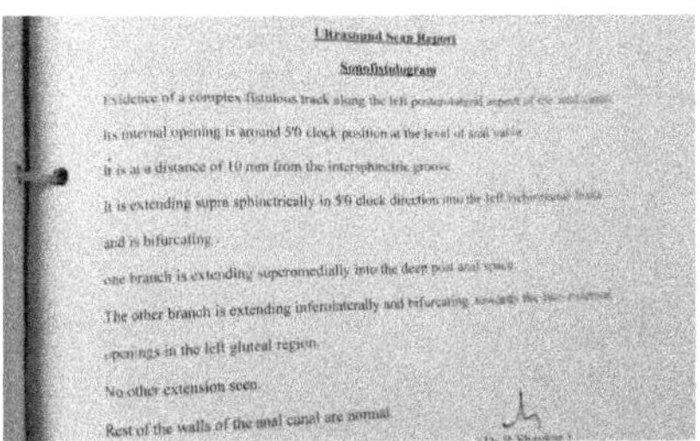

இந்த ஸ்கேன் செய்த மருத்துவரைத்தான் உலகப்புகழ்ப் பெற்றவர் என்று எனக்கு அறுவைச்சிகிச்சைச் செய்த மருத்துவர் கூறினார்.

Trus Scan படம் ஒன்று

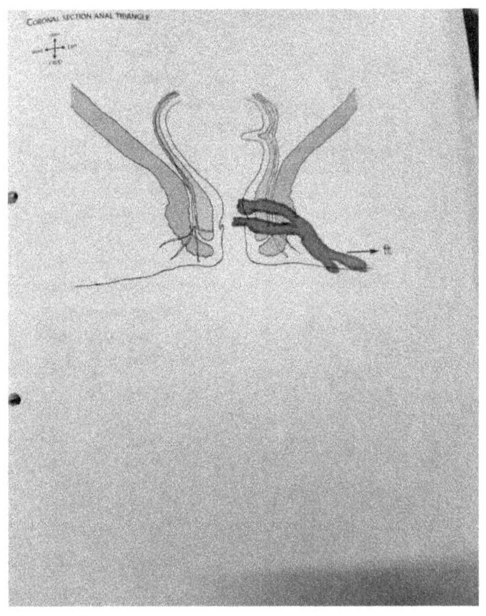

இந்தப்படத்திற்கும் MRI ஸ்கேனுக்கும் நிறைய வித்தியாசம் இருக்கிறது.

Trus Scan படம் இரண்டு

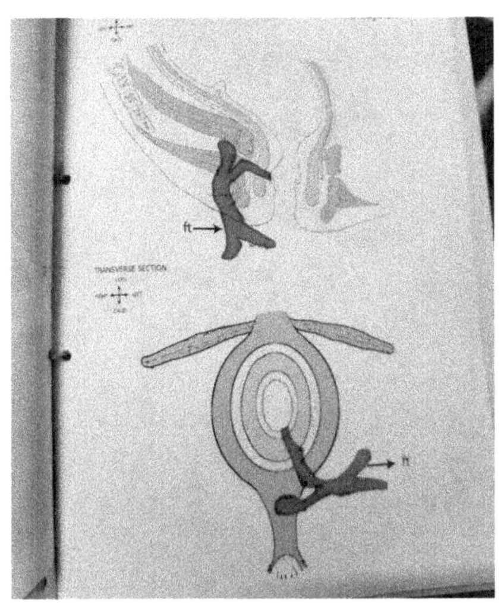

மிகத் தெளிவாக இருக்கிறது ஆனால் எனக்குப் புரியவில்லை.
அவரவர் தொழிலில் அவரவர் மாஸ்டர்.

மருந்து ஒவ்வாமைக்குப் பிறகு மருத்துவரை சந்தித்தபோது கொடுத்தது.

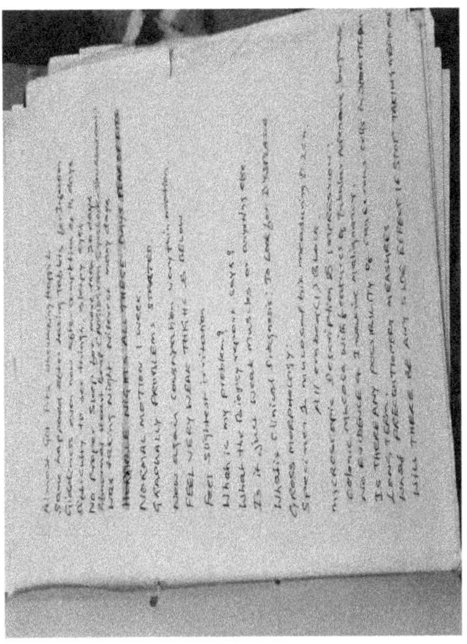

நாம் எவ்வளவுதான் எச்சச்ரிக்கையாக இருந்தாலும்
மருத்துவர் கொஞ்சம் அசட்டைட்டையாக இருந்தால் கதை முடிந்துவிடும்.

பித்தப்பை கற்களின் அளவு 17 Mm

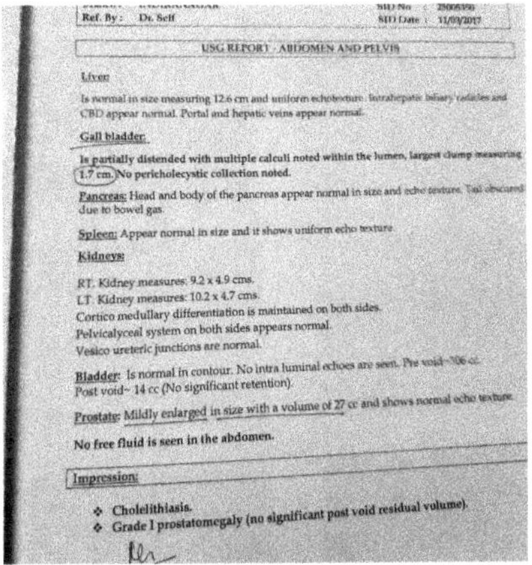

ஒரு மாஸ்டர் செக்கப்பின்போது பித்தப்பை கற்களின் அளவு கூடிவிட்டது தெரியவந்தது மற்றும் சுக்கிலச்சுரப்பி வீக்கம் கண்டுபிடிக்கப்பட்டது 2017

ஒரு மதிய நேர மார்பு வலி.

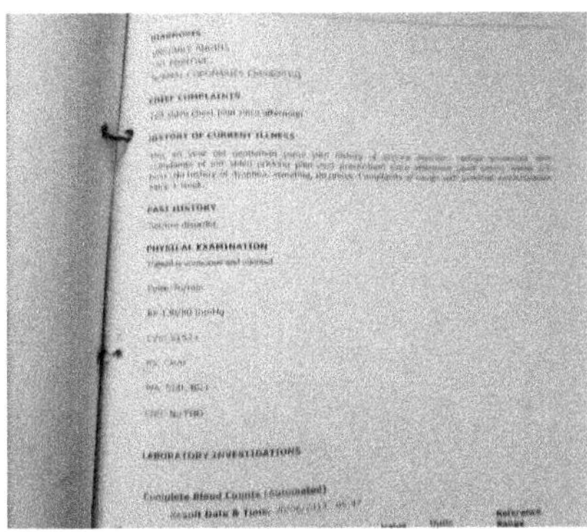

ஆன்ஜியோக்ராம் செய்துக்கொள்ள அறிவுறுத்தப்பட்டேன்.

ஆஞ்சியோகிராம் ரிப்போர்ட் : மெதுவான இரத்த ஓட்டம்.

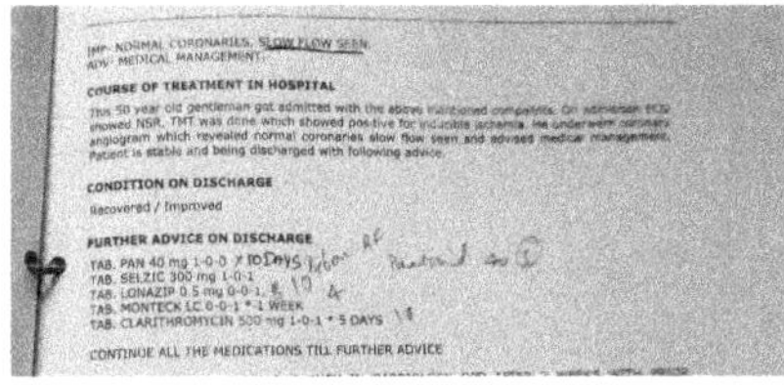

மெதுவான இரத்த ஓட்டம் என்றார் இதயநோய் நிபுணர்.
ஏதோ தவறு செய்திருக்கிறேன் என்றுப்புரிந்துவிட்டது
அதைச் சரி செய்ய முயற்சிச் செய்துக்கொண்டிருக்கிறேன்
வெற்றிகரமாக இத்தனை ஆண்டுகளாக.

கடைசியாக ஒரு மாதத்திற்கு முன் பௌத்திர அறுவைச் சிகிச்சை நிபுணரைச் சந்தித்தபோது.

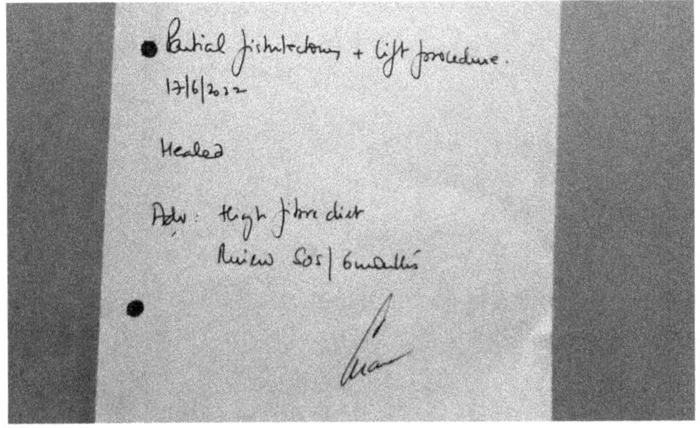

6 மாதம் கழித்து வரச்சொல்லி இருக்கிறார்.

கல்லீரல் வீக்கம் *(fatty Liver)*

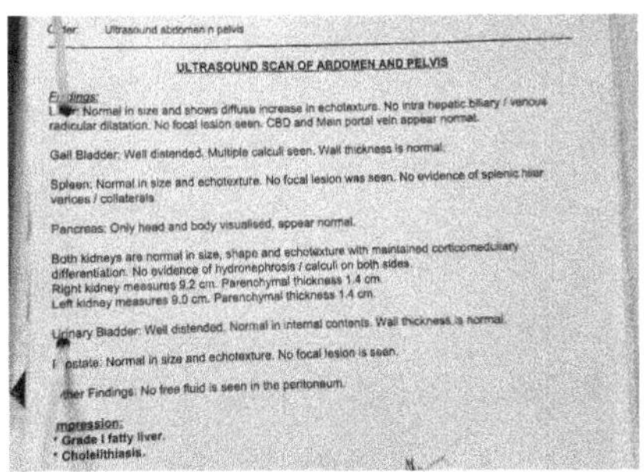

வயிற்றுப்பொருமல் காரணமாக என்ன செய்வது என்று யோசித்து ஒரு ஸ்கேன் செய்துவிடலாம் என்று செய்துப்பார்த்தபோது. கல்லீரல் வீக்கம் உள்ளது என்று உறுதிச் செய்யப்பட்டது.

உறக்க சுகாதாரம்

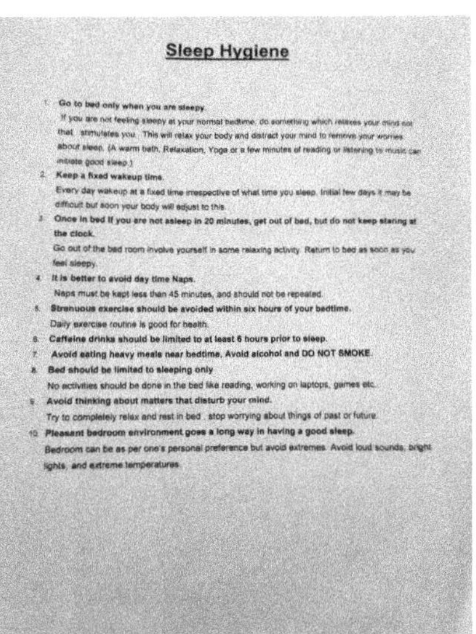

உறக்க சுகாதாரம் : நல்ல தூக்கத்திற்கு என்னவெல்லாம்
செய்யவேண்டும் மற்றும் செய்யக்கூடாது.
எந்த மருத்துவர் கொடுத்தார் ஞாபகமில்லை.
எல்லோருக்கும் உதவியாக இருக்கும்.

க்ஷார சூத்ரா அறுவைச் சிகிச்சை நிபுணரின் மருந்துச் சீட்டு

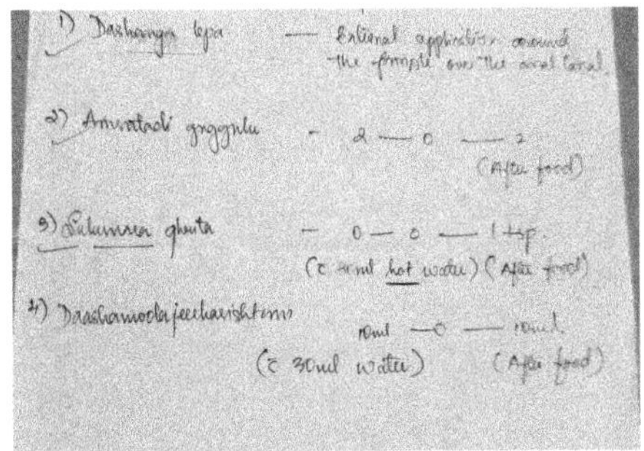

எந்த மருந்தாலும் பிரயோஜனமில்லை என்றபிறகு தான் அறுவைச் சிகிச்சை தான் தீர்வு என்று முடிவெடுத்தேன்.

சித்த மருத்துவரின் மருந்துச் சீட்டு.

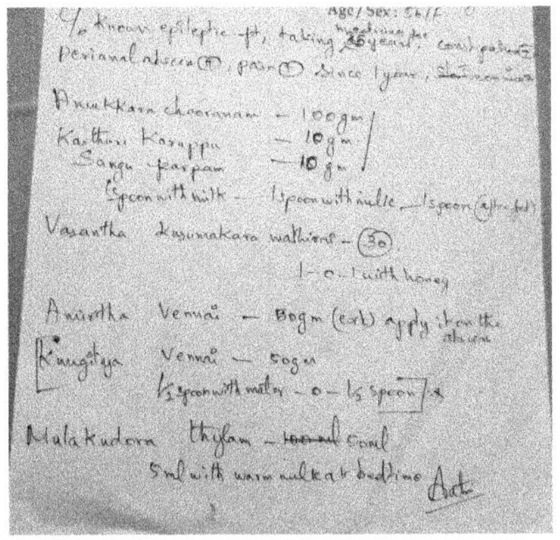

மருந்து இல்லாததால் கடைக்காரர் மறுநாள் வரச்சொன்னார்
செல்லவில்லை மருத்துவர் உறுதியாக நான் சரி செய்கிறேன்
என்று கூறாததால். 15 நாட்களில் சரியாகவில்லை என்றால்
அறுவைச் சிகிச்சை தான் செய்யவேண்டும் என்றார்.

ஆயுர்வேத மருந்துச் சீட்டு.

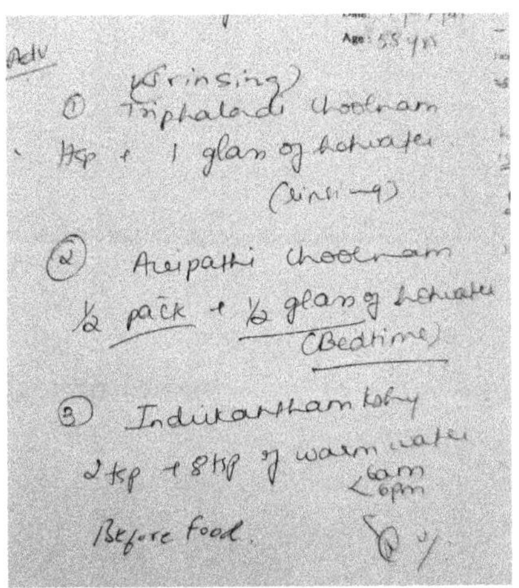

6 மாதம் வெவ்வேறு மருந்துகள் கொடுத்தார் வாய் நாக்கு புண்
ஏற்பட்டதைத் தவிர வேறு எந்த நன்மையும் ஏற்படவில்லை.
தொண்டை / வயிற்றுக்கு உள்ளே புண்ணாகி இருக்கிறதா தெரியவில்லை.

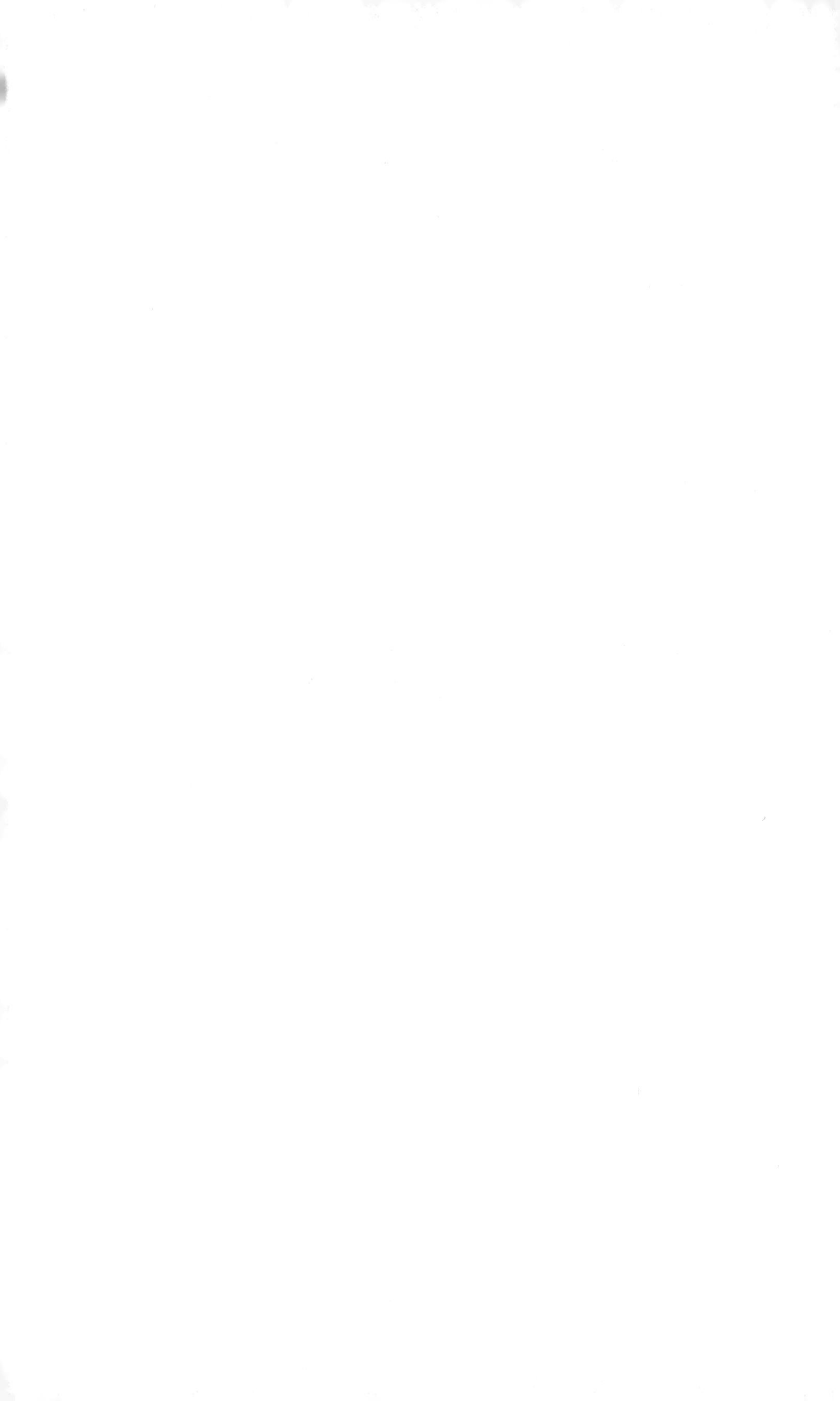

மாதம் ரூ 6100/- பணம் கேட்ட ஆயுர்வேத மருத்துவர் கொடுத்த மருந்துச் சீட்டு.

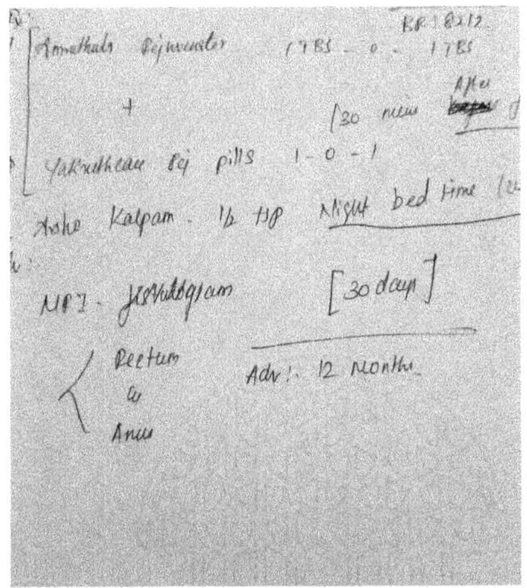

மருத்துவர் அதிகம் பேசமாட்டார் ஒரிரு வார்த்தைகள் தான்,
நாமே புரிந்துகொள்ளவேண்டும் அல்லது உதவி மருத்துவரிடம்
தான் பேசவேண்டும். இதை எழுதியதும் உதவி மருத்துவர் தான்.

ஹோமியோபதி மருத்துவம் பித்தப்பை கற்களுக்கு

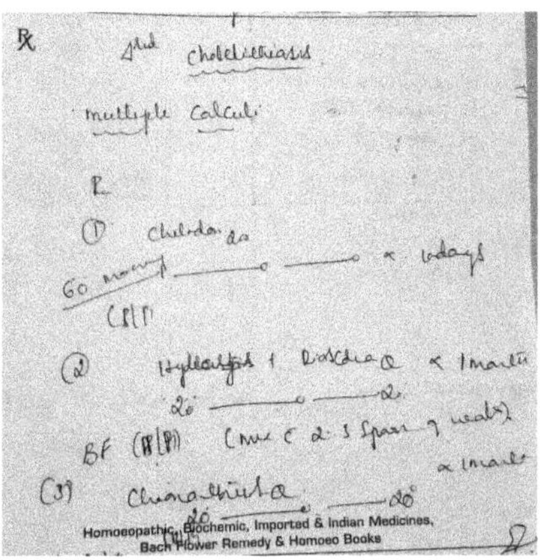

பித்தப்பை கற்களுக்கு 6 மாத மருந்து எடுத்தேன் பிரயோஜனமில்லை.

நான் எடுத்த மற்றும் எடுத்துக்கொண்டிருக்கும் மருந்துகள்.

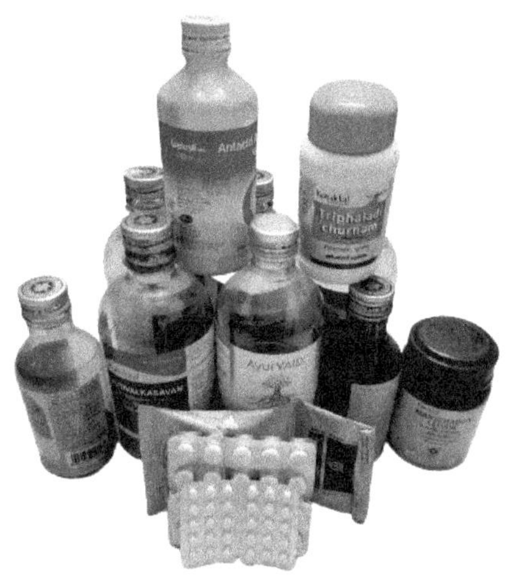

உறுதியாக வேலை செய்யும் மருந்துகள் ஆனால் பக்கவிளைவு உண்டு.
வாயில் புண் வந்தபிறகு தான் தெரிந்தது
எல்லா மருந்துகளிலும் பக்கவிளைவுகள் உண்டு என்று.

என்னுடைய நரம்பியல் நிபுணர் வழங்கிய தகுதிச் சீட்டு

என் மருத்துவர் தகுதிச் சான்றிதழ் கொடுத்தப்பிறகும்
அறுவைச் சிகிச்சை, இதயநோய், மயக்கமருந்து நிபுணர்களை
எல்லாம் கேள்விமேல் கேள்வி கேட்டு தொந்தரவு செய்தேன்
ஏனென்றால் உயிர் என்னுடையது.